全国中医药行业高等教育"十三五"规划教材

全国高等中医药院校规划教材（第十版） 配套用书

中医眼科学习题集

（供中医学、中西医临床医学等专业用）

主　编　彭清华（湖南中医药大学）

副主编　李志英（广州中医药大学）

　　　　谢学军（成都中医药大学）

　　　　肖家翔（贵州中医药大学）

　　　　姚小磊（湖南中医药大学）

中国中医药出版社

·北 京·

图书在版编目（CIP）数据

中医眼科学习题集 / 彭清华主编 . —北京：中国中医药
出版社，2019.9
全国中医药行业高等教育"十三五"规划教材配套用书
ISBN 978 - 7 - 5132 - 5591 - 2

Ⅰ. ①中…　Ⅱ. ①彭…　Ⅲ. ①中医五官科学—眼科学—
中医学院—习题集　Ⅳ. ① R276.7 - 44

中国版本图书馆 CIP 数据核字（2019）第 095744 号

中国中医药出版社出版

北京经济技术开发区科创十三街 31 号院二区 8 号楼
邮政编码　100176
传真　010 - 64405750
廊坊市晶艺印务有限公司印刷
各地新华书店经销

开本 787 × 1092　1/16　印张 19.5　字数 436 千字
2019 年 9 月第 1 版　2019 年 9 月第 1 次印刷
书号　ISBN 978 - 7 - 5132 - 5591 - 2

定价　56.00 元
网址　www.cptcm.com

社 长 热 线　010-64405720
购 书 热 线　010-89535836
维 权 打 假　010-64405753

微信服务号　zgzyycbs
微商城网址　https://kdt.im/LIdUGr
官 方 微 博　http://e.weibo.com/cptcm
淘宝天猫网址　http://zgzyycbs.tmall.com

如有印装质量问题请与本社出版部联系（010-64405510）

全国中医药行业高等教育"十三五"规划教材
全国高等中医药院校规划教材（第十版） 配套用书

《中医眼科学习题集》编委会

主　　编　彭清华（湖南中医药大学）
副主编　　李志英（广州中医药大学）
　　　　　谢学军（成都中医药大学）
　　　　　肖家翔（贵州中医药大学）
　　　　　姚小磊（湖南中医药大学）
编　　委　（以姓氏笔画为序）
　　　　　丁淑华（南京中医药大学）
　　　　　卜文超（云南中医药大学）
　　　　　马芬俞（山西中医药大学）
　　　　　白世森（河北中医学院）
　　　　　仝警安（陕西中医药大学）
　　　　　刘正明（安徽中医药大学）
　　　　　孙　河（黑龙江中医药大学）
　　　　　李全智（新疆医科大学）
　　　　　李杜军（湖北中医药大学）
　　　　　李建超（湖南中医药大学）
　　　　　杨　光（天津中医药大学）
　　　　　张殷建（上海中医药大学）
　　　　　陈国孝（浙江中医药大学）
　　　　　林　颖（福建中医药大学）
　　　　　罗　萍（湖南中医药大学）
　　　　　周　剑（北京中医药大学）
　　　　　赵建浩（香港中文大学）
　　　　　钟瑞英（广州中医药大学）
　　　　　洪　亮（江西中医药大学）
　　　　　郭承伟（山东中医药大学）
　　　　　矫　红（北京中医药大学）
　　　　　彭　俊（湖南中医药大学）
　　　　　赫　群（辽宁中医药大学）

霍　勤（河南中医药大学）

魏丽娟（长春中医药大学）

编写秘书　欧阳云（湖南中医药大学）

喻　娟（湖南中医药大学）

前 言

为了全面贯彻落实《国家中长期教育改革和发展规划纲要（2010—2020年）》《关于医教协同深化临床医学人才培养改革的意见》，适应新形势下我国中医药行业高等教育教学改革和中医药人才培养的需要，在国家中医药管理局主持下，由国家中医药管理局教材建设工作委员会办公室、中国中医药出版社组织编写的"全国中医药行业高等教育'十三五'规划教材"（即"全国高等中医药院校规划教材"第十版）出版后，我们组织原教材编委会编写了与上述规划教材配套的教学用书——习题集和实验指导，目的是使学生对学过的知识进行复习、巩固和强化，以便提升学习效果。

习题集与现行的全国高等中医药院校本科教学大纲一致，与全国中医药行业高等教育"十三五"规划教材内容一致。习题覆盖教材的全部知识点，对必须熟悉、掌握的"三基"知识和重点内容，以变换题型的方式予以强化。内容编排与相应教材的章、节一致，方便学生同步练习，也便于与教材配套复习。题型与各院校各学科现行考试题型一致，同时注意涵盖国家执业中医师、中西医结合医师资格考试题型。命题要求科学、严谨、规范，注意提高学生分析问题、解决问题的能力，临床课程更重视临床能力的培养。为方便学生全面测试学习效果，每章节后均附有参考答案。

实验指导是在全国高等中医药院校本科教学大纲的指导下，结合各高等中医药院校的实验设备和条件，本着求同存异的原则，仅提供基本实验原理、方法与操作指导，相关学科教师可在实际教学活动中结合本校的具体情况，灵活变通，选择相关内容，使学生在掌握本学科基本知识、基本原理的同时，具备一定的实验操作技能。

本套习题集和实验指导供高等中医药院校本科生、成人教育学生、执业医师资格考试人员等与教材配套学习和复习应考使用。请各高等中医药院校广大师生在使用过程中提出宝贵意见，以便再版时修订完善。

国家中医药管理局教材建设工作委员会

中国中医药出版社

2016 年 9 月

编写说明

　　《中医眼科学习题集》是以全国中医药行业高等教育"十三五"规划教材、全国高等中医药院校规划教材（第十版）《中医眼科学》为蓝本编写的配套教学参考用书。编写的顺序与教材章、节一致，以方便学生同步练习，也便于与教材配套复习。编者遵循教材教学大纲的要求，保证习题范围与教学大纲及教材内容一致，覆盖教材的全部知识点，采用多种题型、从各个方面涉及教材中的重点、难点和必须掌握的基本知识，使学生对已学过的知识以习题的形式进行复习、消化、巩固、掌握，强化记忆，夯实基础理论，启发思维，提高应试能力，同时亦有助于考试命题的合理规范。

　　全书内容共分两大部分：第一部分为教材各章习题及参考答案。习题题型包括填空题、选择题（A型题、B型题、X型题）、判断题、名词解释、简答题、论述题、病案分析题，题目编排科学、严谨、内容丰富、灵活多变。题后附有参考答案，备选答案准确，答案要点精炼。第二部分为3套模拟试卷及参考答案。本书适用于高等中医药院校本科学生、成人教育学生、职业资格考试人员及其他学习中医药人员使用，也可供中医眼科学硕士、博士研究生学习参考。

　　本书由湖南中医药大学彭清华教授任主编，广州中医药大学李志英教授、成都中医药大学谢学军教授、贵州中医药大学肖家翔教授、湖南中医药大学姚小磊副教授任副主编，全国26所中医药高等院校中医眼科专家集体编写。在编写过程中，得到了中国中医药出版社、湖南中医药大学教务处及第一中医临床医院各级领导的关怀和支持，以及湖南中医药大学第一中医临床医院眼科教研室全体老师给予的大力支持，尤其是担任编委会秘书的欧阳云、喻娟博士在编写过程中做了大量工作，在此一并致以衷心的感谢！

由于编者水平有限，书中的不足之处在所难免，敬请各位老师、同道在使用过程中批评指正，以便再版时予以修正。

《中医眼科学习题集》编委会

2019 年 6 月

《中医眼科学习题集》题型及答题说明

一、填空题

主要由 1 个题干及若干个空格组成。解题时应在每个空格中用汉字或数字填写 1 个与题干内容相关的唯一正确的答案。

二、选择题

（一）A 型题　各题均为 1 个题干及 5 个备选答案，每个答案与题干有一定的相关性，但只有 1 个准确的答案，解题时应从 5 个备选答案中选择 1 个准确的答案，将其序号字母填入题干后。

（二）B 型题　亦称配伍选择题。该型题是答案在前，问题在后，由 5 个备选答案和多个（一般 2～3 个）问题组成，各个备选答案可选用 1 次或多次使用，或不被选用。解答问题时，应在 5 个备选答案中选择 1 个与问题内容相关的唯一正确的答案，将其填在问题之后。

（三）X 型题　又称多项选择题。该型题是 1 个题干及 A、B、C、D、E 5 个或 5 个以上备选答案组成，其中有 2 个或 2 个以上备选答案是正确的，解题时应从 5 个备选答案中选择所有的正确答案，将其序号字母填入题干后。

三、判断题

该型题是一种以对或错来选择的答案。一般表现为给出一句话，然后在后面的括号内打上"√"或"×"。

四、名词解释

该型题是对眼科名词进行解释。

五、简答题

该型题直接回答问题，不做论述，简明扼要地回答即可。

六、论述题

该型题是在简答题的基础上，将重点加以论述或举例说明，最后概括。

七、病案分析题

该型题是以一个完整病例作题干，解题时要求对此病案就其病因病机、诊断要点、临床诊断、治法和方药等进行分析、判断并做出相应处理。

目 录

第一章 绪 论 ▷▷▷▷

习 题

一、填空题

1.《诗经》载有"矇瞍奏公",据《毛传》注释:"有眸子而无见曰 _____,无眸子曰 _____。"

2. _____ 撰集的《备急千金要方》提出用动物肝脏治疗的眼病是"_____"。

3. 王焘编撰的《_____》提出晶珠变混的内障眼病的治疗"宜用 ____ ____"。

4. 北宋年间,太医局将眼科从 _____ 科分离出来单独教授,将《_____》列为专科教材之一。

5. 马云从著的眼科专著是《_____》;《眼科百问》为 _____ 所著。

二、选择题

(一) A 型题(每道考题下面有 A、B、C、D、E 5 个备选答案。请从中选择 1 个最佳答案,并将答案写在题干后方的括号内。)

1. 目前公认我国第一部眼科专著是( )

    A.《龙树眼论》   B.《刘浩眼论准的歌》   C.《天竺经论眼》

    D.《葆光道人眼科龙木集》   E.《秘传眼科龙木论》

2. 最早描述"夜盲症"的医学著作是( )

    A.《伤寒杂病论》   B.《诸病源候论》   C.《千金要方》

    D.《外台秘要》   E.《圣济总录》

3. 强调"五轮应于五脏"的医学著作是( )

    A.《千金要方》   B.《肘后备急方》   C.《世医得效方》

    D.《太平圣惠方》   E.《宣明论方》

4. 元末明初倪维德著的眼科专著是( )

    A.《原机启微》   B.《银海指南》   C.《目经大成》

    D.《审视瑶函》   E.《眼科要旨》

5. 总结出著名的针拨八法的眼科专著是( )

    A.《原机启微》   B.《审视瑶函》   C.《目经大成》

D.《银海指南》　　　　　　E.《眼科阐微》

6. 记载白内障针拨术中使用"过梁针"的医学著作是（　　　）

A.《儒门事亲》　　　　　B.《医方类聚》　　　　　C.《景岳全书》

D.《医宗金鉴》　　　　　E.《张氏医通》

7. 较为详细地阐述了眼与全身关系的眼科专著是（　　　）

A.《银海精微》　　　　　B.《原机启微》　　　　　C.《审视瑶函》

D.《目经大成》　　　　　E.《一草亭目科全书》

8.《中医眼科六经法要》的编著者是（　　　）

A. 路际平　　　　　　　B. 陆南山　　　　　　　C. 姚和清

D. 陈达夫　　　　　　　E. 庞赞襄

（二）B 型题（以下提供若干组考题，每组考题共用在考题前列出的 A、B、C、D、E 5 个备选答案。请从中选择 1 个与问题关系最密切的答案，并将答案写在题干后方的括号内。某个备选答案可能被选择一次、多次或不被选择。）

A.《千金要方》　　　　　B.《太平圣惠方》　　　　C.《世医得效方》

D.《本事方》　　　　　　E.《宣明论方》

1. 论述有"五轮学说"的医学著作为（　　　）

2. 论述有"八廓学说"的医学著作为（　　　）

A.《诸病源候论》　　　　B.《外台秘要》　　　　　C.《千金要方》

D.《圣济总录》　　　　　E.《肘后备急方》

3. 首先记载白内障针拨术的医学著作为（　　　）

4. 首先记载眼赤白膜割除术的医学著作为（　　　）

A.《荀子》　　　　　　　B.《庄子》　　　　　　　C.《韩非子》

D.《淮南子》　　　　　　E.《春秋左传》

5. 最早记载有色盲概念的非医学史料是（　　　）

6. 最早记载有瞳孔异常的非医学史料是（　　　）

（三）X 型题（每一道考题下面有 A、B、C、D、E 5 个备选答案。请从中选择 1 个或多个答案，并将答案写在题干后方的括号内。）

1. 秦汉时期载有针灸穴位与方药医治眼病的医学著作是（　　　）

A.《千金要方》　　　　　B.《肘后备急方》　　　　C.《肘后百一方》

D.《仁斋直指方》　　　　E.《刘涓子鬼遗方》

2. 宋元时期的《圣济总录》介绍的眼科手术方法有（　　　）

A. 针　　　　　　　　　B. 割　　　　　　　　　C. 钩

D. 㕮   E. 烙

3. 清朝鸦片战争后至新中国成立前较为著名的眼科专著有（   ）

     A.《眼科六要》   B.《眼科切要》   C.《眼科金镜》

     D.《眼科菁华录》   E.《秘传眼科纂要》

4. 较早撰写中西医眼科结合倾向专著的医家有（   ）

     A. 黄岩   B. 陈滋   C. 刘耀光

     D. 徐庶遥   E. 王锡鑫

5. 新中国成立后较为著名的中医眼科医家有（   ）

     A. 姚和清   B. 袁学渊   C. 陈达夫

     D. 张子襄   E. 庞赞襄

三、判断题

1.《春秋左传》有"目不识五色之章为昧"之句，这是世界上有关色盲的最早概念。（   ）

2. 唐朝已能配制义眼，据《太平御览》记载："唐崔嘏失一目，以珠代之。"（   ）

3. 宋元医家辑前人眼科著述而成的《秘传眼科龙木论》提出了内外障七十二症学说。（   ）

4. 介绍金针拨障术所用拨针的制作与消毒方法的医学著作为《医宗金鉴》。（   ）

5. 傅仁宇编著的《目经大成》将多年沿袭的"黄膜上冲"改为"黄液上冲"。（   ）

四、名词解释

1. 瞹䁵

2. 金篦决

3. 过梁针

五、简答题

1. 简述《证治准绳》的编辑年代及其对中医眼科学的贡献。

2. 简述眼病与全身的关系，并举例说明之。

六、论述题

1. 试述新中国成立后中医眼科学的发展，其标志有哪些？

2. 试述社会发展需要学习眼科体现在哪些方面？哪些热点医学中医眼科能够发挥其特长与优势？

参考答案

一、填空题

1. 矇；瞍。
2. 孙思邈；夜盲症。
3. 外台秘要；金篦决。
4. 耳目口齿；龙树眼论。
5. 眼科阐微；王子固。

二、选择题

（一）A 型题

1.A　2.B　3.D　4.A　5.C　6.E　7.A　8.D

（二）B 型题

1.B　2.C　3.B　4.C　5.E　6.A

（三）X 型题

1.BCE　2.ABCDE　3.ABCDE　4.BD　5.ACE

三、判断题

1.√　2.√　3.√　4.×　5.×

四、名词解释

1. 叆叇：《正字通》注释，叆叇即眼镜。南宋的《洞天清录》中载有"叆叇，老人不辨细书，以此掩目则明"。

2. 金篦决：即白内障针拨术。《外台秘要》提出晶珠变混的内障眼病治疗"宜用金篦决，一针之后，豁若开云而见白日"。

3. 过梁针：见于《张氏医通》，在白内障针拨术中，医者以右手为患者右眼施术，拨针须通过鼻梁，故称过梁针。

五、简答题

1. 答：《证治准绳》为明代医学家王肯堂编辑所成；该书收载眼部病症170余种，书中的病症名多为后世眼科所采用；该书首次提出了瞳神含有神水、神膏，使瞳神更具解剖学特征。

2.答：眼为视觉器官，是机体的一部分。不少眼病可引起全身症状，如急性闭角型青光眼（绿风内障）可引起恶心、呕吐等消化道症状；很多全身性疾病也可引起眼病，如风湿病可引起虹膜睫状体炎（瞳神紧小、瞳神干缺）。

六、论述题

1.答：（1）培养了中医眼科教师与医生，并招收了高层次研究生。

（2）编写了中医眼科学教材，创办了《中西医结合眼科杂志》《中国中医眼科杂志》《中医眼耳鼻咽喉杂志》。

（3）建立了中医眼科学会及中西医结合眼科学会。

（4）发表了大量中医及中西医结合眼科学术论文，并出版了许多中医及中西医结合眼科专著。

（5）引进了大量现代化诊治设备，开展了中医眼科疑难病症的现代研究。

2.答：（1）①随着社会经济的急剧变革，心理社会因素和情绪刺激对人类的影响而产生的心身眼病增多；②随着机械化程度的提高及交通工具的发达，随之而来的人身伤害引起的眼病增多；③随着老年人口增加而出现的老年性眼病增多；④随着人们物质文化生活水平的提高，对有关眼科美容与保健的需求增多。

（2）中医眼科能发挥特长与优势的热点医学有心身医学、老年医学、康复医学。

第二章 眼的解剖与生理功能 ▷▷▷▷

习 题

一、填空题

1. 眼为视觉器官，包括 _____、_____ 和 _____ 三个部分。

2. 眼球由 _____ 和 _____ 两部分组成。

3. 眼的附属器包括结膜、_____、_____ 及眼外肌。

4. 眼球向前平视时，突出于外侧眶缘 ____ 至 ____mm，一般两眼突出度差不超过 ____mm。

5. 眼球壁分为三层：外层为 _____，中层为 _____，内层为 _____。

6. 眼球外层前 1/6 为透明的 _____，后 5/6 为瓷白色的 _____，二者相交区域为 _____。

7. 成人角膜水平径为 ____ 至 ____mm，垂直径为 ____ 至 ____mm。

8. 角膜前表面的水平方向曲率半径约为 _____mm，垂直方向曲率半径为 _____mm。

9. 活体角膜周边厚度约为 _____mm，中心稍薄为 ____ 至 ____mm。

10. 角膜的生理特点有 _____、_____、_____、_____。中医学称为 _____。

11. 房水是由 _____ 产生，从后房流经 _____ 进入前房，再经过前房角的 _____ 而流入 _____，最后经睫状前静脉而回流到血液循环。

12. 泪道是排泄泪液的通道，由 _____、_____、_____、_____ 组成。

13. 眼眶由额骨、蝶骨等 _____ 块骨头组成。

14. 解剖上玻璃体属于眼球 _____ 之一，位于 _____ 之后，_____ 之前。

15. 房水由 _____ 产生，具有 _____、_____、_____ 生理功能。

16. 葡萄膜是指 _____、_____、_____。

17. 眼球内容物包括 _____、_____、_____，三者均是透明体。

18. 晶状体中医学称为 _____，位于 _____ 与 _____ 之后，

_____ 之前，发生混浊时称为 _____。

19. 屈光介质包括 _____、_____、_____、_____。

20. 视神经全长约 40mm，分为 _____、_____、_____ 和 _____4 段。

21. 黑睛是指 _____。

22. 白睛包括 _____、_____。

23. 葡萄膜具有丰富的 _____ 及 _____，故分别称之为 _____ 膜和 _____ 膜。

24. 当光线直接照射一眼的瞳孔，引起两眼瞳孔均缩小的现象称 _____。光照眼的瞳孔缩小称 _____，对侧眼的瞳孔缩小称 _____。

25. 睫状肌舒缩对 _____ 起调节作用和 _____ 外流作用。

26. 视网膜上的重要组织有 _____、_____ 及 _____ 等。

27. 视杆细胞分布在 _____ 以外的视网膜。视杆细胞感受 _____ 光，司 _____ 视觉。

28. 视交叉位于颅内 _____ 上方。

29. 眼球的血液供应来自 _____。

30. 视网膜中央动脉分 4 支，即 _____、_____、_____、_____。

31. 视网膜外 5 层由 _____ 供应血液营养。

32. 视网膜内 5 层由 _____ 供给血液营养。

33. 视网膜动脉与静脉管径之比为 _____。

34. 睫状神经节位于 _____ 后部，行眼内手术时，多行 _____ 阻断该神经节。

35. 眼眶是略呈四边锥形的骨腔，主要由 _____、_____、_____、_____、_____、_____、_____ 共 7 块骨组成。

36. 总腱环在眶尖前 _____mm 处，此处有 _____，是眼内手术球后麻醉的关键部位。

37. 提上睑肌由 _____ 神经支配，起开睑作用。

38. 成人眼眶深度约为 _____。

39. 结膜充血与睫状充血同时出现时，称为 _____。

40. 泪器包括 _____ 和 _____。

41. 泪腺位于眼眶前外上方的 _____ 内。

42. 泪囊位于的泪囊内，在 _____ 的后面。

43. 上斜肌由 _____ 神经支配。

44. 外直肌由 _____ 神经支配。

45. 眼珠相当于西医学的 _____。

46. 眼珠包括黑睛、_____、_____、神水、_____、_____、_____、_____ 等解剖组织。

二、选择题

（一）A 型题（每道考题下面有 A、B、C、D、E 5 个备选答案。请从中选择 1 个最佳答案，并将答案写在题干后方的括号内。）

1. 下列哪一项不是房水的功能（　　　）

    A. 营养角膜　　　　　　　　B. 营养晶状体　　　　　　　C. 营养玻璃体

    D. 营养视网膜　　　　　　　E. 维持眼内压

2. 成人眼轴长度平均为（　　　）

    A. 21mm　　　　　　　　　　B. 23mm　　　　　　　　　　C. 24mm

    D. 25mm　　　　　　　　　　E. 30mm

3. 关于房水的描述不正确的是（　　　）

    A. 为眼内容物之一　　　　　B. 无色透明　　　　　　　　C. 有营养作用

    D. 中医学称为神膏　　　　　E. 维持眼内压

4. 下列中西医解剖名词对照中，哪一项是错误的（　　　）

    A. 泪泉与泪腺　　　　　　　B. 神膏与玻璃体　　　　　　C. 神水与房水

    D. 眼带与虹膜　　　　　　　E. 视系与视神经

5. 屈光介质不包括（　　　）

    A. 房水　　　　　　　　　　B. 角膜　　　　　　　　　　C. 晶状体

    D. 睫状体　　　　　　　　　E. 玻璃体

6. 下列哪项不是神膏的特点（　　　）

    A. 透明

    B. 无血管

    C. 病变时可以出现混浊

    D. 眼球穿透伤时可能脱出

    E. 排出不畅时可引起眼内压增高

7. 眼球壁是指（　　　）

    A. 纤维膜、虹膜、葡萄膜

    B. 纤维膜、结膜、视网膜

    C. 纤维膜、葡萄膜、视网膜

    D. 纤维膜、角膜、视网膜

    E. 纤维膜、角膜、葡萄膜

8. 关于玻璃体描述不正确的是（　　　）

    A. 位于视网膜之前晶体之后　B. 无色透明　　　　　　　　C. 富含血管和神经

    D. 中医学称为神膏　　　　　E. 是屈光介质之一

9. 视网膜上视觉最敏锐的部位是（　　　）

    A. 视乳头　　　　　　　　　B. 黄斑中心凹　　　　　　　C. 周边部

    D. 赤道部   E. 血管弓附近

10. 眼带是指（   ）

    A. 视神经   B. 悬韧带   C. 眼外肌

    D. 睑缘   E. 睫状体

11. 眼球壁中层不包括（   ）

    A. 角膜   B. 睫状体   C. 虹膜

    D. 脉络膜   E. 葡萄膜

12. 正常视乳头杯盘比大约为（   ）

    A. 0.1   B. 0.3   C. 0.5

    D. 0.7   E. 1.0

13. 调节晶状体曲度的主要组织是（   ）

    A. 晶状体纤维   B. 瞳孔括约肌   C. 睫状肌

    D. 瞳孔开大肌   E. 晶状体悬韧带

14. 感受强光和色觉的细胞是（   ）

    A. 视杆细胞   B. 内皮细胞   C. 上皮细胞

    D. 视锥细胞   E. 水平细胞

15. 感受弱光的细胞是（   ）

    A. 视锥细胞   B. 视杆细胞   C. 无长突细胞

    D. 节细胞   E. 双极细胞

16. 下面哪项不属于房水的生理功能（   ）

    A. 营养角膜   B. 营养晶状体   C. 营养结膜

    D. 营养玻璃体   E. 维持眼内压

17. 关于脉络膜的生理病理叙述，错误的是（   ）

    A. 血容量大   B. 血流缓慢   C. 病原体易在此停留

    D. 富含色素   E. 感觉神经纤维丰富

18. 两眼颞侧偏盲可见于（   ）

    A. 视神经病变   B. 视交叉病变   C. 视束病变

    D. 视放射病变   E. 视中枢病变

19. 下面哪条神经不经过眶上裂（   ）

    A. 动眼神经   B. 滑车神经   C. 外展神经

    D. 三叉神经第一支   E. 三叉神经第二支

20. 西医眼科学的晶状体相当于中医眼科学之（   ）

    A. 眼带   B. 青睛   C. 白仁

    D. 黄精   E. 黄仁

21. 西医学之脉络膜属于中医学之（   ）

    A. 彩虹   B. 视衣   C. 睛帘

    D. 眼帘   E. 目本

22. 西医学之眼外肌相当于中医学之（　　）

    A. 彩虹　　　　　　　　B. 眼带　　　　　　　　C. 睥沿

    D. 眼帘　　　　　　　　E. 眼系

23. 不属于泪道的组织是（　　）

    A. 泪小点　　　　　　　B. 泪小管　　　　　　　C. 泪囊

    D. 鼻泪管　　　　　　　E. 泪阜

24. 视交叉的解剖位置在（　　）

    A. 位于大脑脚外侧

    B. 位于枕叶纹状区

    C. 位于大脑枕叶的距状裂上唇

    D. 位于颅内蝶鞍上方

    E. 位于大脑枕叶的距状裂下唇

25. 视束发生病变时，可见（　　）

    A. 两眼同侧盲　　　　　B. 两眼颞侧偏盲　　　　C. 一眼鼻侧盲

    D. 一眼颞侧偏盲　　　　E. 一眼颞侧和一眼鼻侧盲

26. 眼前部充血时以穹隆部显著者称（　　）

    A. 睫状充血　　　　　　B 混合充血　　　　　　C. 球结膜充血

    D. 睑结膜充血　　　　　E. 虹膜充血

27. 结膜充血时以角巩膜缘明显者称（　　）

    A. 睫状充血　　　　　　B. 混合充血　　　　　　C. 球结膜充血

    D. 睑结膜充血　　　　　E. 虹膜充血

28. 下列哪部分神经纤维无髓鞘（　　）

    A. 眼内段视神经　　　　B. 颅内段视神经　　　　C. 管内段视神经放射

    D. 眶内段视神经　　　　E. 视皮质

29. 人类视觉的最高中枢是（　　）

    A. 视放射　　　　　　　B. 视束　　　　　　　　C. 视交叉

    D. 外侧膝状体　　　　　E. 视皮质

30. 对视网膜和眼壁起着支撑作用的组织是（　　）

    A. 晶状体　　　　　　　B. 虹膜　　　　　　　　C. 玻璃体

    D. 房水　　　　　　　　E. 脉络膜

31. 可滤去部分紫外线，对视网膜有保护作用的组织是（　　）

    A. 晶状体　　　　　　　B. 视盘　　　　　　　　C. 玻璃体

    D. 房水　　　　　　　　E. 脉络膜

32. 老花眼的发生主要是由于（　　）

    A. 玻璃体变混浊　　　　B. 房水增多　　　　　　C. 晶状体弹性减弱

    D. 角膜透明度降低　　　E. 以上都不是

33. 视锥细胞主要分布在（　　）

A. 视盘   B. 周边视网膜   C. 黄斑及中心凹

  D. 黄斑以外的视网膜 E. 以上都不是

34. 睫状肌长时间收缩出现调节过度，会发生（ ）

  A. 远视现象   B. 老视现象   C. 近视现象

  D. 散光现象   E. 以上都不是

35. 不属于眼球内容物的组织是（ ）

  A. 房水   B. 虹膜   C. 晶状体

  D. 玻璃体   E. 以上都不是

36. 两眼同侧偏盲见于（ ）

  A. 视神经病变   B. 视交叉病变   C. 视束病变

  D. 视放射病变   E. 以上都不是

37. 下列哪项不是眼睑组织（ ）

  A. 睑结膜层   B. 睑板层   C. 眼轮匝肌

  D. 提上睑肌   E. 上斜肌

38. 下列哪项组织不受动眼神经支配（ ）

  A. 内直肌   B. 下直肌   C. 眼轮匝肌

  D. 提上睑肌   E. 上直肌

（二）B 型题（以下提供若干组考题，每组考题共用在考题前列出的 A、B、C、D、E 5 个备选答案。请从中选择 1 个与问题关系最密切的答案，并将答案写在题干后方的括号内。某个备选答案可能被选择一次、多次或不被选择。）

  A. 房水   B. 角膜   C. 晶状体

  D. 睫状体   E. 玻璃体

1. 充满前房与后房的是（ ）

2. 分泌房水的是（ ）

3. 占据眼内容 4/5 的是（ ）

  A. 视网膜   B. 虹膜   C. 葡萄膜

  D. 角膜   E. 结膜

4. 中医学称之为白睛的，包括以上哪一部分（ ）

5. 黑睛是指（ ）

6. 眼球壁中层是指（ ）

7. 无色透明，不含血管的是（ ）

8. 被称之为黄仁的是指（ ）

9. 瞳孔位于上述哪项的中央（ ）

A. 0.3　　　　　　　B. 0.8　　　　　　　C. 1 : 2
D. 2 : 3　　　　　　E. 1.0

10. 视网膜动静脉之比为（　　　）
11. 视神经乳头 C/D 约为（　　　）
12. 上述哪项在正常视力范围（　　　）

A. 老视　　　　　　B. 角膜前泪膜　　　　C. 房水
D. 近视　　　　　　E. 泪液

13. 睫状突上皮细胞产生（　　　）
14. 晶状体弹性减弱产生（　　　）
15. 位于角膜前表面的是（　　　）

A. 上皮细胞层　　　　B. 前弹力层　　　　C. 基质层
D. 后弹力层　　　　　E. 内皮细胞层

16. 再生能力极强，修复后不留瘢痕的角膜组织为（　　　）
17. 无再生能力，病变或损伤后由不透明的瘢痕组织代替的角膜组织为（　　　）

A. 第一神经元　　　　B. 第二神经元　　　　C. 第三神经元
D. 纤维膜　　　　　　E. 色素膜

18. 光感受器为（　　　）
19. 双极细胞为（　　　）
20. 神经节细胞为（　　　）

A. 生理凹陷　　　　B. 视网膜　　　　C. 玻璃膜
D. 虹膜　　　　　　E. 脉络膜

21. 视盘有（　　　）
22. 与视网膜色素上皮层紧密相连的是（　　　）

A. 后房　　　　　　B. 房水　　　　　C. 晶状体
D. 玻璃体　　　　　E. 前房

23. 虹膜、瞳孔后面，睫状体前端和晶状体赤道前面的环形腔隙称为（　　　）
24. 角膜后面，虹膜、瞳孔前面之间的腔隙称为（　　　）

A. 上斜肌　　　　　B. 下斜肌　　　　C. 提上睑肌
D. 外直肌　　　　　E. 眼轮匝肌

25. 起于眶尖视神经孔前的总腱环，止于睑板前面的眼肌是（　　　）
26. 起于眼眶下壁前内侧的眼肌是（　　　）

27. 受面神经支配的肌肉是（　　　）

A. 前房角　　　　　　　B. 巩膜　　　　　　　C. 脉络膜

D. 角膜　　　　　　　　E. 视网膜

28. 位于角巩膜缘内面的组织是（　　　）

29. 由致密的相互交错的胶原纤维组成的眼部组织是（　　　）

A. 黏蛋白层　　　　　　B. 脂质层　　　　　　C. 水液层

D. 上皮层　　　　　　　E. 黏膜层

30. 泪膜表层为（　　　）

31. 泪膜中间层为（　　　）

32. 泪膜底层为（　　　）

A. 视交叉　　　　　　　B. 视皮层　　　　　　C. 玻璃体

D. 晶状体　　　　　　　E. 巩膜

33. 本身无血管，营养来自房水的组织是（　　　）

34. 本身无血管，营养来自脉络膜和房水的组织是（　　　）

A. 视网膜血管　　　　　B. 视网膜中央静脉　　C. 涡静脉

D. 睫状前静脉　　　　　E. 睫状动脉

35. 可在检眼镜下直接观察的血管是（　　　）

36. 收集视网膜内 5 层的静脉血流，最后回流到海绵窦的血管是（　　　）

A. 眶下孔　　　　　　　B. 眶上切迹　　　　　C. 睫状神经节

D. 面神经　　　　　　　E. 睫状长神经

37. 眼内手术球后麻醉部位是（　　　）

38. 泪囊手术麻醉点之一是（　　　）

39. 眶上神经痛的压痛点是（　　　）

（三）X 型题（每一道考题下面有 A、B、C、D、E 5 个备选答案。请从中选择 1 个或多个答案，并将答案写在题干后方的括号内。）

1. 关于角膜的生理特点哪项正确（　　　）

A. 透明无血管　　　　　B. 感觉敏锐　　　　　C. 代谢较快

D. 属眼屈光间质　　　　E. 神膏

2. 结膜按其解剖位置分为哪三个部分（　　　）

A. 内眦结膜　　　　　　B. 睑结膜　　　　　　C. 穹隆结膜

D. 外眦结膜　　　　　　E. 球结膜

3. 对虹膜的描述，下述哪几项是正确的（　　　）

    A. 属眼球壁中间层　　　　　B. 有瞳孔括约肌　　　　　C. 位于晶状体之后

    D. 位于玻璃体之前　　　　　E. 是葡萄膜的一部分

4. 对晶状体的描述，下述哪几项是正确的（　　　）

    A. 透明无血管　　　　　　　B. 位于玻璃体之前　　　　　C. 圆形

    D. 属眼屈光间质　　　　　　E. 神膏

5. 关于房水，描述正确的是（　　　）

    A. 为眼内容物之一　　　　　B. 无色透明　　　　　　　　C. 有营养作用

    D. 有屈光作用　　　　　　　E. 中医学称为神膏

6. 眼附属器官包括（　　　）

    A. 眼眶　　　　　　　　　　B. 眼睑　　　　　　　　　　C. 结膜

    D. 泪器　　　　　　　　　　E. 眼外肌

7. 动眼神经支配的眼部肌肉有（　　　）

    A. 提上睑肌　　　　　　　　B. 上斜肌　　　　　　　　　C. 下斜肌

    D. 外直肌　　　　　　　　　E. 上直肌

8. 视网膜色素上皮的解剖生理特点是（　　　）

    A. 由多层细胞组成

    B. 是视网膜的最外层

    C. 是视网膜的最内层

    D. 能吞噬、消化光感受器外节脱落的盘膜

    E. 色素上皮细胞间的封闭小带构成血—视网膜屏障

9. 葡萄膜又名（　　　）

    A. 巩膜　　　　　　　　　　B. 色素膜　　　　　　　　　C. 虹膜

    D. 血管膜　　　　　　　　　E. 外界膜

10. 属睫状体解剖特点的是（　　　）

    A. 矢状面约呈三角形，基底朝向虹膜根部

    B. 前 1/3 薄而扁平

    C. 后 2/3 肥厚

    D. 与脉络膜相连处呈锯齿状，称锯齿缘

    E. 其色深褐

11. 属晶状体解剖生理特点的是（　　　）

    A. 富有弹性

    B. 形如双面凸透镜

    C. 前面弯曲度较后面弯曲度小

    D. 前面弯曲度较后面弯曲度大

    E. 前后面环行交界周称晶状体赤道部

12. 关于视皮质解剖、生理及病理的叙述，正确的有（　　　）

A. 位于大脑枕叶皮质的距状裂上、下唇和枕叶纹状区

B. 全部视觉纤维在此中止

C. 是人类视觉的最高中枢

D. 为视觉的皮质下中枢

E. 病变时无视野异常

13. 中医学的目系包括了西医学的哪些眼部组织（　　）

　　A. 晶状体

　　B. 视神经周围的组织及血管

　　C. 视路

　　D. 视神经

　　E. 视网膜

14. 属于泪道的组织是（　　）

　　A. 泪小点　　　　　　　　B. 泪小管　　　　　　　　C. 泪囊

　　D. 鼻泪管　　　　　　　　E. 泪阜

15. 白睛在五轮中称气轮，包括西医学的（　　）

　　A. 结膜　　　　　　　　　B. 角膜　　　　　　　　　C. 巩膜

　　D. 虹膜　　　　　　　　　E. 球筋膜

16. 虹膜的解剖、生理及病理特点为（　　）

　　A. 有密布的三叉神经纤维网，感觉特别敏锐

　　B. 炎症时疼痛明显

　　C. 有丰富的血管

　　D. 炎症时伴有大量渗出

　　E. 分泌房水

17. 不属于眼球内容物组织的是（　　）

　　A. 视盘　　　　　　　　　B. 虹膜　　　　　　　　　C. 脉络膜

　　D. 玻璃膜　　　　　　　　E. 房水

18. 不属于视网膜上组织的是（　　）

　　A. 巩膜　　　　　　　　　B. 房水　　　　　　　　　C. 黄斑

　　D. 玻璃膜　　　　　　　　E. 脉络膜

19. 属于眼球壁中层组织的是（　　）

　　A. 睫状体　　　　　　　　B. 巩膜　　　　　　　　　C. 角巩膜缘

　　D. 虹膜　　　　　　　　　E. 脉络膜

20. 属于眼外肌的是（　　）

　　A. 上直肌　　　　　　　　B. 上斜肌　　　　　　　　C. 提上睑肌

　　D. 下斜肌　　　　　　　　E. 眼轮匝肌

21. 属于眼屈光介质的是（　　）

　　A. 角膜　　　　　　　　　B. 巩膜　　　　　　　　　C. 晶状体

　　D. 睫状体　　　　　　　　E. 玻璃体

22. 成年人角膜组织中损伤后不能再生的是（　　　　）

　　A. 上皮细胞层　　　　　B. 前弹力层　　　　　C. 基质层

　　D. 后弹力层　　　　　　E. 内皮细胞层

三、判断题

1. 葡萄膜又称色素膜、血管膜，有丰富的神经和血管，属眼内容物之一。（　　　　）

2. 角膜无色透明、含丰富的三叉神经末梢，故感觉灵敏、恢复迅速。（　　　　）

3. 葡萄膜又称色素膜、纤维膜、血管膜。（　　　　）

4. 角膜的感觉神经极为丰富，当炎症、外伤、异物伤及时均能出现显著的疼痛，畏光流泪等刺激症状。（　　　　）

5. 视网膜又称色素膜、血管膜，中医学称为视系。（　　　　）

6. 巩膜和睑结膜分别是指白睛和眼睑的表层。（　　　　）

7. 眼球内容物包括房水、晶状体、玻璃体和巩膜，均属屈光间质。（　　　　）

7. 白睛是指睑结膜和巩膜。（　　　　）

8. 晶状体位于睑结膜之前、玻璃体之后。（　　　　）

9. 角膜透明呈白色。（　　　　）

10. 瞳神专指瞳孔。（　　　　）

11. 睫状肌收缩时，使晶状体悬韧带紧张，晶状体变凸，屈光力增加。（　　　　）

12. 黄斑位于眼底后极部，是视网膜神经节细胞发出的神经纤维汇集的部位。（　　　　）

13. 脉络膜含有丰富的感觉神经纤维，发炎时疼痛明显。（　　　　）

14. 一侧视束发生病变时，可见一眼鼻侧盲。（　　　　）

15. 眶内段视神经外由巩膜组织包裹，其间充满脑脊液。（　　　　）

16. 眼球的运动是依赖提上睑肌、眼轮匝肌、内眦韧带、睫状肌等眼部肌肉的协同作用。（　　　　）

17. 眼帘即是胞睑。（　　　　）

18. 中医眼科学眼的解剖中，眼珠包括了黑睛、白睛、晶珠、眼带组织。（　　　　）

四、名词解释

1. 瞳神

2. 神水

3. 黄仁

4. 神膏

5. 目系

6. 视衣

五、简答题

1. 简述房水生成及循环途径。

2. 房水有何生理功能?

3. 眼内容物包括哪些部分?

4. 眼球壁由哪些部分组成?

5. 为什么高眼压会导致视盘生理凹陷加深或扩大?

6. 在人的视野中为什么会查出生理盲点?

7. 从视神经眶内段的解剖生理特点,简述球后视神经炎时眼球转动发生球后牵痛的原因。

8. 简述视觉信息从视网膜光感受器到大脑枕叶的传导路径。

9. 简述睑板腺所分泌的脂性物质的作用。

10. 简述《灵枢·大惑论》对目系解剖生理的记载。

六、论述题

1. 屈光介质包括哪些? 各有何生理功能?

2. 眼球壁分几层? 各有何生理功能?

3. 试述视网膜由外向内分为多少层,并阐述其各层主要的解剖生理特点。

4. 为什么说视野的改变有助于对神经系统疾病做出定位诊断?

5. 试述眼外肌的主要功能。

6. 试述中医学目系的解剖及生理功能。

参考答案

一、填空题

1. 眼球;视路;眼附属器。

2. 眼内容物;眼球壁。

3. 眼睑;泪器。

4. 12;14;2。

5. 纤维膜;葡萄膜;视网膜。

6. 角膜;巩膜;角巩膜缘。

7. 11.5;12;10.5;11。

8. 7.8;7.7。

9. 1;0.5;0.55。

10. 透明;无血管;富含三叉神经末梢;为屈光间质之一;黑睛。

11. 睫状体;瞳孔;小梁网;巩膜静脉窦。

12. 泪小点；泪小管；泪囊；鼻泪管

13. 7。

14. 眼球内容物；晶状体；视网膜。

15. 睫状突上皮细胞；营养；屈光；维持眼内压

16. 虹膜；睫状体；脉络膜。

17. 房水；晶状体；玻璃体。

18. 晶珠；虹膜；瞳孔；玻璃体；白内障。

19. 角膜；房水；晶状体；玻璃体。

20. 眼内段；眶内段；管内段；颅内段。

21. 角膜。

22. 球结膜；巩膜。

23. 血管；色素；血管；色素。

24. 瞳孔光反射；直接对光反射；间接对光反射。

25. 晶状体；房水。

26. 黄斑；视网膜的血管；视盘。

27. 黄斑区；弱；暗。

28. 蝶鞍。

29. 眼动脉。

30. 颞上支；颞下支；鼻上支；鼻下支。

31. 睫状后短动脉。

32. 视网膜中央动脉。

33. 2∶3。

34. 眼眶；球后麻醉。

35. 额骨；蝶骨；筛骨；腭骨；泪骨；上颌骨，颧骨。

36. 10；睫状神经节。

37. 动眼。

38. 4～5cm。

39. 混合充血。

40. 分泌泪液的泪腺；排出泪液的泪道。

41. 泪腺窝。

42. 泪骨内眦韧带。

43. 滑车。

44. 外展。

45. 眼球。

46. 白睛；黄仁；瞳神；晶珠；神膏；视衣；目系。

二、选择题

(一) A 型题

1.D 2.C 3.D 4.D 5.D 6.E 7.C 8.C 9.B 10.C 11.A 12.B 13.C 14.D
15.B 16.C 17.E 18.B 19.E 20.D 21.B 22.B 23.E 24.D 25.A 26.C
27.A 28.A 29.E 30.C 31.A 32.C 33.C 34.C 35.B 36.C 37.E 38.C

(二) B 型题

1.A 2.D 3.E 4.E 5.D 6.C 7.D 8.B 9.B 10.D 11.A 12.E 13.C 14.A
15.B 16.A 17.C 18.A 19.B 20.C 21.A 22.C 23.A 24.E 25.C 26.B
27.E 28.A 29.B 30.B 31.C 32.C 33.D 34.C 35.A
36.B 37.C 38.A 39.B

(三) X 型题

1.ABD 2.BCE 3.ABDE 4.ABD 5.ABCD 6.ABCDE 7.ACE 8.BDE
9.BD 10.ADE 11.ABCE 12.ABC 13.BCD 14.ABCD 15.ACE
16.ABCD 17.ABCD 18.ABDE 19.ADE 20.ABD 21.ACE 22.BCD

三、判断题

1.× 2.× 3.× 4.√ 5.× 6.× 7.× 8.× 9.× 10.× 11.× 12.×
13.× 14.× 15.× 16.× 17.× 18.×

四、名词解释

1. 瞳神：又名瞳子、瞳仁、金井等，在五轮中称水轮。其含义有二，一指瞳孔，二指瞳孔及瞳孔内各部组织，包括晶体、玻璃体、视网膜、脉络膜、视神经等。

2. 神水：即房水，由睫状体产生，具有营养、屈光和维持眼内压作用。

3. 黄仁：即虹膜，为眼球壁中层结构之一，富含神经与血管。

4. 神膏：又名护睛水，即玻璃体，为眼内容物之一，占据眼球内容积4/5，无色透明，无血管，为屈光间质之一。

5. 目系：又名眼系、目本。相当于西医学之视神经及包裹在视神经周围的组织及血管等，而且还包括视路。

6. 视衣：相当于西医学之脉络膜与视网膜。

五、简答题

1. 答：产生的房水首先进入后房，经过瞳孔到达前房，从前房角小梁进入输淋氏管，通过房水静脉，最后流入巩膜表面睫状前静脉回到血液循环；有少部分房水由虹膜表面吸收和从脉络膜上腔排出。

2. 答：房水主要功能是营养角膜、晶状体和玻璃体，维持眼内压并具有屈光作用。

3. 答：眼球内容物包括房水、晶状体、玻璃体，三者均为透明体。房水、晶状体、玻璃体连同角膜一并构成眼的屈光介质，又称屈光系统，是光线进入眼内并到达视网膜的通路。

4. 答：眼球壁分 3 层：外层为纤维膜（角膜和巩膜）；中层为葡萄膜（虹膜、睫状体、脉络膜）；内层为视网膜。

5. 答：巩膜厚度差异较大，巩膜筛板处最薄。因此，巩膜筛板处抵抗力弱，易受眼内压的影响，若眼压升高压迫视盘会出现生理凹陷加深、扩大的病理改变。

6. 答：因视盘仅有神经纤维而无视网膜的其他各层，所以无视觉功能，即视野检查时会出现盲点，称生理盲点。

7. 答：在眶内段视神经孔处，视神经被眼外肌的起始端包围，其中上直肌和内直肌与神经鞘膜紧密粘连，故当发生球后视神经炎时，眼球转动就可产生球后牵引疼痛。

8. 答：传导路径从视网膜光感受器开始，经视神经、视交叉、视束、外侧膝状体、视放射至大脑枕叶。

9. 答：睑板腺分泌脂肪样物质的作用是润滑睑缘，减少摩擦及防止泪液外溢。

10. 答：《灵枢·大惑论》中指出："裹撷筋骨血气之精，而与脉并为系，上属于脑，后出于项中。"

六、论述题

1. 答：屈光介质包括角膜、房水、晶状体和玻璃体，又称屈光系统，是光线进入眼内并到达视网膜的通路。

（1）角膜：除屈光作用外，还具有保护眼内组织和维持眼球形状的作用。

（2）房水：主要功能是营养角膜、晶状体和玻璃体，维持眼内压，并具有屈光作用。

（3）晶状体：是眼屈光介质的重要组成部分，其屈光度约为 19D 的凸透镜，可滤去部分紫外线，对视网膜有一定的保护作用。通过睫状肌的舒缩，使晶状体悬韧带或松或紧，晶状体随之变凸或扁平，以完成眼的调节功能。随着年龄增长，晶状体弹性减弱，调节功能减退而出现老视（又称老花眼）。

（4）玻璃体：为眼重要的屈光介质之一，对视网膜和眼球壁起着支撑的作用。

2. 答：眼球壁分 3 层：外层为纤维膜；中层为葡萄膜；内层为视网膜。

（1）外层纤维膜，前 1/6 为角膜，后 5/6 为巩膜。①角膜：除具有屈光作用外，同时还有保护眼内组织和维持眼球形状的作用。②巩膜：具有保护眼内组织和维持眼球形状的作用。

（2）中层葡萄膜，包括虹膜、睫状体和脉络膜。因其丰富的血管和色素，具有营养和遮光作用。①虹膜：因其瞳孔括约肌和瞳孔开大肌的作用，可以调节进入眼内的光线。②睫状体：睫状突上皮细胞产生房水；睫状肌的舒缩对晶状体起调节作用和房水外流作用。③脉络膜：脉络膜血液主要来自睫状后短动脉，血管极多，血容量也大，有眼球血库之称，占眼球血液总量的65%左右，供给视网膜外层和玻璃体的营养。

内层视网膜，由外向内分为10层。视觉的形成是视信息在视网膜内形成视觉神经冲动，由光感受器→双极细胞→神经节细胞这三个神经元传递，沿视路将信息传递到视中枢而形成。视网膜上的重要组织有黄斑、视网膜的血管及视盘等。黄斑中心凹为视力最敏锐的地方；视网膜的血管为视网膜中央动脉和中央静脉，分为颞上支、颞下支、鼻上支和鼻下支，分布在视网膜上，静脉与同名动脉伴行。视盘位于眼底后极部，是视网膜神经节细胞发出的神经纤维汇集的部位。

3. 答：(1)视网膜由外向内分为10层。

(2)各层主要的解剖生理特点为：①色素上皮层：是视网膜的最外层，与脉络膜的最内层玻璃膜紧密相连。色素上皮细胞是单层六角形细胞，选择性地运载脉络膜与视网膜外层之间的营养和代谢产物，能吞噬、消化光感受器外节脱落的盘膜。色素上皮细胞间有封闭小带，又称紧密连接，避免脉络膜血管正常漏出液中大分子物质进入视网膜，具有血-视网膜外屏障作用。②视锥、视杆细胞层：又称光感受器细胞层。由光感受器内、外节组成。视锥细胞主要分布在黄斑及中心凹，感受明光，分辨颜色，具有明视觉和主管色觉的作用。视杆细胞分布在黄斑区以外的视网膜，越近黄斑区数量越少，至黄斑中心凹则无此细胞。视杆细胞可感受弱光，司暗视觉。③外界膜：是一网状薄膜。网眼大小不一，视锥细胞经过的网眼较视杆细胞经过的网眼大。④外核层：又称外颗粒层，由光感受器细胞核组成。此层没有血管，营养来自脉络膜。⑤外丛状层：为疏松的网状结构，是视锥细胞、视杆细胞和双极细胞树突、水平细胞突起相连接的突触部位。⑥内核层：又称内颗粒层，主要由双极细胞、水平细胞的细胞核组成。水平细胞为神经胶质细胞，具有联络和支持作用。⑦内丛状层：是主要由双极细胞与神经节细胞相互接触形成突触的部位。⑧神经节细胞层：由神经节细胞核组成。⑨神经纤维层：由神经纤维构成。神经纤维最后集中形成视神经盘。该层血管丰富。⑩内界膜：是介于视网膜和玻璃体间的一层透明薄膜。

4. 答：视路中视觉纤维在各段排列不同，当中枢神经系统发生病变或受损时，可表现出特定的视野异常，从而对病变及损伤定位诊断具有十分重要的意义。如两眼颞侧偏盲，病变多在视交叉，因该处两眼视神经纤维在该处进行部分交叉，即来自视网膜鼻侧的纤维在此处交叉到对侧，来自两眼视网膜颞侧的纤维在此处不交叉。若邻近组织病变时，可见两眼颞侧偏盲。又如两眼同侧盲，病变多在视束，因这段神经束由一眼颞侧神经纤维与另一眼鼻侧神经纤维组成，绕大脑脚至外侧膝状体，故一侧视束发生病变时可见两眼同侧盲。

5. 答：眼外肌的主要功能见表2-1。

表 2-1　眼外肌的主要功能

眼外肌	主要动作	次要动作
内直肌	内转	
下直肌	下转	内转、外旋
外直肌	外转	
上直肌	上转	内转、内旋
上斜肌	内旋	下转、外转
下斜肌	外旋	上转、外转

6.答:(1)解剖:《医林改错·脑髓说》中明确地记载了有关内容,书中说:"两目系如线,长于脑,所见之物归于脑。"

(2)生理功能:目系连目珠,通于脑,所见之物归于脑。可见眼珠-目系-脑是产生视觉功能的重要组织。对于产生视觉功能的神经活动称为神光,这一功能的发挥又与脏腑功能息息相关。如《审视瑶函·目为至宝论》中说:"神光者,谓目中自然能视之精华也。"《审视瑶函·内外二障论》中曰:"在五脏之中,惟肾水神光,深居瞳神之中,最灵最贵,辨析万物,明察秋毫。"

第三章　眼与脏腑经络的生理关系 ▷▷▷

习　题

一、填空题

1.《灵枢·大惑论》说："五脏六腑之精气，皆上注于目而为之精，＿＿＿＿＿为眼。"

2.＿＿＿＿＿是人体生命活动，包括视觉产生的物质基础。

3.《医林改错·脑髓说》强调眼与脑的密切关系，指出"两目即脑汁所生，两＿＿＿＿＿如线，长于脑，所见之物归于脑"。

4.《兰室秘藏·眼耳鼻门》认为治疗眼病"不理脾胃及＿＿＿＿＿，治标不治本，是不明正理也"。

5. 白睛的现代解剖内容有＿＿＿＿＿、球筋膜及前部＿＿＿＿＿。

6.《审视瑶函》指出五轮为"五脏之＿＿＿＿＿所发，名之曰轮，其像如车轮圆转，＿＿＿＿＿之意也"。

7.《灵枢·邪气脏腑病形》曰："十二经脉，三百六十五络……其＿＿＿＿＿上走于目而为睛。"

8.《灵枢·逆顺肥瘦》关于手足三阳经循行规律的描述是："手之三阳，＿＿＿＿＿；足之三阳，＿＿＿＿＿。"

9. 足太阳膀胱经起于目内眦之＿＿＿＿＿穴，足阳明胃经起于＿＿＿＿＿穴。

10. 起止、交接及循行于眼外眦的经脉有＿＿＿＿＿、＿＿＿＿＿和＿＿＿＿＿。

11. 与目系有联系的经脉有＿＿＿＿＿、＿＿＿＿＿和＿＿＿＿＿。

12. 督脉为"＿＿＿＿＿之海"，总督一身之＿＿＿＿＿，与足太阳膀胱经交于＿＿＿＿＿。

13. 任脉为"＿＿＿＿＿之海"，总督一身之＿＿＿＿＿，环口分左右两支沿面部至目眶下之＿＿＿＿＿穴。

14. 阳跷脉在目内眦与＿＿＿＿＿、＿＿＿＿＿、＿＿＿＿＿会于睛明穴。

15. 阳维脉维系＿＿＿＿＿，与足少阳会于＿＿＿＿＿穴。

16. 十二经脉，三阴三阳表里相合，正经首尾相贯，始于＿＿＿＿＿，终于＿＿＿＿＿。

17.《素问·五脏生成》说："诸脉者，＿＿＿＿＿。"

18.《审视瑶函·目为至宝论》说："真血者，即肝中升运于目，＿＿＿＿＿＿，乃滋目经络之血也。"

19. 神光是指受 ＿＿＿＿＿ 主导的视觉活动，类似于生理学关于视觉形成的一系列活动。

20. 与眼内眦部直接有关的经脉有 ＿＿＿＿＿＿、＿＿＿＿＿＿、＿＿＿＿＿＿。

21.《灵枢·寒热病》说："足太阳有通项入于脑者，正属 ＿＿＿＿＿，名曰 ＿＿＿＿＿。"

22. 黄仁位于黑睛之后，瞳神又位于黄仁中央，因此黄仁与 ＿＿＿＿＿、＿＿＿＿ 皆有关系。

23.《灵枢·口问》说："目者，＿＿＿＿＿ 之所聚也。"

24. 眼与脏腑之间的有机联系主要依靠 ＿＿＿＿＿ 为之连接贯通，使眼睛不断得到 ＿＿＿＿＿ 输送的气、血、津、液的濡养，才能维持正常的视觉功能。

二、选择题

（一）A 型题（每道考题下面有 A、B、C、D、E 5 个备选答案。请从中选择 1 个最佳答案，并将答案写在题干后方的括号内。）

1.《灵枢·大惑论》认为，形成"约束"的精是（　　　）
　　A. 骨之精　　　　　　　　B. 筋之精　　　　　　　　C. 血之精
　　D. 窠气之精　　　　　　　E. 肌肉之精

2.《灵枢·大惑论》认为，窠气之精形成（　　　）
　　A. 白眼　　　　　　　　　B. 黑眼　　　　　　　　　C. 约束
　　D. 瞳子　　　　　　　　　E. 目络

3. 根据《黄帝内经》之理论，主津液的脏是（　　　）
　　A. 心　　　　　　　　　　B. 肝　　　　　　　　　　C. 脾
　　D. 肺　　　　　　　　　　E. 肾

4. 根据《黄帝内经》五脏化五液的理论，化液为泪的脏是（　　　）
　　A. 心　　　　　　　　　　B. 肝　　　　　　　　　　C. 脾
　　D. 肺　　　　　　　　　　E. 肾

5. 与"真血"关系最为密切的脏是（　　　）
　　A. 心　　　　　　　　　　B. 肝　　　　　　　　　　C. 脾
　　D. 肺　　　　　　　　　　E. 肾

6. 提出肝"开窍于目"的《黄帝内经》篇目是（　　　）
　　A.《素问·上古天真论》　　B.《素问·金匮真言论》　　C.《素问·脉要精微论》
　　D.《素问·六节脏象论》　　E.《素问·阴阳应象大论》

7. 中医理论认为，色觉与肝的关系主要体现在（　　　）
　　A. 肝开窍于目　　　　　　B. 肝主藏血　　　　　　　C. 肝气通于目
　　D. 肝主疏泄　　　　　　　E. 肝气条达

8. 强调"治目者，以肾为主"的医学家是（　　）

　　A. 巢元方　　　　　　　B. 杨士瀛　　　　　　C. 楼全善

　　D. 李东垣　　　　　　　E. 赵献可

9. 五轮学说中的"黑睛"现代解剖指（　　）

　　A. 结膜　　　　　　　　B. 角膜　　　　　　　C. 虹膜

　　D. 脉络膜　　　　　　　E. 视网膜

10. 足少阳胆经起于（　　）

　　A. 瞳子髎　　　　　　　B. 精明　　　　　　　C. 攒竹

　　D. 阳白　　　　　　　　E. 丝竹空

11. 同时循行于内、外两眦的经脉是（　　）

　　A. 手少阳三焦经　　　　B. 足太阳膀胱经　　　C. 手太阳小肠经

　　D. 足少阳胆经　　　　　E. 足阳明胃经

12. 主脉直接与目系相连的经脉是（　　）

　　A. 手少阴心经　　　　　B. 足厥阴肝经　　　　C. 足太阳膀胱经

　　D. 足少阳胆经　　　　　E. 足少阴肾经

13. 通过颈部玉枕穴入脑直属目系的经脉是（　　）

　　A. 足厥阴肝经　　　　　B. 足少阳胆经　　　　C. 手少阳三焦经

　　D. 足太阳膀胱经　　　　E. 督脉

14. 通过两条支脉与目外眦发生联系的经脉是（　　）

　　A. 足少阳胆经　　　　　B. 手太阳小肠经　　　C. 手少阳三焦经

　　D. 手阳明大肠经　　　　E. 足阳明胃经

15. 下列描述正确的是（　　）

　　A. 手三阳之筋到达眼周围

　　B. 足三阳之筋到达额角

　　C. 阴维、阳维脉气濡养眼目

　　D. 任脉分支至目下中央

　　E. 足少阳与足厥阴之别相连于目系

16. 提出"目，肝之外候也"的医学著作是（　　）

　　A.《诸病源候论》　　　 B.《太平圣惠方》　　 C.《景岳全书》

　　D.《兰室秘藏》　　　　 E. 以上都不是

17. 起于眼内眦的经脉是（　　）

　　A. 足阳明胃经　　　　　B. 足少阳胆经　　　　C. 手少阳三焦经

　　D. 手太阳小肠经　　　　E. 足厥阴肝经

18. 起于眼外眦的经脉是（　　）

　　A. 足太阳膀胱经　　　　B. 足阳明胃经　　　　C. 手太阳小肠经

　　D. 手阳明大肠经　　　　E. 足少阳胆经

19. 不是起止、交接或循行于眼内、外眦的经脉是（　　）

　　A. 足阳明胃经　　　　　　B. 足少阳胆经　　　　　C. 手少阳三焦经
　　D. 手太阳小肠经　　　　　E. 足厥阴肝经
20. 其支脉系目系的经脉是（　　　）
　　A. 足厥阴肝经　　　　　　B. 足阳明胃经　　　　　C. 足太阳膀胱经
　　D. 手少阴心经　　　　　　E. 足少阳胆经
21. 与内、外眦均有关的经脉是（　　　）
　　A. 手太阳小肠经　　　　　B. 手少阳三焦经　　　　C. 足厥阴肝经
　　D. 足少阳胆经　　　　　　E. 足少阴肾经

（二）B 型题（以下提供若干组考题，每组考题共用在考题前列出的 A、B、C、D、E 5 个备选答案。请从中选择 1 个与问题关系最密切的答案，并将答案写在题干后方的括号内。某个备选答案可能被选择一次、多次或不被选择。）

　　A. 气　　　　　　　　　　B. 血　　　　　　　　　C. 津
　　D. 液　　　　　　　　　　E. 精
1. 肺与眼的关系主要体现在（　　　）
2. 心与眼的关系主要体现在（　　　）

　　A. 心　　　　　　　　　　B. 肝　　　　　　　　　C. 脾
　　D. 肺　　　　　　　　　　E. 肾
3. 升举清阳之气至目的脏是（　　　）
4. 升运清轻之血至目的脏是（　　　）

　　A. 白睛　　　　　　　　　B. 黑睛　　　　　　　　C. 眼带
　　D. 目系　　　　　　　　　E. 眼帘
5. 在眼与脏的关系中，与脾关系最为密切的是（　　　）
6. 在眼与脏的关系中，与肾关系最为密切的是（　　　）

　　A. 肝　　　　　　　　　　B. 胆　　　　　　　　　C. 脾
　　D. 胃　　　　　　　　　　E. 三焦
7. 与泪液密切相关的脏是（　　　）
8. 与神膏密切相关的腑是（　　　）

　　A. 心　　　　　　　　　　B. 肝　　　　　　　　　C. 脾
　　D. 肺　　　　　　　　　　E. 肾
9. 主司视觉活动的脏是（　　　）
10. 主司眼睑运动的脏是（　　　）

A. 手少阴心经　　　　B. 足厥阴肝经　　　C. 手太阳小肠经

D. 足少阳胆经　　　　E. 手少阳三焦经

11. 上挟咽，系目系的经脉是（　　　）

12. 上入颅颡，连目系的经脉是（　　　）

A. 足太阳之筋　　　　B. 足少阳之筋　　　C. 手太阳之筋

D. 足阳明之筋　　　　E. 手阳明之筋

13. 网维于眼上胞的是（　　　）

14. 网维于眼下胞的是（　　　）

A. 手太阳之经别　　　B. 足少阳之经别　　C. 手少阳之经别

D. 足太阳之经别　　　E. 足阳明之经别

15. 与外眦有关的经别是（　　　）

16. 与内眦有关的经别是（　　　）

A. 神水　　　　　　　B. 神膏　　　　　　C. 晶珠

D. 视衣　　　　　　　E. 以上都不是

17. 在眼与腑的关系中，与胃关系最为密切的是（　　　）

18. 在眼与腑的关系中，与胆关系最为密切的是（　　　）

A. 足太阳膀胱经　　　B. 足少阳胆经　　　C. 手少阴心经

D. 足厥阴肝经　　　　E. 足太阴脾经

19. 与眼内眦部有关的经脉是（　　　）

20. 与眼外眦部有关的经脉是（　　　）

A. 足少阳胆经　　　　B. 足阳明胃经　　　C. 手少阳三焦经

D. 足厥阴肝经　　　　E. 手太阳小肠经

21. 与眼内、外眦部均有关的经脉是（　　　）

22. 与目系有联系的经脉是（　　　）

A. 任脉　　　　　　　B. 阴跷脉　　　　　C. 阳跷脉

D. 阳维脉　　　　　　E. 冲脉

23. 连于目内眦的奇经八脉是（　　　）

24. 与目系有联系的奇经八脉是（　　　）

（三）X 型题（每一道考题下面有 A、B、C、D、E 5 个备选答案。请从中选择 1 个或多个答案，并将答案写在题干后方的括号内。）

1. "神光"的产生与下列哪些脏有关（　　　）

A. 心　　　　　　　　　B. 肝　　　　　　　　　C. 脾

D. 肺　　　　　　　　　E. 肾

2. 李东垣认为，"胃气一虚，耳目口鼻俱为之病"，并指出胃气的别名有（　　　）

A. 元气　　　　　　　　B. 谷气　　　　　　　　C. 荣气

D. 清气　　　　　　　　E. 精气

3. 根据《素问·脉要精微论》所言，"精明者"具有的视功能为（　　　）

A. 睹三光　　　　　　　B. 别黑白　　　　　　　C. 审短长

D. 察秋毫　　　　　　　E. 视万物

4. 肺通过下列哪些功能以维持视功能（　　　）

A. 调畅全身气机　　　　B. 布散气血津液　　　　C. 温煦濡养体表

D. 运化水谷精微　　　　E. 维持水液代谢

5. 根据《审视瑶函》的观点，血通过下列哪些方面维护视功能（　　　）

A. 心神　　　　　　　　B. 神水　　　　　　　　C. 神膏

D. 瞳神　　　　　　　　E. 神光

6.《灵枢·天年》认为，人到五十岁即"目始不明"是因为脏腑衰损所致，涉及脏腑是（　　　）

A. 肝　　　　　　　　　B. 脾　　　　　　　　　C. 肾

D. 胆　　　　　　　　　E. 胃

7. 根据《证治准绳》的理论，胆与眼的关系体现在（　　　）

A. 神膏的生成　　　　　B. 神水的流动　　　　　C. 瞳神的养护

D. 神光的发越　　　　　E. 神志的支配

8. 五轮学说认为，与黄仁有关的轮有（　　　）

A. 肉轮　　　　　　　　B. 血轮　　　　　　　　C. 气轮

D. 风轮　　　　　　　　E. 水轮

9. 奇经八脉中起止及循行路径与眼直接有关的是（　　　）

A. 督脉　　　　　　　　B. 带脉　　　　　　　　C. 任脉

D. 阳跷脉　　　　　　　E. 阳维脉

10. 与目系相联系的经别及络脉有（　　　）

A. 手少阴之别　　　　　B. 足阳明之正　　　　　C. 足太阳之正

D. 手少阳之正　　　　　E. 足少阳之正

11. 与目外眦联络的经筋有（　　　）

A. 手阳明之筋　　　　　B. 足阳明之筋　　　　　C. 手太阳之筋

D. 手少阳之筋　　　　　E. 足少阳之筋

12. 与目内眦有关的经别有（　　）
    A. 足阳明之正   B. 足少阳之正   C. 手太阳之正
    D. 手少阳之正   E. 手少阴之正

13. 起止、交接及循行于眼内眦的经脉有（　　）
    A. 手太阳小肠经   B. 足少阳胆经   C. 手阳明大肠经
    D. 足太阳膀胱经   E. 足阳明胃经

14. 脉气并行回还而濡养眼目的是（　　）
    A. 阳跷脉   B. 阴维脉   C. 阳维脉
    D. 阴跷脉   E. 督脉

15. 关于足少阳胆经与眼的关系，以下叙述正确的是（　　）
    A. 起于目外眦之瞳子髎
    B. 其经别与本经合于目外眦
    C. 与目内眦相关
    D. 其经筋为目外维
    E. 其经筋为目上网

三、判断题

1. 津液在脾的调节下，为目外润泽之水及充养目内之液提供了物质保障。（　　）

2. 肝脏有根据视觉需要调节血量与血质之功，提示肝血可直接影响到眼的功能状态。（　　）

3. 人体脏腑精气的盛衰及精神活动状态均可反映于目，是因为目为心之外窍。（　　）

4. 肝气上升，清阳之气方可升运于目，目得清阳之气温煦才能窍通目明。（　　）

5. 目为宗脉所聚之处，若肺气虚弱，失去统摄之力，则可导致眼部，尤其是内眼发生出血病症。（　　）

6. 阳经经别合于阳经经脉，阴经经别合于阴经经脉。（　　）

7. 与内眦有关的经别是手太阳和手少阴之经别。（　　）

8. 十二经筋中，手、足三阳和三阴经筋均与眼相关。（　　）

9. 足太阳之筋为目下网，足阳明之筋为目上网。（　　）

10. 督脉起于目内眦，上额交巅上，入络脑。（　　）

11. 足阳明胃经起于目内眦之睛明穴，其经筋为目上网。（　　）

12. 足太阳膀胱经与目内、外眦均有关系。（　　）

13. 五轮归属中，眼外肌相当于约束，为肉轮所主。（　　）

14. 白睛表层质地坚韧，具有保护眼珠内部组织的作用。（　　）

15. 广义概念的瞳神，其现代解剖内容包括眼球壁的中层与内层，以及眼球内容物。（　　）

四、名词解释

1. 真血
2. 瞳神
3. 十二经别
4. 十二经筋
5. 五轮

五、简答题

1. 简述"肝气通于目"在维护视功能方面的作用机制。
2. 简述"脾输精气，上贯于目"对眼的作用机制。
3. 简述十二经脉与眼的关系。
4. 与目内眦直接和间接有关的经脉有哪些？
5. "目上网""目下网""目外维"分别指什么？其作用各是什么？

六、论述题

1. 试述清阳之气对眼的作用及其与脾胃的关系。
2. 试述血对眼的作用及其与相关脏腑的关系。
3. 试述眼与经络的关系。
4. 试述眼与经别的关系。
5. 《灵枢》如何描述眼与十二经脉的关系？

参考答案

一、填空题

1. 精之窠。
2. 精气。
3. 目系。
4. 养血安神。
5. 球结膜；巩膜。
6. 精华；运动。
7. 精阳气。
8. 从手走头；从头走足。
9. 精明；迎香。
10. 足少阳胆经；手少阳三焦经；手太阳小肠经。
11. 足厥阴肝经；手少阴心经；足太阳膀胱经。

12. 阳脉；阳经；目内眦。

13. 阴脉；阴经；承泣。

14. 手足太阳；足阳明；阴跷。

15. 诸阳经；阳白。

16. 手太阴；足厥阴。

17. 皆属于目。

18. 轻清之血。

19. 心神。

20. 足太阳膀胱经；足阳明胃经；手太阳小肠经。

21. 目本；眼系。

22. 风轮；水轮。

23. 宗脉。

24. 经络；经络。

二、选择题

（一）A 型题

1.E　2.A　3.E　4.B　5.B　6.B　7.A　8.E　9.B　10.A　11.C　12.B　13.D　14.C
15.E　16.A　17.D　18.E　19.E　20.D　21.A

（二）B 型题

1.A　2.B　3.C　4.B　5.C　6.D　7.A　8.B　9.A　10.C　11.A　12.B　13.A　14.D
15.B　16.A　17.E　18.B　19.A　20.B　21.E　22.D　23.B　24.C

（三）X 型题

1.CE　2.ABCD　3.BCE　4.ABCE　5.BCD　6.AD　7.AC　8.DE　9.ACDE
10.ABE　11.CDE　12.CE　13.ADE　14.AD　15.ABD

三、判断题

1.×　2.√　3.√　4.×　5.×　6.×　7.√　8.×　9.×　10.√　11.×　12.×
13.√　14.×　15.√

四、名词解释

1. 真血：肝藏之血含有眼目所需的各种精微物质，故特称之为真血。《审视瑶函》曰："真血者，即肝中升运于目，轻清之血，乃滋目经络之血也。"

2. 瞳神：狭义指瞳子，即瞳孔；广义包括黄仁、神水、晶珠、神膏、视衣、目系，即眼球壁的中层与内层，以及眼球内容物。是眼能明视万物的主要部分，在五轮学说中属水轮。

3. 十二经别：是十二正经离、入、出、合的别行部分，是正经别行深入体腔的支脉，多从四肢肘、膝以上的正经离别，再深入胸腹。

4. 十二经筋：隶属十二经脉，主要作用是约束骨骼，活动关节，维络周身，主司人体正常活动功能。

5. 五轮：根据五行学说，将眼局部由外至内分为胞睑、两眦、白睛、黑睛、瞳神五个部位，分属于五脏，分别命名为肉轮、血轮、气轮、风轮、水轮。

五、简答题

1. 答：①肝气可调畅气机，使气机升降有度，有利于气血津液上输至目，目得所养而能辨色视物。②肝气能条达情志，使七情平和，气血均衡，眼才能明视不衰。

2. 答：①脾运化水谷精微，目得精气营血之养则目光敏锐。②脾运化水谷之精微，有滋养肌肉的作用，眼睑肌肉及眼带（眼外肌）得脾之精气充养则眼睑开合自如，眼珠转动灵活。

3. 答：足三阳经之本经起于眼或眼周围，手三阳经均有 1～2 条支脉止于眼或眼附近。与目系有联系的经脉包括足厥阴肝经、手少阴心经及足太阳膀胱经，其中足厥阴肝经为主脉与目系相连。

4. 答：与目内眦有关的经脉有足太阳膀胱经、足阳明胃经、手太阳小肠经、手阳明大肠经。

5. 答：（1）"目上网"指"足太阳经筋"，"目下网"指"足阳明经筋"，"目外维"指"足少阳经筋"。

（2）足三阳经筋网维结聚于眼及其周围，共同作用支配着胞睑的开合、目珠的转动。

六、论述题

1. 答：（1）目为清阳之窍，惟清阳之气易达之。《脾胃论》认为："耳目口鼻为清气所奉于天。"目得清阳之气温煦才能窍通目明。

（2）①清阳之气上升至目，需借助于脾气的升运。因脾胃为升降之枢，若脾胃气虚，则清阳不升，浊阴不降，可致阴火上乘而引起眼病。《脾胃论》指出："脾胃既为阴火所乘，谷气闭塞而下流，即清阳不升，九窍为之不利。"②脾胃又是清阳之气生发之所，清阳之气主要源于胃气。《内外伤辨惑论》说："元气、谷气、荣气、清气、卫气、生发诸阳上升之气，此六者，皆饮食入胃，谷气上行，胃气之异名，其实一也。"

2. 答：（1）血液上行濡养于目并运行有序，是目视精明的重要条件。《审视瑶函》说："夫目之有血，为养目之源，充和则有生发长养之功，而目不病。少有亏滞，目病生焉。"《景岳全书》亦指出："凡七窍之用……无非血之用也。"

（2）血对眼的作用主要与心、肝、脾的关系最为密切。①脾胃为气血生化之源，脾气还有统摄血液循行于目络之功。②心主血，心合血脉，循环至目的血液始于心，又归集于心。③肝主藏血，肝藏之血含有眼泪所需的各种精微物质，故特称之为"真血"。

3. 答：经络运行气血，沟通表里，贯穿上下，把人体脏腑组织器官连接成一个有机的整体。目为宗脉之所聚，人体之中，眼与经络之间的联系尤为密切。眼与脏腑之间的有机联系主要依靠经络为之连接贯通，使眼不断得到经络输送的气血津液的濡养，从而维持正常的视觉功能。《灵枢·邪气脏腑病形》曰："十二经脉，三百六十五络，其血气皆上于面而走空窍，其精阳气上走于目而为睛。"眼与经脉的关系包括眼与十二经脉的关系、眼与奇经八脉的关系及眼与经别和经筋的关系。

4. 答：十二经别是十二正经离、入、出、合的别行部分，是正经别行深入体腔的支脉，多从四肢肘、膝以上的正经离别，再深入胸腹。阳经经别在进入胸腹后都与其经脉所属络的脏腑联系，然后均在头项部浅出体表，阳经经别合于阳经经脉，阴经经别合于相表里的阳经经脉。通过经别离、入、出、合的循行分布，加强了脏腑之间的联系，使十二经脉与人体各部分的联系更趋密切。如阴经经别在头项部合于其相表里的阳经经脉，就加强了阴经经脉同头面部的联系。

5. 答：①《灵枢·邪气脏腑病形》说："十二经脉，三百六十五络，其血气皆上于面而走空窍，其精阳气上走于目而为睛。"②《灵枢·口问》说："目者，宗脉之所聚也。"

第四章 病因病机 ▷▷▷▷

习 题

一、填空题

1. 风为阳邪，其性 _____。风邪具有 _____、_____、_____ 的特性。

2. 湿为阴邪，易 _____，可致眼部气机 _____，经脉不畅。

3. 暑邪致病特点有二：暑为阳邪；_____，相合为患。

4. 疠气是指具有强烈 _____ 和 _____ 的致病邪气。

5. 劳倦除劳神、劳力、房劳过度外，还包括 _____。

6. 气与眼的关系密切，一般可按虚实归纳为 _____、_____ 两大类。

7. 血之功能失调可引起眼病，其主要病机为 _____、_____、_____。

8. 津液代谢失调引起眼病的病机主要为 _____ 和 _____ 两方面。

9. 血与眼的关系密切，其引起眼病的病机有血虚、_____ 和血瘀。

10. 眼通五脏，气贯五轮，经络起着主要的 _____ 作用，但又是 _____ 内外传注的通路。

二、选择题

（一）A 型题（每道考题下面有 A、B、C、D、E 5 个备选答案。请从中选择 1 个最佳答案，并将答案写在题干后方的括号内。）

1. 下列与风邪无关的病症是（   ）
   A. 羞明流泪　　　　　　B. 目涩作痒　　　　　　C. 眵多黄稠
   D. 黑睛生翳　　　　　　E. 胞轮振跳

2. 下列哪一种眼病与情志变化无关（   ）
   A. 高风内障　　　　　　B. 青风内障　　　　　　C. 绿风内障
   D. 青盲　　　　　　　　E. 暴盲

3. 下列哪一种眼病与脾胃积热无关（   ）
   A. 针眼　　　　　　　　B. 胞生痰核　　　　　　C. 天行赤眼暴翳
   D. 疳积上目　　　　　　E. 睑弦赤烂

4. 火邪导致眼病的特点有（   ）

A.其性开泄　　　　　　B.善行数变　　　　　　C.易伤津液

D.易于流行　　　　　　E.阻遏气机

5.以下哪一条不是心和小肠引起眼病的病机（　　　）

A.心火内盛　　　　　　B.心阴亏虚　　　　　　C.心脉瘀阻

D.心气不足　　　　　　E.小肠实热

6.以下哪一条不是脾和胃引起眼病的病机（　　　）

A.脾气虚弱　　　　　　B.脾不统血　　　　　　C.胃热炽盛

D.胃气上逆　　　　　　E.脾胃湿热

7.以下哪一条不是因肝导致眼病的病机（　　　）

A.肝气郁结　　　　　　B.寒滞肝脉　　　　　　C.肝阳上亢

D.肝血不足　　　　　　E.肝火上炎

8.胞睑肿胀青紫，白睛赤脉紫暗，眼珠紧涩疼痛，多因何种外邪所致（　　　）

A.风　　　　　　　　　B.寒　　　　　　　　　C.暑

D.湿　　　　　　　　　E.火

9.天行赤眼的病因主要是（　　　）

A.风热外袭　　　　　　B.肝火炽盛　　　　　　C.疠气犯目

D.肺火壅盛　　　　　　E.心火上炎

10.真睛破损的病因主要是（　　　）

A.钝物伤目　　　　　　B.锐器伤目　　　　　　C.异物入目

D.酸碱腐蚀伤　　　　　E.紫外线过度照射

11.圆翳内障的主要病因是（　　　）

A.外感六淫　　　　　　B.七情过激　　　　　　C.肝肾亏虚

D.饮食失宜　　　　　　E.先天不足

12.下列哪一种病与劳倦无关（　　　）

A.视瞻昏渺　　　　　　B.暴盲　　　　　　　　C.云雾移睛

D.聚星障　　　　　　　E.能近怯远

13.疳积上目的主要病因是（　　　）

A.先天不足　　　　　　B.饮食失宜　　　　　　C.七情过伤

D.风热犯目　　　　　　E.劳倦过度

14.绿风内障的主要病因是（　　　）

A.六淫犯目　　　　　　B.疠气犯目　　　　　　C.七情过伤

D.饮食失宜　　　　　　E.撞刺伤目

15.以下哪一条不是眼病的病因（　　　）

A.六淫　　　　　　　　B.疠气　　　　　　　　C.七情内伤

D.饮食失宜　　　　　　E.肝气郁结

16.火邪致病常见的眼部症状有（　　　）

A.眼眵干结　　　　　　B.眵泪胶黏　　　　　　C.白睛黄浊

D. 血灌瞳神　　　　　　　E. 口眼㖞斜

17. 风邪致病的特点不包括（　　）

A. 风性开泄　　　　　　B. 风性善行数变　　　　C. 肝风内动

D. 易与他邪相合　　　　E. 百病之长

18. 心阴亏虚引起的眼病症状有（　　）

A. 眦帷赤烂　　　　　　B. 漏睛生疮　　　　　　C. 胬肉肥厚

D. 两眦红赤　　　　　　E. 白睛溢血

（二）B 型题（以下提供若干组考题，每组考题共用在考题前列出的 A、B、C、D、E 5 个备选答案。请从中选择 1 个与问题关系最密切的答案，并将答案写在题干后方的括号内。某个备选答案可能被选择一次、多次或不被选择。）

A.《原机启微》　　　　　B.《黄帝内经》　　　　C.《秘传眼科龙木论》

D.《审视瑶函》　　　　　E.《目经大成》

1. 我国最早记载眼的解剖、生理、病机的书籍是（　　）

2. 将眼病按病因分类的第一本眼科专著是（　　）

3. 最早记载五风内障名称病因的书是（　　）

A. 目不因火则不病，能治火者一句可了

B. 目昧不明，目赤肿痛，翳膜眦疡，皆为热也

C. 五脏六腑之精气，皆秉受于脾，上贯于目

D. 目病所因，不过虚实而已，阳有余，阴不足

E. 气脱者，目不明

4. 张子和对眼病的论述强调（　　）

5. 李东垣对眼病的论述强调（　　）

6. 朱丹溪对眼病的论述强调（　　）

A. 外感六淫　　　　　　B. 内伤七情　　　　　　C. 饮食失宜

D. 劳倦过度　　　　　　E. 先天禀赋不足

7. 高风内障多因（　　）

8. 青风内障多因（　　）

9. 能近怯远多因（　　）

A. 迎风痒甚，目赤肿痛　　B. 痒痛并作，红赤肿甚　　C. 目痒难忍，痒如虫行

D. 睑弦赤烂，瘙痒不已　　E. 痒涩不舒，时作时止

10. 风热之邪所致目痒常表现为（　　）

11. 湿热之邪所致目痒常表现为（　　）

12. 血虚生风所致目痒常表现为（　　　）

    A. 针眼   B. 胞生痰核   C. 上胞下垂
    D. 漏睛疮   E. 火疳

13. 脾胃积热，上攻于目可致（　　　）

14. 脾虚气弱，中气下陷可致（　　　）

15. 肺火亢盛，上攻于目可致（　　　）

    A. 易与他邪相合   B. 易伤津   C. 易阻滞气机
    D. 易阻滞气机   E. 易耗液

16. 属于风邪致病特点的是（　　　）

17. 属于湿邪致病特点的是（　　　）

    A. 上胞下垂   B. 两眦赤痛   C. 白睛溢血
    D. 黑睛生翳   E. 瞳神紧小

18. 脾虚气弱引起的眼部症状有（　　　）

19. 肺气不宣引起的眼部症状有（　　　）

    A. 风邪   B. 火邪   C. 暑邪
    D. 疠气   E. 寒邪

20. 所致眼病发病迅速，变化较快的致病邪气是（　　　）

21. 所致眼病来势急猛，易于流行的致病邪气是（　　　）

    A. 风邪   B. 火邪   C. 疠气
    D. 劳倦   E. 饮食失宜

22. 引起天行赤眼的病因是（　　　）

23. 引起小儿疳眼的病因是（　　　）

（三）X 型题（每一道考题下面有 A、B、C、D、E 5 个备选答案。请从中选择 1 个或多个答案，并将答案写在题干后方的括号内。）

1. 六淫为害可致多种眼病，其中对眼危害较大的有（　　　）
    A. 风   B. 寒   C. 湿
    D. 燥   E. 火

2. 疠气攻目所致的眼病有（　　　）
    A. 风热赤眼   B. 天行赤眼   C. 天行赤眼暴翳
    D. 椒疮   E. 风赤疮痍

3. 七情过伤所致的眼病有（　　　）

A. 漏睛   B. 暴盲   C. 绿风内障

D. 混睛障   E. 青风内障

4. 饮食失宜所致的眼病有（　　　）

A. 针眼   B. 风热赤眼   C. 胞生痰核

D. 睑弦赤烂   E. 聚星障

5. 先天禀赋不足，与生俱来的眼病有（　　　）

A. 胎患内障   B. 圆翳内障   C. 高风内障

D. 视瞻昏渺   E. 色盲

6. 心与小肠功能失调所致的眼病有（　　　）

A. 胬肉攀睛   B. 漏睛疮   C. 花翳白陷

D. 赤脉传睛   E. 金疳

7. 肝和胆功能失调所致的眼病有（　　　）

A. 肝虚雀目   B. 绿风内障   C. 天行赤眼

D. 暴盲   E. 青盲

8. 肺和大肠功能失调所致的眼病有（　　　）

A. 金疳   B. 土疳   C. 火疳

D. 风热赤眼   E. 漏睛

9. 气虚气陷所致的眼病有（　　　）

A. 上胞下垂   B. 冷泪长流   C. 胞生痰核

D. 黑睛翳陷久不平复   E. 睑弦赤烂

10. 气滞气逆所致的眼病有（　　　）

A. 暴盲   B. 凝脂翳   C. 青风内障

D. 高风内障   E. 绿风内障

11.《千金要方》列举的眼病病因有（　　　）

A. 生食五辛   B. 极目远视   C. 数看日月

D. 久处烟火   E. 冒涉风霜

12. 肺与大肠导致眼病的病机有（　　　）

A. 肺气不宣   B. 肺阴虚   C. 肺热壅盛

D. 肺气虚   E. 热结肠腑

13. 引起眼部疾患的全身疾病有（　　　）

A. 糖尿病   B. 高血压   C. 血液病

D. 肾炎   E. 肿瘤

14.《古今医统》提出的因血病而导致的眼症有（　　　）

A. 目痒   B. 目痛   C. 目胀

D. 目涩   E. 目肿

三、判断题

1. 六淫为害可致多种眼病，尤以外障眼病为主。（　　　）

2. 火灼脉络，迫血妄行，故眼科血证均与火邪有关。（　　　）

3. 疠气致病来势急猛，临床症状与风火所致眼症相似，但传染性与流行性极强。
（　　　）

4. 夜盲症均为先天遗传性疾病。（　　　）

5. 心火内扰神明，可致目妄见、神志昏迷、目不识人等症。（　　　）

6. 眼部瘀血均属实证。（　　　）

7. 湿邪凝滞常导致经脉气血阻塞不通而引起眼痛且常头目相引。（　　　）

8. 白睛红赤失泽、眼眵干结为暑邪致病常见的眼部症状。（　　　）

9.《医宗金鉴》认为，"内障皆因六淫生，暑寒燥湿火与风，内热相召乘隙入，随
经循系上头目"。（　　　）

10. 黑睛暗淡失泽，甚至灰白混浊，以及眼珠转动不灵为水湿停滞所致。（　　　）

11. 肾和膀胱的眼病病机包括肾阴不足、肾气不固、肾阳虚衰、热结膀胱。（　　　）

12. 目中玄府是气血精津升降出入于眼部的道路门户。（　　　）

四、简答题

1. 风邪致病常见有哪些眼部症状？

2. 火邪致病常见有哪些眼部症状？

3. 湿邪致病常见有哪些眼部症状？

4. 先天不足与衰老常见有哪些眼病？

5. 气虚气陷可致哪些眼科病症？

6. 血虚可致哪些眼科病症？

7. 痰导致眼病的病机是什么？眼部有何表现？

8. 经络不通引起眼病的病机是什么？眼部病症有哪些？

五、论述题

1. 火邪致病的特点有哪些？中医医籍是怎样认识的？其与暑邪有何联系？

2. 湿热导致眼病与哪些脏腑病机有关？可引起哪些眼的病症？

3. 心与小肠功能失调可引起哪些眼科病症？

4. 肝和胆功能失调可引起哪些眼科病症？

5. 脾和胃功能失调可引起哪些眼科病症？

6. 试述津液代谢失调在眼部的主要表现。

7. 玄府不利引起的眼部病症的病因病机是什么？眼部病症主要有哪些？

参考答案

一、填空题

1. 开泄；升发；向上；向外。
2. 阻遏气机；升降失调。
3. 暑多夹湿。
4. 传染性；流行性。
5. 过用目力。
6. 气虚气陷；气滞气逆。
7. 血热；血虚；血瘀。
8. 津液亏损；水湿停聚。
9. 血热．
10. 贯通；邪气。

二、选择题

（一）A 型题

1.C 2.A 3.C 4.C 5.C 6.D 7.B 8.B 9.C 10.B 11.C 12.D 13.B 14.C
15.E 16.D 17.C 18.E

（二）B 型题

1.B 2.A 3.C 4.A 5.C 6.D 7.E 8.B 9.D 10.A 11.D 12.E 13.A 14.C
15.D 16.A 17.D 18.A 19.C 20.A 21.D 22.C 23.E

（三）X 型题

1.ACE 2.BC 3.BCE 4.AC 5.ACE 6.ABC 7.ABDE 8.ACD 9.ABD
10.ACE 11.ABCDE 12.ABCDE 13.ABCDE 14.CDE

三、判断题

1.√ 2.× 3.√ 4.× 5.√ 6.× 7.× 8.× 9.× 10.× 11.× 12.√

四、简答题

1. 答：风邪致病常见眼部症状：目痒、目涩、羞明、流泪、上胞下垂、胞轮震跳、目劄、黑睛生翳、目偏视、口眼㖞斜等。

2. 答：火邪致病常见眼部症状：眼红焮痛、灼热刺痒、磣涩羞明、眵多黄稠、热泪频流、生疮溃脓、黄液上冲、血灌瞳神、白睛溢血、眼底出血等。

3. 答：湿邪致病常见眼部症状：胞睑湿烂、眵泪胶黏、白睛黄浊、黑睛生翳、灰白混浊、眼部组织水肿、渗出等。

4. 答：先天不足常见眼病：胎患内障、高风内障、辘轳转关、旋胪泛起等。

衰老常见眼病：圆翳内障、老花眼、视瞻昏渺等。

5. 答：气虚气陷所致眼科病症：上胞下垂、冷泪长流、不耐久视、晶珠混浊、云雾移睛、黑睛翳陷久不平复、视衣水肿甚至脱落，以及眼底出血等症。

6. 答：血虚所致眼科病症：头晕眼花、白睛干涩、黑睛不润、视瞻昏渺、青盲、胞轮振跳、目涩不适等。

7. 答：痰导致眼病的病机是：痰由湿聚，常与风、火、气、血搏结于眼为患。痰在胞睑可致睑弦赤烂、胞生痰核、生疮溃脓；在眼眶可结聚成块，致珠突出眶；肝风夹痰攻目，可变生绿风内障等。

8. 答：经络不通，五脏六腑之精气不能上输于目，目失濡养，可致上睑下垂、白睛干涩、黑睛失泽、晶珠混浊、神膏混浊、视瞻昏渺等。

五、论述题

1. 答：（1）火性炎上：火为阳邪，最易上冲头目，引起眼疾。《儒门事亲》说："目不因火则不病。"

（2）火热生眵：《景岳全书》说："眼眵多结者必因有火。"

（3）易伤津液：火为阳邪，易耗伤津液。

（4）易灼伤脉络，迫血妄行。

（5）暑为夏令之主气，乃火热所化。

2. 答：（1）肝胆湿热：湿邪内壅肝胆，日久化热，湿热上蒸，可致聚星障、凝脂翳、混睛障、瞳神紧小等。

（2）脾胃湿热：多由外感湿热或脾失健运所致。湿热上犯胞睑，可致胞睑湿烂痒痛，甚至生疮溃脓；湿热熏蒸，浊气上泛，可致神膏混浊，视衣水肿、渗出，甚至脱落。

（3）热结膀胱：湿热蕴蒸，膀胱气化失常，水液潴留，可致水湿上泛清窍，引起视衣水肿等。

3. 答：心主血脉，又主神明，目得血而能视，且两眦属心，故其发病主要表现为视觉的变化或引起眼中血脉及两眦病变。①心火内盛：可致两眦红赤、胬肉肥厚、漏睛生疮、眦帷赤烂，也可致眼内出血、视力骤降等症。②心阴亏虚：可致两眦微微疼痛、白睛溢血、神光自现、荧星满目等症。③心气不足：可致脉道瘀阻，或神光涣散，不耐久视、能近怯远等症。④小肠实热：多由心热下移小肠所致，可出现口舌生疮、小便黄赤、视力下降、眦部赤肿等症。

4. 答：肝开窍于目，主藏血，又主疏泄，为风木之脏，且黑睛属肝，足厥阴肝经连目系，故眼病与肝关系密切。由于肝胆相表里，肝胆有病除可引起黑睛病变外，还可引起瞳神疾病。①肝经风热：可致目赤流泪、黑睛生翳、瞳神紧小等病症。②肝郁气滞：可致目珠胀痛、绿风内障、青风内障、视瞻昏渺等病症。③肝火上炎：可致绿风内障、眼部出血、黑睛生翳、瞳神紧小等病症。④肝阳上亢：可致青风内障、绿风内障、眼部出血、络阻暴盲、络瘀暴盲等病症。⑤肝风内动：可致眼部之筋肉跳动，目睛瞤动等症，也可致暴盲、目偏视、口眼㖞斜等病症。⑥肝血不足：可致疳积上目、眼干涩不适、不耐久视、视物昏花、夜盲等病症。⑦肝胆湿热：可致聚星障、凝脂翳、混睛障、瞳神紧小等病症。

5. 答：脾与胃相表里，共为后天之本，气血生化之源。若饮食有节，胃纳脾输正常，则目得所养；否则脾胃运化功能失常，可致多种眼病。①脾虚气弱：可致上胞垂缓不用、目珠干涩不润、不耐久视、视物昏蒙、夜盲等病症。②脾不统血：可致眼部出血、视物昏蒙、云雾移睛、血灌瞳神等病症。③胃热炽盛：可致目赤肿痛；胞睑肿硬，或发疮疡、针眼；睑弦赤烂、刺痒等。④脾胃湿热：可致胞睑湿烂、痒痛，甚则生疮溃脓；神膏混浊，视衣水肿、渗出，甚至脱离；胞生痰核等。

6. 答：津液代谢失调在眼部主要表现为津液亏损与水湿停聚两方面。①津液亏损：在目外常见泪液减少，可致干涩羞明、白睛表面不润、枯涩疼痛、黑睛暗淡失泽，甚至呈灰白色混浊，以及眼珠转动滞涩不灵等；目内充养之液不足，可致视物昏蒙或目无所见。②水湿停聚：在胞睑可为浮肿；在白睛可见浮壅高起，甚则肿起如鱼胞；在视衣可为水肿、渗出，甚者视衣脱离；神水瘀滞，可致青风内障、绿风内障等。

7. 答：外邪侵袭、情志内伤、饮食失调、劳伤过度，或年老体衰、久病失养等，皆可引起玄府不利。

若玄府不利，气机升降出入失常，则气血津液无以上注于目，目失所养则引起眼部病症。

眼部病症主要有：五风内障、神膏混浊、青盲、视物易色、视瞻昏渺等。

第五章 眼科诊法 ▷▷▷▷

习 题

一、填空题

1. 由于眼特殊的结构和功能，以及眼与脏腑经络的密切联系，决定了在眼科四诊之中重在 ＿＿＿＿＿＿ 与 ＿＿＿＿＿＿ 。

2. 眼科望诊的重点是在 ＿＿＿＿＿＿ 。

3. 眼科问诊主要是询问与眼病有关的 ＿＿＿＿＿＿ 与 ＿＿＿＿＿＿ 。

4. 中医眼科的切脉，多居问诊与眼部望、触诊之后。正如《＿＿＿＿＿＿＿＿＿＿》指出："如目病……尤望闻问居其先，而切脉居于后……必于诊脉之外，更加详视，始不至有误矣。"

5. 中医眼科自古以来非常重视望诊，如《＿＿＿＿＿＿＿＿＿＿》说："视其外应，以知其内藏，则知所病矣。"

6. 总结望诊的方法和顺序的"看眼法""察翳法"，在中医眼科专著《＿＿＿＿＿＿＿》中就有专门论述。

7. 问家族病史可以帮助诊断某些 ＿＿＿＿＿＿ 疾病和 ＿＿＿＿＿＿ 疾病。

8. 有流泪主诉者，应做 ＿＿＿＿＿＿＿ 以协助诊断。干涩无泪者应检查 ＿＿＿＿＿＿ 是否正常。

9. 在古代眼科书籍中，将眼病统称之为 ＿＿＿＿＿＿ ，并依据发病部位的不同，分为 ＿＿＿＿＿ 和 ＿＿＿＿＿＿ 两大类。

10. 外障是指发生在胞睑、两眦、＿＿＿＿＿＿ 、＿＿＿＿＿＿ 的眼病。

11. 内障是指发生在瞳神、＿＿＿＿＿＿ 、神膏、＿＿＿＿＿ 、＿＿＿＿＿＿ 等眼内组织的眼病。

12. 视力即视锐度，又称 ＿＿＿＿＿＿ ，主要反映黄斑的视功能，分 ＿＿＿＿＿＿ 和 ＿＿＿＿＿＿ 。

13. 距中心注视点 ＿＿＿＿＿＿＿＿ 以内为中心视野，＿＿＿＿＿＿＿＿ 以外为周边视野。

14. 生理盲点的中心在注视点颞方 ＿＿＿＿＿＿ ，水平中线下 ＿＿＿＿＿ °，垂直径为 ＿＿＿＿＿ ，横径为 ＿＿＿＿＿＿ 。

15. 视功能主要包括 ＿＿＿＿＿＿ 、＿＿＿＿＿＿ 、＿＿＿＿＿＿ 和 ＿＿＿＿＿＿ 。

16. 裂隙灯常用检查方法有弥散光线照射法、＿＿＿＿＿＿＿＿＿＿ 、＿＿＿＿＿＿＿＿＿＿ 、＿＿＿＿＿＿＿＿＿＿ 、＿＿＿＿＿＿＿＿＿＿ 5种。

17. 对颜色完全丧失辨别能力的称 _____，对颜色辨别能力减弱的称 _____。

18. 正常时，眼球向外转动时角膜外缘可达 _____；向内转动时，瞳孔内缘可 _____。

19. 前房角镜下，窄房角分为四级，即在动态下才能看清 _____ 为窄Ⅰ，能看清 _____ 者为窄Ⅱ，能见 _____ 者为窄Ⅲ，仅能见到 _____ 者为窄Ⅳ。

20. 眼球突出度检查有 _____ 测量法和 _____ 测量法。

21. 直接检眼镜所看到的眼底像是放大 16 倍的 _____；双目间接检眼镜所看到的眼底像为放大 3～4 倍的 _____。

22. 影响视野检查结果的受试者方面的因素有 _____、_____、_____ 等。

23. 中心视力检查是测定 _____ 的主要方法之一，主要反映 _____ 的视功能。

24. 在做平面视野检查时，正常生理盲点的垂直径是 _____，横径是 _____。

25. 视盘中央凹陷直径与视盘直径之比为 C/D，正常为 _____，两眼相差 _____。

26. 中心视力通常简称为 _____，有 _____ 与 _____ 两种。

27. 黄斑部位于视网膜后极部，距视盘颞侧缘 _____，略偏下方。

28. 周边视力又称为 _____，是指 _____ 所见空间范围。

29. 正常动态视野的范围（以白色视标为准），其颞侧为 _____，鼻侧为 _____，下方为 _____，上方为 _____。

30. 正常视力指裸眼视力在 _____ 以上者（国际标准视力表）。

31. 描述眼底病变时，通常以 _____、_____、_____ 为标志。

32. 询问眼痛症状时，必须询问其 _____、_____ 及 _____。

33. 对数视力表由我国 _____ 设计，系用 _____ 记录法表示视力增减的幅度。

34. 近视力检查常用 _____ 或 _____ 检查，其检查距离为眼前 _____ 处。

35. 眼底 _____ 的色觉敏感度最高，先天性色觉障碍者按程度通常分 _____ 与 _____ 两种，检查色觉最常用的是 _____。

36. 视力低于眼前数指或手动的患者应检查 _____ 及 _____。

37. 主要的病理性视野有 _____、_____、_____。

38.《灵枢·大惑论》曰："五脏六腑之精气，皆上注于目而为之 _____，骨之精为 _____，筋之精为 _____，血之精为 _____，其窠气之精为 _____，肌肉之精为 _____，裹撷筋骨血气之精而与 _____ 并为系，上属于脑，后出于项中。"

39.《审视瑶函》说："_____ 者，皆五脏之精华所发，名之曰 _____，其像如车轮，运动之意也。"

40. 眼科常用的辨证方法包括 _____、_____ 和辨眼科常见症状与体征。

41. 辨眼部常见症状包括辨 _____、辨 _____、辨目痒目涩、辨 _____、辨 _____、辨 _____。

42. 中医学所称的宿翳包括 _____、_____、_____ 和 _____。

43. 西医学所称的角膜翳包括 _____、_____、_____ 和 _____。

44. 五轮是指 _____、_____、_____、_____ 和 _____。

45. 白睛表层红赤，颜色鲜红，为 _____；赤脉粗大纡曲而暗红，为 _____。

46. 抱轮红赤，颜色紫暗，疼痛拒按，为 _____；抱轮红赤，压痛轻微，为 _____。

47. 白睛表层有泡性结节，周围赤脉环绕，涩痛畏光，多为 _____；白睛里层有紫红色结节，周围发红，触痛明显，多为 _____。

48. 眼外观端好，多有视觉变化的，为 _____；眼科疾病外显证候较为明显的，为 _____。

49. 两眦赤脉粗大刺痛，为 _____；赤脉细小、淡红、稀疏，为 _____。

50. 荧光素眼底血管造影中，视网膜血管充盈可分 _____、_____、_____、_____ 四期。

51. 在 FFA 中异常眼底荧光的低荧光包括 _____、_____。

52. 在 FFA 中异常眼底荧光的高荧光包括 _____。

53. 常用的视觉电生理检查包括 _____、_____、_____。

54. 根据刺激视网膜条件的不同，视觉诱发电位包括 _____、_____ 两种。

55. 在 FFA 中常见的异常眼底荧光包括 _____、_____ 和 _____ 三种。

56. 当从明亮处进入暗处时，人眼开始一无所见，随后逐渐能看清暗处的物体，这种对光的敏感度逐渐增加并达到最佳状态的过程称为 _____。

57. 常用的眼微生物学检查方法有 _____、_____ 和 _____。

58. 荧光素钠从肘静脉注入后随血流到达眼底视网膜血管的时间，正常为 _____。

59. 荧光素眼底血管造影晚期一般认为是在注射荧光素钠 _____ 后。

60. 《银海精微》中专立"辨眼经脉交传病症论"，其中有"_____"及"_____"，总结了望诊的方法及顺序。

二、选择题

（一）A 型题（每道考题下面有 A、B、C、D、E 5 个备选答案。请从中选择 1 个最佳答案，并将答案写在题干后方的括号内。）

1. 中医眼科切诊中应以哪项为主（   ）
   A. 切脉　　　　　　　B. 按肌肤　　　　　　　C. 眼部触诊
   D. 按睛明穴　　　　　E. 按风池穴

2. 中医眼科望诊的重点是在（   ）
   A. 颜面　　　　　　　B. 形体　　　　　　　　C. 望舌
   D. 望唇　　　　　　　E. 眼部

3. 判断胞睑、眶内生脓肿之脓成与否，可借助（   ）
   A. 望诊　　　　　　　B. 问诊　　　　　　　　C. 闻诊

D. 切脉　　　　　　　　　　E. 触诊

4. 胞睑肿胀，按之虚软，肤色光亮，不红不痛不痒，多为（　　　）

  A. 外感风热，热毒壅盛　　　B. 邪毒外袭，停留胞睑　　C. 脾肾阳虚，水气上泛

  D. 痰湿结聚，阻滞经络　　　E. 以上都不是

5. 抱轮红赤，颜色紫暗，眼疼痛拒按，为（　　　）

  A. 肝火上炎　　　　　　　　B. 肝火上炎兼有瘀滞　　C. 肺经实火

  D. 热郁血滞　　　　　　　　E. 以上都不是

6. 白睛表层红赤浮肿，眵泪俱多，骤然发生，多为（　　　）

  A. 外感风热　　　　　　　　B. 肺经燥热　　　　　　C. 肺经实火

  D. 肺阴不足　　　　　　　　E. 以上都不是

7. 白睛表层有泡性结节，周围赤脉环绕，涩疼畏光，多为（　　　）

  A. 外感风热　　　　　　　　B. 肺阴不足　　　　　　C. 肺经实火

  D. 肺经燥热　　　　　　　　E. 以上都不是

8. 白睛局限性青蓝，呈隆起状，高低不平，多因（　　　）

  A. 外感风热　　　　　　　　B. 肺阴不足　　　　　　C. 肺经实火

  D. 肺肝热毒　　　　　　　　E. 以上都不是

9. 白睛污浊稍红，痒极难忍，为（　　　）

  A. 肺脾湿热　　　　　　　　B. 肺阴不足　　　　　　C. 肺经实火

  D. 肺肝热毒　　　　　　　　E. 以上都不是

10. 黑睛初生星翳，多为（　　　）

  A. 肝火炽盛　　　　　　　　B. 外感风邪　　　　　　C. 肝胆湿热

  D. 肝阴不足　　　　　　　　E. 以上都不是

11. 瞳神散大，色呈淡绿，眼胀欲脱，眼硬如石，头痛呕吐，多为（　　　）

  A. 肝火炽盛　　　　　　　　B. 阴虚阳亢　　　　　　C. 肝胆湿热

  D. 肝胆风火上扰　　　　　　E. 以上都不是

12. 瞳神紧小，甚至小如针孔，神水混浊，黑睛后壁沉着物多，或黄液上冲，抱轮红赤，多为（　　　）

  A. 肝胆实热　　　　　　　　B. 阴虚阳亢　　　　　　C. 肝胆湿热

  D. 肝胆风火上扰　　　　　　E. 以上都不是

13. 瞳神展缩自如，内结白色圆翳，不红不痛，视力渐降，多为（　　　）

  A. 肝胆实热　　　　　　　　B. 阴虚阳亢　　　　　　C. 肝肾不足，晶珠失养

  D. 肝胆风火上扰　　　　　　E. 以上都不是

14. 望黑睛后壁有无沉着物，及其大小、颜色、数目及分布情况如何，最适宜使用的检查仪器是（　　　）

  A. 裂隙灯显微镜　　　　　　B. 视觉电生理仪　　　　C. 检眼镜

  D. 角膜内皮镜　　　　　　　E. 眼底照相机

15. 望黄仁颜色是否正常，纹理是否清楚，有无肿胀、膨隆、缺损、萎缩，有无新

生血管与结节存在，最适宜使用的检查仪器是（　　　）

    A. 裂隙灯显微镜　　　　　B. 前置镜　　　　　　C. 检眼镜

    D. 角膜内皮镜　　　　　　E. 眼底照相机

16. 闻诊指听声音与闻气息，主要包括（　　　）

    A. 患者的语言　　　　　　B. 患者的呻吟　　　　C. 嗅病室的异常气味

    D. 病体的异常气味　　　　E. 以上都是

17. 切脉是中医诊病的重要方法之一，内障眼病，其脉多见（　　　）

    A. 浮脉　　　　　　　　　B. 数脉　　　　　　　C. 滑脉

    D. 实脉　　　　　　　　　E. 以上都不是

18. 某农民患者，有左眼植物外伤史，其后感觉左眼红痛、视物模糊，最适宜使用的检查仪器是（　　　）

    A. 检眼镜　　　　　　　　B. 前置镜　　　　　　C. 视野检查系统

    D. 裂隙灯显微镜　　　　　E. 以上都不是

19. 某女性患者，自诉感冒 2 周后双眼红痛刺痛、多眵流泪、视物模糊 3 天，滴眼药水以后无明显好转。在问病史时应当主要询问（　　　）

    A. 过去眼病史　　　　　　B. 治疗经过　　　　　C. 发病时间

    D. 发病原因　　　　　　　E. 以上都不是

20. 中医眼科问诊时，应当主要询问（　　　）

    A. 胞睑　　　　　　　　　B. 两眦　　　　　　　C. 白睛

    D. 黑睛　　　　　　　　　E. 以上都不是

21. 望黑睛应重点观察（　　　）

    A. 大小如何　　　　　　　B. 有无创口　　　　　C. 有无翳障

    D. 有无光泽　　　　　　　E. 以上都不是

22. 眼科视功能检查主要包括（　　　）

    A. 视力及眼压检查

    B. 视力、视野、B 超检查

    C. B 超、OCT、ERG 检查

    D. 视力、视野、色觉检查

    E. VEP、ERG 检查

23. 中心视力主要是检查（　　　）

    A. 视网膜功能　　　　　　B. 角膜屈光功能　　　C. 黄斑中心凹视功能

    D. 晶状体调节功能　　　　E. 玻璃体功能

24. 正常远视力为（　　　）

    A. 1.5 以上　　　　　　　B. 1.2 以上　　　　　C. 0.8 以上

    D. 2.0　　　　　　　　　E. 1.0 以上

25. 正常近视力为（　　　）

    A. 1.0/20cm　　　　　　　B. 1.0/30cm　　　　　C. 1.0/40cm

D. 0.8/（10～30）cm   E. 0.8/（30～50）cm

26. 视野是指（　　　）

    A. 向上固视时所见的空间范围

    B. 向左右方视时所见的空间范围

    C. 眼球运动时所见的空间范围

    D. 向前固视时所见的空间范围

    E. 180°平面内的视觉空间范围

27. 对照法视野检查时医生与被检查者应相距（　　　）

    A. 1M   B. 2M   C. 0.5M

    D. 0.8M   E. 0.5～1M

28. 正常人动态视野（白色）的平均值大约是（　　　）

    A. 颞侧 80°，鼻侧 50°，下方 60°，上方 55°

    B. 颞侧 90°，鼻侧 65°，下方 60°，上方 55°

    C. 颞侧 180°，鼻侧 60°，下方 70°，上方 60°

    D. 颞侧 90°，鼻侧 60°，下方 70°，上方 55°

    E. 颞侧 80°，鼻侧 40°，下方 70°，上方 55°

29. 视野检查的部分同侧偏盲多由何部位病变引起（　　　）

    A. 视神经视网膜   B. 视交叉后   C. 视网膜黄斑区

    D. 视交叉部   E. 视神经球后段

30. 检查色觉最常用的是（　　　）

    A. 彩色视力表   B. 真同色图（表）   C. 假同色图（表）

    D. 五色视力表   E. 三原色图（表）

31. 检查色觉的照明条件是（　　　）

    A. 充足的室内照明光线下   B. 充足的无赤光线   C. 白天自然日光下

    D. 充足柔和的白炽灯下   E. 充足柔和的荧光灯下

32. 眼部裂隙灯显微镜可以使物象放大（　　　）

    A. 10～16 倍   B. 1～3 倍   C. 8～10 倍

    D. 15～20 倍   E. 3～5 倍

33. 用裂隙灯显微镜检查丁道尔（Tyndall）现象，宜采用哪种照明方法（　　　）

    A. 间接照射法   B. 直接焦点照射法   C. 角膜缘分光照射法

    D. 间接照射法   E. 弥散光照射法

34. 使用裂隙灯检查后部玻璃体和眼底时，光源入射角度宜与显微镜成（　　　）

    A. 45°   B. 大于 45°   C. 5°～10°

    D. 10°～30°   E. 小于 10°

35. 间接型前房角镜下可见眼前房角结构为（　　　）

    A. 角膜、虹膜和穹隆

    B. 前壁、后壁和穹隆

C. 主体、边缘和隐窝

D. 扁平部、突起部和结合部

E. 前壁、后壁和隐窝

36. 正常眼压值为（　　）

A. 21mmHg 以下　　　　B. 10～21mmHg　　　　C. 10～18mmHg

D. 1～21mmHg　　　　　E. 5～15mmHg

37. 以下方法中眼压检查结果最准确的是（　　）

A. 指压法　　　　　　　B. 修氏眼压计　　　　　C. 马氏眼压计

D. 非接触眼压计　　　　E. 哥德曼压平眼压计

38. 我国人眼球突出度正常平均值是（　　）

A. 10～21mm　　　　　B. 1.0mm 以上　　　　　C. 12～14mm

D. 5～8mm　　　　　　E. 15～20mm

39. 正常眼球突出度两眼差不超过（　　）

A. 2mm　　　　　　　　B. 1mm　　　　　　　　C. 5mm

D. 8mm　　　　　　　　E. 4mm

40. 彻照法见红色反光区域内有黑影，眼球停止转动后黑影仍在浮动，表示混浊在（　　）

A. 不能确定　　　　　　B. 晶状体内　　　　　　C. 角膜上

D. 玻璃体内　　　　　　E. 视网膜上

41. 正常情况下行彻照法检查时应将检眼镜镜片转盘拨到（　　）

A. -10～+20D　　　　　B. +5～+15D　　　　　C. -8～-10D

D. +10～-10D　　　　　E. +8～+10D

42. 近视力检查时，被检眼距视力表为（　　）

A. 10cm　　　　　　　　B. 20cm　　　　　　　　C. 30cm

D. 60cm　　　　　　　　E. 80cm

43. 眼压是指（　　）

A. 眼球内容物对眼眶所施加的压力

B. 眼球内容物对眼底所施加的压力

C. 眼球内容物对眼球壁所施加的压力

D. 眼球内容物对视网膜所施加的压力

E. 眼球内容物对角膜所施加的压力

44. 右眼距视力表 2m 远，能看清 0.1 视标，右眼视力记为（　　）

A. 0.02　　　　　　　　B. 0.03　　　　　　　　C. 0.04

D. 0.06　　　　　　　　E. 0.08

45. 平面视野检查时，患者的受检眼应（　　）

A. 随视标移动而移动　　B. 注视任意一点而不动　C. 注视中央固定点不动

D. 注视颞侧固定点不动　E. 注视鼻侧一固定点不动

46. 色盲发病率（   ）

    A. 男性高于女性   B. 女性高于男性   C. 男女性别无差异

    D. 老人多于小儿   E. 小儿多于老人

47. 用直接检眼镜检查玻璃体是否有混浊时，应（   ）

    A. 将检眼镜之轮盘转至 −8 ～ −12 屈光度，距被检眼 20 ～ 30cm 处

    B. 将检眼镜之轮盘转至 −8 ～ −12 屈光度，距被检眼 10cm 处

    C. 将检眼镜之轮盘转至 −8 ～ −12 屈光度，距被检眼 2 ～ 3cm 处

    D. 将检眼镜之轮盘转至 +8 ～ +10 屈光度，距被检眼 10 ～ 20cm 处

    E. 将检眼镜之轮盘转至 +4 ～ +6 屈光度，距被检眼 10cm 处

48. 采用国际标准视力表进行远视力检查时，被检查者应距视力表（   ）

    A. 3m   B. 4m   C. 5m

    D. 6m   E. 8m

49. 以检眼镜检查患者右眼时，医生应（   ）

    A. 站在患者左侧，以右手持检眼镜，以右眼观察

    B. 站在患者左侧，以左手持检眼镜，以右眼观察

    C. 站在患者右侧，以右手持检眼镜，以右眼观察

    D. 站在患者右侧，以左手持检眼镜，以左眼观察

    E. 站在患者右侧，以右手持检眼镜，以左眼观察

50. 视盘上的血管偏向鼻侧，并呈屈膝状改变，C/D 扩大加深，常见于下列哪种疾病（   ）

    A. 目系暴盲   B. 视瞻昏渺   C. 云雾移睛

    D. 高风雀目   E. 青风内障

51. 以下关于黄斑区的描述哪项正确（   ）

    A. 黄斑区位于视网膜后极部，距视盘颞侧 3 ～ 4mm，范围约略大于一个视盘大小，有血管

    B. 黄斑区位于视网膜后极部，视盘颞侧略偏下方，距视盘 2 ～ 3mm，范围约略大于一个视盘大小，有血管

    C. 黄斑区位于视网膜后极部，视盘颞侧略偏上方，距视盘 3 ～ 4mm，范围约略大于一个视盘大小，无血管

    D. 黄斑区位于视网膜后极部，视盘正颞侧，距视盘 3 ～ 4mm，范围约略大于一个视盘大小，无血管

    E. 黄斑区位于视网膜后极部，视盘颞侧略偏下方，距视盘 3 ～ 4mm，范围约略大于一个视盘大小，无血管

52. 描述眼底病灶的隆起或凹陷时，每 3 个屈光度相当于（   ）

    A. 3mm   B. 2mm   C. 1mm

    D. 0.3mm   E. 0.1mm

53. 远视力检查时，下列哪项描述是正确的（   ）

A. 表上 0.1 行视标应与被检眼在同一高度

B. 表上 0.2 行视标应与被检眼在同一高度

C. 表上 0.5 行视标应与被检眼在同一高度

D. 表上 1.0 行视标应与被检眼在同一高度

E. 表上 1.2 行视标应与被检眼在同一高度

54. 下列关于光定位检查的描述，哪项是正确的（　　　）

A. 在明室内，被检眼向前方注视不动，烛光在眼前约 2m 远处，在右上方、右方、右下方、下方、左下方、左方、左上方、上方等 8 个方向移动，让患者指出烛光所在方向

B. 在暗室内，被检眼向前方注视不动，烛光在眼前约 1m 远处，在右上方、右方、右下方、下方、左下方、左方、左上方、上方等 8 个方向移动，让患者指出烛光所在方向

C. 在明室内，被检眼随烛光而转动，烛光在眼前约 2m 远处，在右上方、右方、右下方、下方、左下方、左方、左上方、上方等 8 个方向移动，让患者指出烛光所在方向

D. 在暗室内，被检眼随烛光而转动，烛光在眼前约 1m 远处，在右上方、右方、右下方、下方、左下方、左方、左上方、上方等 8 个方向移动，让患者指出烛光所在方向

E. 在明室内，被检眼向前方注视不动，烛光在眼前约 30cm 远处，在右上方、右方、右下方、下方、左下方、左方、左上方、上方等 8 个方向移动，让患者指出烛光所在方向

55. 中心视野检查是（　　　）

A. 以平面视野计检查中央 30° 范围以内的视野

B. 以平面视野计检查中央 60° 范围以内的视野

C. 以平面视野计检查中央 50° 范围以内的视野

D. 以弧形视野计检查中央 30° 范围以内的视野

E. 以弧形视野计检查中央 60° 范围以内的视野

56. 以角膜映光法测斜视角时，若反光点偏角膜正中央的鼻侧，位于角膜缘，估计其斜视角约为（　　　）

A. 内斜 10°～15°　　　　　B. 内斜 25°～30°　　　　　C. 内斜 45°

D. 外斜 45°　　　　　　　　E. 外斜 25°～30°

57. 以遮盖法检查斜视时，遮盖右眼，左眼注视，将遮板迅速移遮左眼时，若右眼移向鼻侧，则属（　　　）

A. 外斜视　　　　　　　　　B. 内斜视　　　　　　　　　C. 旋转斜视

D. 垂直斜视　　　　　　　　E. 眼球震颤

58. 眼底检查时顺序一般为（　　　）

A. 先检查黄斑区，再分别检查视网膜各象限，最后检查视盘

    B. 先检查黄斑区，再检查视盘，最后检查视网膜各象限及周边部

    C. 先检查视网膜各象限及周边部，再检查视盘，最后检查黄斑部

    D. 先检查视盘，再按视网膜动、静脉分支分别检查视网膜各象限，最后检查黄斑部

    E. 先检查视盘，再检查黄斑部，最后检查视网膜各象限及周边部

59. 间接眼底镜检查易于发现（　　　）

    A. 视网膜浅层病变及黄斑部的早期病变

    B. 视网膜深层病变

    C. 眼底出血

    D. 视网膜周边部病变

    E. 视盘萎缩

60. 关于先天性色觉障碍患者，以下论述正确的是（　　　）

    A. 红绿色盲较多见，蓝色盲较少见

    B. 红绿色盲较多见，蓝色盲亦多见

    C. 红绿色盲少见，蓝色盲少见

    D. 全色盲较多见，其他少见

    E. 蓝色盲多见，其他色盲少见

61. 生理盲点的中心位于（　　　）

    A. 注视点鼻侧 15.5°，水平线上 1.5°

    B. 注视点颞侧 15.5°，水平线下 1.5°

    C. 注视点鼻侧 15°，水平线下 1.5°

    D. 注视点颞侧 15°，水平线上 2°

    E. 注视点颞侧 15°，水平线上 1.5°

62. 根据五轮学说，内、外两眦属（　　　）

    A. 肉轮　　　　　　　B. 血轮　　　　　　　C. 风轮

    D. 气轮　　　　　　　E. 水轮

63. 胞睑局限性红赤肿胀，如涂丹砂，触之质硬，表皮光亮紧张，是（　　　）

    A. 外感风热　　　　　B. 邪毒外袭　　　　　C. 湿热内蕴

    D. 火毒郁于肌肤　　　E. 外伤血瘀

64. 眦部胬肉红赤壅肿，发展迅速，头尖体厚，为（　　　）

    A. 肝肺风热　　　　　B. 心肺风热　　　　　C. 心经虚火上炎

    D. 肝火上炎　　　　　E. 肺热壅盛

65. 瞳神紧小，干缺不圆，抱轮红赤，反复发作，经久不愈，舌红少苔，脉细数，多为（　　　）

    A. 肝肾阴虚　　　　　B. 阴虚火旺　　　　　C. 肝经风热

    D. 肝胆实热　　　　　E. 阴虚夹风热

66. 冷泪长流，多为（　　　）

A. 气血亏虚 　　　　　B. 肝肾不足 　　　　　C. 脾肾阳虚

D. 肝经风热 　　　　　E. 肺经虚热

67. 迎风流泪，多为（　　）

A. 肝肾阴虚 　　　　　B. 肝经实热 　　　　　C. 外感风热

D. 肺经虚热 　　　　　E. 脾肾阳虚

68. 荧光素眼底血管造影一般不用于（　　）

A. 脉络膜肿瘤 　　　　B. 视网膜静脉阻塞 　　　C. 糖尿病视网膜病变

D. 黄斑病变 　　　　　E. 高血压性视网膜病变

69. 下列病变荧光素眼底血管造影时表现为低荧光的是（　　）

A. 微动脉瘤 　　　　　B. 色素上皮的色素减少 　　C. 侧支循环

D. 无灌注区 　　　　　E. 新生血管

70. 行视觉诱发电位检查时，视力低于 0.1 时，应选用（　　）

A. F-ERG 　　　　　　B. P-ERG 　　　　　　C. F-VEP

D. P-VEP 　　　　　　E. EOG

71. 平面视野计检查的主要目的是（　　）

A. 确定生理盲点 　　　B. 确定暗点 　　　　　C. 确定视野范围

D. 确定视野边界 　　　E. 以上都不是

72. Jaeger 近视力表检查时应距受检眼的距离为（　　）

A. 5m 　　　　　　　　B. 2.5m 　　　　　　　C. 1m

D. 30cm 　　　　　　　E. 以上都不是

73. 视野检查分动态和静态视野检查，属静态检查法的是（　　）

A. 弧形视野计 　　　　B. 平面视野计 　　　　　C. 自动视野计

D. Goldmann 视野计 　　E. 以上都不是

74. 望黑睛时使用荧光素钠染色法的目的是（　　）

A. 观察黑睛透明度

B. 检查角膜知觉度

C. 观察角膜有无翳障及其形态部位

D. 观察角膜后沉着物性质

E. 以上都不是

75. 当眼球转动时，黄仁有震颤现象，最大可能是（　　）

A. 黄仁炎症 　　　　　B. 黄仁先天缺损 　　　　C. 黄仁有前粘连

D. 黄仁有后粘连 　　　E. 以上都不是

76. 五轮学说认为，瞳神属（　　）

A. 肉轮 　　　　　　　B. 血轮 　　　　　　　C. 风轮

D. 气轮 　　　　　　　E. 以上都不是

77. 黑睛生翳稍厚，如蝉翅，似浮云，自然光线下即可见，中医学称为（　　）

A. 冰瑕翳 　　　　　　B. 云翳 　　　　　　　C. 厚翳

　　D. 斑脂翳
　　E. 以上都不是

78. 属于宿翳的是（　　　）
　　A. 凝脂翳
　　B. 冰瑕翳
　　C. 湿翳
　　D. 混睛障
　　E. 以上都不是

79. 下列部位的病变，何者属于内障眼病的范畴（　　　）
　　A. 黑睛
　　B. 白睛里层
　　C. 睑内面
　　D. 两眦部
　　E. 以上都不是

80. 下列部位的病变，何者不属于外障眼病的范畴（　　　）
　　A. 黑睛
　　B. 白睛里层
　　C. 晶珠
　　D. 两眦部
　　E. 以上都不是

81. 下列病变在荧光素眼底血管造影时表现为高荧光的是（　　　）
　　A. 色素堆积
　　B. 出血
　　C. 无灌注区
　　D. 视网膜新生血管
　　E. 以上都不是

82. 屈光介质混浊明显时，下列哪项检查是显示眼球内病变的首选检查方法（　　　）
　　A. 荧光素眼底血管造影
　　B. 视觉电生理
　　C. X 线检查
　　D. B 型超声
　　E. 以上都不是

83. 下列关于 F-ERG 正确的描述为（　　　）
　　A. 主要由一个正相的 a 波和一个负相的 b 波组成，叠加在 b 波上的一组小波为震荡电位
　　B. 主要由一个负相的 a 波和一个正相的 b 波组成，叠加在 a 波上的一组小波为震荡电位
　　C. a 波正常，b 波下降，提示视网膜内层功能受损
　　D. a 波下降，b 波正常，提示视网膜内层功能受损
　　E. 以上都不是

84. 视网膜血管炎时，造影中发现不是局限性的血管干渗，而是弥漫性的毛细血管渗漏，应首先考虑（　　　）
　　A. Behcet 病
　　B. Coats 病
　　C. Eale's 病
　　D. 视网膜静脉阻塞
　　E. 以上都不是

85. 下列哪种病变首选吲哚青绿血管造影（　　　）
　　A. 脉络膜肿瘤
　　B. 视网膜静脉阻塞
　　C. 糖尿病视网膜病变
　　D. 高血压性视网膜病变
　　E. 以上都不是

（二）B 型题（以下提供若干组考题，每组考题共用在考题前列出的 A、B、C、D、E 5 个备选答案。请从中选择 1 个与问题关系最密切的答案，并将答案写在题干后方的括号内。某个备选答案可能被选择一次、多次或不被选择。）

　　A. 睫状充血
　　B. 睫状体充血
　　C. 结膜充血

D. 虹膜充血　　　　　　　　E. 混合充血

1. 整个白睛红赤，相当于西医学的（　　　）
2. 白睛红赤远离黑睛，推之可移，相当于西医学的（　　　）
3. 白睛红赤围绕黑睛作抱轮状，相当于西医学的（　　　）

　　A. 睑结膜与前部巩膜　　　　B. 角膜混浊　　　　　　C. 虹膜
　　D. 穹隆部结膜与前部巩膜　　E. 球结膜与前部巩膜

4. 黑睛翳障相当于西医学的（　　　）
5. 黄仁相当于西医学的（　　　）
6. 白睛相当于西医学的（　　　）

　　A. 患者最明显的体征　　　　B. 患者感觉最痛苦的症状
　　C. 目痛情况　　　　　　　　D. 头痛情况　　　　　　E. 发病时间

7. 问病史的内容应当包括（　　　）
8. 问眼部症状的内容应当包括（　　　）
9. 问全身症状的内容应当包括（　　　）

　　A. 简明扼要　　　　　　　　B. 详细说明　　　　　　C. 疾病原因
　　D. 现有疾病　　　　　　　　E. 某些传染性疾病和遗传性疾病

10. 问家族情况可帮助诊断（　　　）
11. 问患者过去眼病史、既往健康情况，可帮助诊断（　　　）
12. 记载眼病主诉应当（　　　）

　　A. 外感风热，热毒壅盛　　　B. 脾胃气虚　　　　　　C. 脾肾阳虚，水气上泛
　　D. 血虚有风　　　　　　　　E. 火毒郁于肌肤

13. 胞睑肿胀，按之虚软，肤色光亮，不红不痛不痒，多为（　　　）
14. 胞睑红肿，呈弥漫性肿胀，触之灼热，压痛明显，多为（　　　）
15. 胞睑局限性红赤肿胀，如涂丹砂，触之质硬，表皮光亮紧张，多为（　　　）
16. 上睑下垂，无力提举，多属虚证，常由（　　　）
17. 胞睑频频瞤动，多为（　　　）

　　A. 头风痰火　　　　　　　　B. 湿热蕴蒸　　　　　　C. 浊气上泛
　　D. 痰湿内阻　　　　　　　　E. 肝失条达，气滞血瘀

18. 视盘轻度充血，或无明显异常而视力骤降，眼球转动时有痛感，多为（　　　）
19. 视力骤降，伴目赤胀痛、瞳神散大者，多为（　　　）
20. 玻璃体内出现尘埃状混浊，眼内有炎性病变或病史，多为（　　　）

21. 视盘血管呈屈膝状，偏向鼻侧，杯盘比增大，或有动脉搏动，多为（　　　）
22. 自觉眼前黑花飞舞，云雾移睛者，多为（　　　）

　　A. 1m　　　　　　　　B. 33cm　　　　　　　C. 50cm
　　D. 2m　　　　　　　　E. 66cm

23. 弧形视野计的半径是（　　　）
24. 平面视野计被检者与布屏距离是（　　　）

　　A. 放大 16 倍的正像　　B. 放大 16 倍的倒像　　C. 放大 4～6 倍的倒像
　　D. 放大 3～4 倍的倒像　　E. 放大 3～4 倍的正像

25. 直接检眼镜的成像为（　　　）
26. 双目间接检眼镜的成像为（　　　）

　　A. 角膜映光法

　　B. 蜡烛不同距离感光检测法

　　C. 彻照法

　　D. 交替瞳孔光反射检查法

　　E. 角膜缘分光照射法

27. 属裂隙灯显微镜检查法的是（　　　）
28. 属检眼镜检查法的是（　　　）

　　A. 小梁网　　　　　　　B. 巩膜突　　　　　　　C. 睫状体带
　　D. Schwalbe 线　　　　　E. 虹膜根部

29. 角膜与小梁的分界线是（　　　）
30. 房角的前界为（　　　）
31. 房角的后界为（　　　）

　　A. 玻璃体内　　　　　　B. 角膜上　　　　　　　C. 晶状体上
　　D. 视网膜上　　　　　　E. 房水内

32. 彻照法见瞳孔区黑影，其移动方向与眼珠移动方向一致，表示混浊在（　　　）
33. 彻照法见黑影移动的方向与眼球转动方向相反，且在眼球停止转动后黑影仍有飘动，则混浊位于（　　　）
34. 彻照法见瞳孔区黑影，在眼球转动时黑影的位置不变，则混浊位于（　　　）

　　A. ≤ 4mmHg　　　　　　B. 10～21mmHg　　　　C. ≥ 24mmHg
　　D. ≤ 24mmHg　　　　　E. 5～10mmHg

35. 正常眼压值为（　　　）
36. 正常人双眼的眼压差为（　　　）

A. 0.8 及以上　　　　　B. 1.0 及以上或 J1　　　C. 1.0 及以上
D. 1.5　　　　　　　　E. 1.2 至 1.5

37. 正常远视力为（　　　）
38. 正常近视力为（　　　）

A. 视力检查　　　　　　B. 视野检查　　　　　　C. 翻转眼睑法检查
D. 泪道冲洗法　　　　　E. 2% 荧光素钠染色

39. 如有黑睛疾患或外伤时，应慎用（　　　）
40. 对眼无赤痛，主诉流泪的患者检查应用（　　　）
41. 对黑睛星翳疾患的检查应用（　　　）

A. 裂隙灯显微镜　　　　B. 色盲本　　　　　　　C. 视野计检查
D. 眼压计　　　　　　　E. 三面接触镜

42. 晶状体检查应使用（　　　）
43. 视神经疾病检查时用（　　　）
44. 寻找视网膜裂孔应使用（　　　）

A. 暗适应功能降低或丧失
B. 暗适应功能正常
C. 眼压升高
D. 缺乏辨色力或辨色力不足
E. 分不清红、绿色物件

45. 高风内障检查时见（　　　）
46. 疳积上目检查时见（　　　）
47. 先天性色觉障碍检查时见（　　　）

A. 所见眼底像为倒像，放大 4 倍，可见范围大
B. 所见眼底像为倒像，放大 16 倍，可见范围较小
C. 所见眼底像为正像，放大 4 倍，可见范围较小
D. 所见眼底像为正像，放大 16 倍，可见范围较小
E. 眼的屈光介质有无混浊

48. 用间接检眼镜检查（　　　）
49. 用直接检眼镜检查（　　　）
50. 用彻照法检查（　　　）

A. 瞳孔区呈均匀一致的橘红色反光

B. 可见团块状阴影固定不移动

C. 可见点状、线状、团块状阴影随眼球移动，眼球停止转动时，黑影仍在飘动

D. 瞳孔区红光反射消失

E. 视盘边界欠清

51. 用直接检眼镜做彻照法检查时，如屈光介质高度混浊，则（　　）

52. 用直接检眼镜做彻照法检查时，如屈光介质清晰，则（　　）

53. 用直接检眼镜做彻照法检查时，如玻璃体混浊，则（　　）

　A. 视盘上的静脉搏动

　B. 视盘上的生理凹陷扩大、加深

　C. 视盘充血水肿

　D. 视盘色苍白

　E. 动、静脉交叉压迹或拱桥现象

54. 青风内障有时可见（　　）

55. 正常眼底有时可见（　　）

56. 高血压患者眼底可见（　　）

　A. 红色　　　　　　　　B. 淡蓝色　　　　　　　C. 黄色

　D. 黑色　　　　　　　　E. 红底蓝边

57. 绘制眼底示意图时，视网膜动脉用（　　）

58. 绘制眼底示意图时，视网膜脱离用（　　）

59. 绘制眼底示意图时，渗出物用（　　）

　A. 30°～45°　　　　　　B. 45°～55°　　　　　　C. 15°～30°

　D. 5°～10°　　　　　　E. 0°～5°

60. 裂隙灯检查眼前部时，灯臂与镜臂的夹角宜为（　　）

61. 裂隙灯检查前房、虹膜、晶状体及前部玻璃体时，裂隙灯灯臂与镜臂的夹角宜为（　　）

62. 使用前置镜检查玻璃体后部和眼底时，灯臂与镜臂的夹角宜为（　　）

　A. 多因六淫之邪外袭所致，外显证候较为明显

　B. 多为虚证

　C. 瞳神及其以后组织发生的病变

　D. 黑睛及其以后组织发生的病变

　E. 黑睛上发生的混浊

63. 外障眼病的病证特点为（　　）

64. 内障眼病是指（　　）

65. 翳是指（　　　）

　　A. 胞睑　　　　　　　　B. 内、外两眦　　　　C. 白睛
　　D. 黑睛　　　　　　　　E. 瞳神及其以后组织

66. 血轮是指（　　　）
67. 风轮是指（　　　）
68. 水轮是指（　　　）

　　A. 心、小肠　　　　　　B. 肺、大肠　　　　　C. 肝、胆
　　D. 脾、胃　　　　　　　E. 肾、膀胱

69. 气轮分属的脏腑为（　　　）
70. 水轮分属的脏腑为（　　　）
71. 血轮分属的脏腑为（　　　）

　　A. 心火上炎　　　　　　B. 心火夹湿邪　　　　C. 心经虚火
　　D. 心经积热　　　　　　E. 心肺风热

72. 内眦红肿，触之有硬结，疼痛拒按，为（　　　）
73. 内眦不红不肿，指压泪窍出脓，为（　　　）
74. 眦角皮肤红赤糜烂，为（　　　）

　　A. 脾肾阳虚，水湿上泛　　B. 外感风热　　　　C. 外感风寒
　　D. 热毒壅盛　　　　　　　E. 肺热伤络

75. 白睛表层红赤壅肿，眵泪俱多，骤然发生，多为（　　　）
76. 白睛表层水肿，透明发亮，伴眼睑水肿，多为（　　　）
77. 白睛表层下呈现片状出血，色如胭脂，为（　　　）

　　A. 阴虚阳亢　　　　　　B. 肝胆风火上扰　　　C. 肝胆实热
　　D. 肝郁气滞　　　　　　E. 阴虚火旺

78. 瞳神紧小，神水混浊，多因（　　　）
79. 瞳神散大，色呈淡绿，多因（　　　）
80. 瞳神干缺，反复发作，多因（　　　）

　　A. 风热外袭　　　　　　B. 心肝火盛，迫血妄行　C. 阴虚火炎，煎灼脉络
　　D. 肝郁气结，气滞血瘀　E. 气滞血瘀，痰湿郁积

81. 视网膜出血，颜色鲜红且量多，多因（　　　）
82. 视网膜出血，颜色暗红，多因（　　　）
83. 视网膜出血，量少色淡或反复出血，多因（　　　）

A. 肝郁血滞　　　　　B. 浊气上泛　　　　　C. 精亏血少
D. 阴虚火炎　　　　　E. 阳气不足

84. 自觉眼前黑花飞舞，云雾移睛者，多因（　　　）
85. 动作稍过，坐起生花者，多因（　　　）
86. 视觉能近怯远者，多因（　　　）

A. 太阳经受邪　　　　B. 少阳经受邪　　　　C. 厥阴经受邪
D. 阳明经受邪　　　　E. 少阴经受邪

87. 目痛连及颞颥，为（　　　）
88. 目痛连及巅顶后项，为（　　　）
89. 目痛连及前额鼻齿，为（　　　）

A. 肺经虚热　　　　　B. 肺经实热　　　　　C. 外感风热
D. 热毒炽盛　　　　　E. 湿热

90. 目眵多而硬结，为（　　　）
91. 目眵多而黄稠似脓，为（　　　）
92. 目眵胶黏，为（　　　）

A. 微动脉瘤出现在疾病早期，多位于黄斑及其周围
B. 微动脉瘤出现在疾病晚期，多位于黄斑及其周围
C. 微动脉瘤出现在疾病早期，可位于眼底任何部位
D. 微动脉瘤出现在疾病后期，多位于毛细血管闭塞区边缘部位
E. 微动脉瘤出现在疾病早期，多位于毛细血管闭塞区边缘部位

93. 以上关于糖尿病性视网膜病变的描述正确的是（　　　）
94. 以上关于视网膜静脉阻塞病变的描述正确的是（　　　）

A. 询问头痛情况　　　B. 发病时间　　　　　C. 饮食习惯
D. 睡眠情况　　　　　E. 以上都不是

95. 属四诊中询问病史的主要内容的是（　　　）
96. 应属眼部的自觉症状的是（　　　）

A. 头发突然脱落变白　B. 眼痒程度　　　　　C. 视觉改变
D. 眼痛情况　　　　　E. 以上都不是

97. 属全身自觉症状询问范围的是（　　　）
98. 属病史询问范围的是（　　　）

A. 国际视力表　　　　　B. 对数视力表　　　　　C. 标准近视力表
D. Jaeger 近视力表　　　E. 以上都不是

99. 检查患者的中心暗点是用（　　　）

100. 远视力记录为 3.0，不是正常视力，所用视力表是（　　　）

A. 上方 55°，下方 70°

B. 鼻侧 70°，颞侧 100°

C. 注视点颞侧 15.5°，水平中线下 1.5°

D. 注视点鼻侧 15.5°，水平中线上 1.5°

E. 以上都不是

101. 属正常人动态视野范围的是（　　　）

102. 正常生理盲点的中点在（　　　）

A. 冰瑕翳　　　　　　　B. 斑脂翳　　　　　　　C. 云翳
D. 厚翳　　　　　　　　E. 以上都不是

103. 翳稍厚，如蝉翅，似浮云，自然光线下即可见，称为（　　　）

104. 翳厚，色白如瓷，一望即知，称为（　　　）

105. 翳与黄仁黏着，瞳神倚侧不圆，称为（　　　）

A. 气血并走于上，脉络瘀滞

B. 风痰阻络

C. 脾肾阳虚，水湿上犯

D. 肝郁化火上炎

E. 以上都不是

106. 视网膜弥漫性水肿，多因（　　　）

107. 视网膜黄斑部局限性水肿，多因（　　　）

108. 视网膜出现新鲜渗出物，多因（　　　）

A. 臂 – 视网膜循环时间及视网膜动脉期延长

B. 视网膜分支动脉充盈迟缓

C. 视网膜中央动脉充盈先于睫状后动脉

D. 睫状后动脉充盈先于视网膜中央动脉

E. 以上都不是

109. 以上叙述不属于循环动态异常的是（　　　）

110. 视网膜中央动脉阻塞时，上述叙述正确的是（　　　）

111. 视网膜中央动脉分支阻塞时，上述叙述正确的是（　　　）

A. 结膜刮片查见多形核白细胞增多

B. 结膜刮片查见嗜酸性粒细胞增多

C. 结膜刮片查见单核白细胞增多

D. 结膜刮片查见红色沙粒增多

E. 以上都不是

112. 过敏性眼病（　　　　）

113. 病毒性眼病（　　　　）

114. 细菌性眼病（　　　　）

（三）X 型题（每一道考题下面有 A、B、C、D、E 5 个备选答案。请从中选择 1 个或多个答案，并将答案写在题干后方的括号内。）

1. 中医眼科问诊的主要内容（　　　　）

 A. 主诉   B. 病史   C. 眼部症状

 D. 全身症状   E. 声音

2. 中医眼科问眼部症状的主要内容有（　　　　）

 A. 视力   B. 眼泪   C. 眼痛

 D. 眼眵   E. 眼痒

3. 眼特殊的结构和功能，以及眼与脏腑经络的密切联系，决定了在眼科四诊之中重在（　　　　）

 A. 望诊   B. 闻诊   C. 问诊

 D. 切诊   E. 四诊

4. 眼科问诊中，问全身症状应包括（　　　　）

 A. 问头痛情况   B. 问头面部其他情况 C. 问饮食与二便

 D. 问睡眠情况   E. 问妇女经带胎产

5. 询问眼痛的内容应包括（　　　　）

 A. 性质   B. 部位   C. 时间

 D. 程度   E. 有关兼证

6. 白睛表层下呈现片状出血，色如胭脂，为（　　　　）

 A. 肺热伤络   B. 肝肾阴亏   C. 外伤引起

 D. 外感风热   E. 以上都不是

7. 内眦红肿，触之有硬结，疼痛拒按，为（　　　　）

 A. 心火上炎   B. 心火兼夹湿邪 C. 热毒结聚

 D. 心经虚火上炎   E. 以上都不是

8. 视盘充血隆起，颜色鲜红，边缘模糊，多为（　　　　）

 A. 肝胆湿热   B. 肝胆实火   C. 肝气郁结，郁久化火

 D. 气滞血瘀   E. 以上都不是

9. 视盘颜色淡白或苍白，生理凹陷扩大加深，多为（　　　　）

A. 脾气虚弱 　　　　B. 肝血不足 　　　　C. 肝肾两亏

D. 气滞血瘀 　　　　E. 以上都不是

10. 入夜视物不见伴视野缩小者，多属（　　　）

A. 脾气虚弱 　　　　B. 肝血不足 　　　　C. 肝肾精亏

D. 脾肾阳虚 　　　　E. 以上都不是

11. 眼科利用现代科学仪器（尤其是光学仪器）进行眼部检查，它使哪种诊法得到发展（　　　）

A. 望诊 　　　　B. 闻诊 　　　　C. 问诊

D. 切诊 　　　　E. 四诊

12. 通过问诊，可以了解以下哪些情况（　　　）

A. 发病时间

B. 起病情况

C. 胞睑的形态、色泽、运动

D. 治疗经过

E. 现在眼部和全身自觉症状

13. 问诊中，问有关眼病的病史，应包括（　　　）

A. 发病时间 　　　　B. 起病情况 　　　　C. 目痛

D. 治疗经过 　　　　E. 可能引起发病的各种因素

14. 询问自觉症状包括（　　　）

A. 眼部自觉症状 　　　　B. 发病的诱因 　　　　C. 治疗经过

D. 全身自觉症状 　　　　E. 饮食口味与二便情况

15. 眼科问视觉变化时应包括（　　　）

A. 视力变化情况 　　　　B. 有无视物变形 　　　　C. 有无视物异色

D. 眼痒的程度 　　　　E. 有无闪光感觉

16. 光定位检查的方位包括（　　　）

A. 中 　　　　B. 上、下 　　　　C. 颞上、颞下

D. 鼻上、鼻下 　　　　E. 左、右

17. 视野检查包括（　　　）

A. 光觉视野检查 　　　　B. 闪光视野检查 　　　　C. 动态视野检查

D. 静态视野检查 　　　　E. 固态视野检查

18. 关于平面视野计检查法，下列哪项是错误的（　　　）

A. 动态的中心 30°视野

B. 背景为 1m² 黑色屏布

C. 黑色屏布中心为注视点

D. 以闪烁光为视标

E. 检查距离为 33cm

19. 检查黄斑功能应选（　　　）

    A. 对照视野检查法   B. Amsler 方格表   C. 动态视野检查

    D. 静态视野检查   E. 弧形视野计检查

20. 自动视野计适用于哪些疾病的诊断（　　　）

    A. 黄斑疾病   B. 青光眼   C. 前部葡萄膜炎

    D. 白内障   E. 神经系统疾病

21. 所谓眼底检查包括检查（　　　）

    A. 视盘   B. 虹膜   C. 黄斑

    D. 视网膜   E. 晶状体

22. 视野检查对下列哪些疾病的诊断具有重要的参考价值（　　　）

    A. 外障眼病   B. 黑睛疾病   C. 五风内障

    D. 天行赤眼   E. 胞生痰核

23. 内障眼病是指（　　　）

    A. 瞳神疾病   B. 白睛疾病   C. 胞睑疾病

    D. 两眦疾病   E. 五风内障

24. 检查眼前部应包括（　　　）

    A. 胞睑   B. 白睛   C. 黄斑

    D. 两眦   E. 视衣

25. 黄液上冲是一个症状，一般多见于以下哪些眼病（　　　）

    A. 凝脂翳   B. 花翳白陷   C. 瞳神紧小

    D. 视瞻昏渺   E. 视瞻有色

26. 眼部的自觉症状包括（　　　）

    A. 目痛   B. 干涩   C. 目痒

    D. 视朦   E. 头痛

27. 视野检查结果与下列哪些因素有关（　　　）

    A. 仪器种类   B. 注意力   C. 屈光间质

    D. 瞳孔的大小   E. 视疲劳

28. 检查发现患者周围视野渐渐缩窄，可能患下列哪些疾病（　　　）

    A. 聚星障   B. 青风内障   C. 视瞻有色

    D. 金疳   E. 高风内障

29. 眼的检查顺序是（　　　）

    A. 先左后右，由后向前，先外后内

    B. 先左后右，由前向后，先外后内

    C. 先右后左，由前向后，先外后内

    D. 先察胞睑、两眦，次看白睛、黑睛、神水、黄仁、瞳神、晶珠

    E. 先察胞睑、两眦，次看黑睛、神水、黄仁、白睛、晶珠、瞳神

30. 检查视盘时，应注意（　　　）

    A. 视盘的大小、形态   B. 边界是否清楚   C. 颜色改变

D.生理凹陷的大小、深度　　E.动、静脉比例

31.黄斑区常见的异常表现为（　　　）

    A.中心凹光反射清晰　　　　B.囊样水肿　　　　　　　C.出血

    D.色素紊乱　　　　　　　　E.萎缩斑

32.以下关于眼压测量的描述，哪些是正确的（　　　）

    A.以修氏眼压计测量眼压时，若读数小于 3，则应更换较重的砝码，重新测量

    B.修氏眼压计有 5.5g、7.5g、10g、15g 四种砝码

    C.眼压越高，所用砝码的重量越轻

    D.眼压计应以高压蒸气法消毒

    E.使用修氏眼压计测量眼压时，应将眼压计底盘轻轻放于角膜中央，迅速观察
      眼压计的指针所指的刻度

33.视网膜常见的病理改变有（　　　）

    A.出血　　　　　　　　　　B.水肿　　　　　　　　　C.渗出

    D.萎缩　　　　　　　　　　E.翳障

34.眼科独特的辨证方法有（　　　）

    A.八纲辨证　　　　　　　　B.五轮辨证　　　　　　　C.脏腑辨证

    D.内外障辨证　　　　　　　E.六经辨证

35.上睑下垂常见的病机为（　　　）

    A.外感风热　　　　　　　　B.脾胃气虚　　　　　　　C.风邪中络

    D.肝郁气滞　　　　　　　　E.肝肾阴虚

36.瞳神散大常见的病机为（　　　）

    A.黄仁受伤　　　　　　　　B.肝胆风火上扰　　　　　C.阴虚阳亢

    D.肝经风热　　　　　　　　E.肺经实热

37.瞳神紧小常见的病机为（　　　）

    A.肝经风热　　　　　　　　B.肺经风热　　　　　　　C.肝郁气滞

    D.肝胆实热　　　　　　　　E.肝肾阴虚

38.视盘血管呈屈膝状，偏向鼻侧，杯盘比增大，常见病证有（　　　）

    A.风火上扰证　　　　　　　B.痰湿泛目证　　　　　　C.气滞血瘀证

    D.肝火上炎证　　　　　　　E.肺经燥热证

39.黄斑出血常见的病机为（　　　）

    A.脾不统血　　　　　　　　B.肝胆火炽　　　　　　　C.肝肾不足

    D.阴虚火旺　　　　　　　　E.痰瘀互结

40.广义的瞳神包括（　　　）

    A.黑睛　　　　　　　　　　B.瞳孔　　　　　　　　　C.晶珠

    D.神膏　　　　　　　　　　E.视衣

41.新翳的病变特点为（　　　）

    A.表面粗糙，轻浮脆嫩　　B.基底不净，边缘模糊　　C.具有发展趋势

    D. 荧光素染色阴性   E. 目赤疼痛，畏光流泪

42. 宿翳的病变特点为（　　　）

    A. 表面光滑   B. 边缘清晰   C. 无发展趋势

    D. 荧光素染色阳性   E. 畏光流泪

43. 目痒的致病原因中，多见的是（　　　）

    A. 风邪   B. 寒邪   C. 火邪

    D. 血虚   E. 燥邪

44. 羞明而伴赤肿痒痛流泪的病机为（　　　）

    A. 外感风热   B. 肝肾阴虚   C. 肝火上炎

    D. 阴虚火炎   E. 肝气郁滞

45. 外障眼病是指（　　　）

    A. 两眦疾病   B. 瞳神疾病   C. 胞睑疾病

    D. 五风内障   E. 黑睛疾病

46. 以下疾病中，属于新翳的有（　　　）

    A. 聚星障   B. 冰瑕翳   C. 混睛障

    D. 凝脂翳   E. 湿翳

47. 角膜地形图在临床中可应用于（　　　）

    A. 更充分、准确地评价角膜曲率

    B. 指导角膜屈光手术的有效开展

    C. 监测各种类型的眼部手术后角膜发生的变化

    D. 评估角膜接触镜的配戴效果

    E. 定量分析角膜散光、圆锥角膜等

48. B 型超声临床可应用于（　　　）

    A. 屈光间质混浊时，用于显示眼球内病变的首选检查方法

    B. 探察眼内肿物及异物

    C. 玻璃体切割术前例行检查

    D. 眼球突出的病因诊断

    E. 视网膜脱离的诊断

49. 光学相干断层扫描仪（OCT）在临床中主要应用于（　　　）

    A. 黄斑水肿的测量

    B. 黄斑裂孔的测量

    C. 眼内肿物及异物大小的测量

    D. 青光眼视网膜神经纤维层厚度的测量

    E. 玻璃体切割术前常规检查

三、判断题

1. 视野检查属于心理物理学检查，反映的是受试者的主观感觉。（　　　）

2. 视力即视锐度，又称中心视力，主要反映周边视网膜的视功能。（　　）

3. 视野是指眼向前方固视时所见的空间范围，反映了黄斑区视网膜的功能。（　　）

4. 诊断眼病，就是运用四诊的方法收集眼部的病情进行分析和归纳，用以诊断和治疗疾病。（　　）

5. 中医眼科诊病的切诊应以切脉为主。（　　）

6. 全身自觉症状是眼科辨证论治的重要依据，也是问诊的重点内容之一。（　　）

7. 问病史包括问眼病的现在病史、过去相关病史及家族病史，女子还应问经带胎产史。（　　）

8. 问患者过去眼病史、既往健康情况，可帮助诊断现有疾病。（　　）

9. 现代科学仪器如裂隙灯显微镜、检眼镜、眼底照相机、视觉电生理仪等的应用，进一步扩大丰富了望诊的内容，是对眼科望诊的一大发展。（　　）

10. 中医眼科的望诊包括望胞睑、望两眦、望白睛、望黑睛、望瞳神。（　　）

11. 闻诊指听声音与闻气息，前者是听患者的语言、呻吟、咳嗽等声音，后者是嗅病室、病体等的异常气味，亦可通过问诊了解患者排泄物如痰涎、大小便等的气味来协助鉴别疾病。（　　）

12. 眼珠突出，应触查眼压是否增高，眶内有无肿块，肿块的部位、质地、大小和边界是否清楚，表面是否光滑及有无弹性等。（　　）

13. 下胞睑翻转法：嘱被检者眼向下看，检查者用拇指将下睑轻轻往下拉，即可暴露下睑和穹隆部结膜。（　　）

14. 发生在胞睑、两眦、白睛、黑睛和晶珠的眼病称为外障。（　　）

15. 发生在黑睛、瞳神、晶珠、神膏、视衣、目系等眼内组织的眼病称为内障。（　　）

16. 假同色图（色盲本）检查时，每个版面辨认时间不得超过 30 秒。（　　）

17. 假同色图距离被检者眼前的距离是 30cm。（　　）

18. 在眼病诊断中，切诊与问诊尤为重要。（　　）

19. 直接检眼镜检查眼底时，所见范围比间接检眼镜大。（　　）

20. 对数视力表用 5 分记录法，其记录"1.0"为正常。（　　）

21. Goldmann 视野计检查是一种电脑控制的静态视野计。（　　）

22. 外障眼病常出现红赤、湿烂、结节、眼痛、羞明、翳膜、视物变形等症状。（　　）

23. 胞睑肿胀，按之虚软，肤色光亮，不红不痛不痒，为阴虚夹风。（　　）

24. 胞睑红肿如桃，呈弥漫性肿胀，触之灼热，压痛明显，为火毒郁于肌肤。（　　）

25. 胞睑内颗粒累累，形大色黄而软，为湿热内蕴，热重于湿。（　　）

26. 瞳神散大，色呈淡绿，眼胀欲脱，眼硬如石，头痛呕吐，多为阴虚阳亢所致。（　　）

27. 黑睛深层出现赤脉，排列如梳，且深层呈现舌形混浊，多为肺肝热盛、瘀热互

结所致。（　　）

28. 眼珠午夜至午前作痛为阴虚，午后至午夜作痛为阳盛。（　　）

29. 目痛连巅顶后项为厥阴经受邪，痛连颞颥为阳明经受邪。（　　）

30. 黑睛生翳菲薄，如冰上之瑕，须在聚光灯下方能查见者，中医和西医均称为云翳。（　　）

31. 荧光素眼底血管造影时，异常眼底荧光中的高荧光包括透见荧光、荧光渗漏、新生血管和无灌注区。（　　）

32. 视网膜的外屏障受损时，荧光素渗入到组织间隙，表现为毛细血管或／和静脉的渗漏。（　　）

33. 视网膜的内屏障受损时，荧光素渗入并积聚到视网膜色素上皮层或视网膜神经感觉层下，又称染料积存。（　　）

34. 眼电图异常可以反映 RPE、感光细胞的疾病及中毒性视网膜疾病。（　　）

35. 视觉电生理检查包括视网膜电图和视觉诱发电位两种。（　　）

36. 立体视觉也称深度觉、空间视觉，以双眼单视为基础。（　　）

四、名词解释

1. 翳
2. 膜
3. 色觉
4. 眼压
5. 中心视力
6. 视野
7. 对比敏感度
8. 暗适应

五、简答题

1. 简述中医眼科问诊的主要内容。
2. 简述中医眼科望诊的主要内容。
3. 简述中医眼科问诊中问现病史的主要内容。
4. 中医眼科诊法中的闻诊主要指什么？
5. 简述新翳及其特点。
6. 简要说明新翳与宿翳的区别。
7. 简述"假同色图"（色盲本）检查的方法。
8. 简述周边视野检查中的对照法。
9. 何谓绝对性暗点与比较性暗点？
10. 一般所称"视功能检查"是指哪些检查？
11. 何谓五轮辨证？

12. 何谓辨眼后段改变？主要包括哪些内容？

13. 简述荧光素眼底血管造影的基本原理。

14. 简述闪光 ERG 各波改变的临床意义。

15. 简述荧光素钠的不良反应。

16. 简述病理性视野的种类。

17. 简述怎样辨辨玻璃体改变。

18. 简述怎样辨辨黄斑区改变。

六、论述题

1. 试述现代中医如何使中医眼科的四诊产生了飞跃？

2. 试述中医眼科切诊中触诊的内容。

3. 试述中医眼科望胞睑的内容。

4. 询问眼部自觉症状"眼痛"时，应主要询问哪些内容？有何意义？

5. 在眼科问诊中，全身自觉症状的询问主要询问哪几方面？

6. 望"黑睛"主要内容有哪些？

7. 试述外障眼病和内障眼病的区别。

8. 中医对目痛是如何进行辨证的？

9. 试述荧光素眼底血管造影时新生血管在造影中的表现。

10. 试述荧光素眼底血管造影时异常眼底荧光渗漏的表现。

11. 色素脱失和色素上皮受损而致的渗漏在荧光素眼底血管造影时均表现为高荧光，如何鉴别？

12. 试述视觉诱发电位的临床应用。

13. 怎样辨视盘的病理改变？

14. 怎样辨视网膜的病理改变？

15. 怎样辨视网膜血管的病理改变？

16. 中医怎样对视觉改变进行辨证？

参考答案

一、填空题

1. 望诊；问诊。

2. 眼部。

3. 病史；自觉症状。

4. 审视瑶函·目不专重诊脉说。

5. 灵枢·本脏。

6. 银海精微。

7. 传染性；遗传性。

8. 泪道冲洗；泪腺分泌功能。

9. 障；外障；内障。

10. 白睛；黑睛。

11. 晶体；视衣；目系。

12. 中心视力；远视力；近视力。

13. 30°以内的范围；30°以外的范围。

14. 15.5°；1.5°；7.5°；5.5°。

15. 视力；视野；色觉；立体视觉。

16. 角膜缘分光照射法；直接焦点照射法；后部反光照射法；间接照射法。

17. 色盲；色弱。

18. 外眦角；与上下泪小点成一条垂直线。

19. 睫状体带；巩膜突；前部小梁；Schwalbe 线。

20. 小尺；眼球突出计。

21. 正像；倒像。

22. 精神因素；注意力；视疲劳。

23. 视功能；黄斑。

24. 7.5°；5.5°。

25. ≤ 0.3；≤ 0.2。

26. 视力；远视力；近视力。

27. 2PD ～ 2.5PD。

28. 视野；眼向前方固视时。

29. 90°；60°；70°；55°。

30. 1.0。

31. 视盘；视网膜血管；黄斑部。

32. 性质；部位；时间；有关兼症。

33. 缪天荣；5 分。

34. 标准近视力表；Jaeger 近视力表；30cm。

35. 黄斑中心凹；色盲；色弱；假同色表（色盲本）。

36. 光感；光定位。

37. 向心性视野缩小；偏盲；暗点。

38. 精；眼；瞳子；黑眼；络；白眼；约束；脉。

39. 五轮；轮。

40. 五轮辨证；内外障辨证。

41. 视觉；目痛；羞明；眵泪；翳膜。

42. 冰瑕翳；云翳；厚翳；斑脂翳。

43. 云翳；斑翳；白斑；粘连性角膜白斑。

44. 肉轮；血轮；气轮；风轮；水轮。

45. 外感风热或肺经实火；热郁血滞。

46. 肝火上炎兼有瘀滞；阴虚火旺。

47. 肺经燥热；肺热炽盛。

48. 内障；外障。

49. 心经实火；心经虚火上炎。

50. 视网膜动脉前期；动脉期；动静脉期；静脉期。

51. 荧光遮蔽；充盈缺损。

52. 透见荧光；渗漏；新生血管；异常血管及其吻合。

53. 视网膜电图；视觉诱发电位；眼电图。

54. 闪光 VEP；图形 VEP。

55. 高荧光；低荧光；循环动态的异常。

56. 暗适应。

57. 涂片法；刮片法；培养法。

58. 7 ～ 12 秒。

59. 5 ～ 10 分钟。

60. 看眼法；察翳法。

二、选择题

(一) A 型题

1.C 2.E 3.E 4.C 5.B 6.A 7.D 8.D 9.A 10.B 11.D 12.A 13.C 14.A
15.A 16.E 17.E 18.D 19.B 20.E 21.C 22.D 23.C 24.E 25.B 26.D
27.A 28.D 29.B 30.C 31.C 32.A 33.B 34.C 35.E 36.B 37.E 38.C
39.A 40.D 41.E 42.C 43.C 44.C 45.C 46.A 47.D 48.C 49.C 50.E
51.E 52.C 53.D 54.B 55.A 56.D 57.A 58.D 59.D 60.A 61.B 62.B
63.D 64.B 65.B 66.B 67.C 68.A 69.D 70.C 71.B 72.D 73.C 74.C
75.E 76.E 77.B 78.B 79.E 80.C 81.D 82.D 83.C 84.A 85.A

(二) B 型题

1.E 2.C 3.A 4.B 5.C 6.E 7.E 8.C 9.D 10.E 11.D 12.A 13.C 14.A
15.E 16.B 17.D 18.E 19.A 20.B 21.D 22.C 23.B 24.A 25.A 26.D
27.E 28.C 29.D 30.D 31.E 32.B 33.A 34.C 35.B 36.A 37.C 38.B
39.C 40.D 41.E 42.A 43.C 44.E 45.A 46.A 47.D 48.A 49.D 50.E
51.D 52.A 53.C 54.B 55.A 56.E 57.A 58.B 59.C 60.A 61.C 62.D
63.A 64.C 65.E 66.B 67.D 68.E 69.B 70.E 71.A 72.A 73.D 74.B
75.B 76.A 77.E 78.C 79.B 80.E 81.B 82.D 83.C 84.B 85.C 86.E

87.B 88.A 89.D 90.B 91.D 92.E 93.A 94.D 95.B 96.E 97.A 98.E
99.E 100.B 101.A 102.C 103.C 104.D 105.B 106.C 107.A 108.E
109.D 110.A 111.B 112.B 113.C 114.A

（三）X 型题

1.ABCD 2.ABCDE 3.AC 4.ABCDE 5.ABCE 6.ABC 7.AC 8.BCD
9.ABC 10.CD 11.AD 12.ABDE 13.ABDE 14.AD 15.ABCE
16. ABCDE 17.CD 18.DE 19.B 20.ABE 21.ACD22.BC 23.AE
24.ABD 25.ABC 26.ABCD 27.ABCDE 28.BE 29.CD 30.ABCD
31.BCDE 32.ABE 33.ABCD 34.BD 35.BC 36.ABC 37.AD 38.BC
39.AD 40.BCDE 41.ABCE 42.ABC 43.AD 44.AC 45.ACE 46.ACDE
47.ABCDE 48.ABCDE 49.ABD

三、判断题

1.√ 2.× 3.× 4.× 5.× 6.× 7.× 8.√ 9.√ 10.× 11.√ 12.√
13.× 14.× 15.× 16.× 17.× 18.× 19.× 20.× 21.× 22.× 23.×
24.× 25.× 26.× 27.× 28.√ 29.× 30.× 31.× 32.× 33.×
34.√ 35.× 36.√

四、名词解释

1. 翳：古人将黑睛和晶珠的病变统称为翳。

2. 膜：自白睛或黑白之际起障一片，或白或赤，渐渐向黑睛中央蔓延者，称为膜。

3. 色觉：是指视网膜锥体细胞辨别颜色的能力。

4. 眼压：又称眼内压，是眼内容物对眼球壁的压力。

5. 中心视力：又称视锐度，主要反映黄斑的视功能，分远视力与近视力。

6. 视野：是指眼向前方固视时所见的空间范围。相对于视力的中心视锐度而言，它反映了周边视网膜的视力。

7. 对比敏感度：是指在明亮对比变化下，人眼对不同空间频率的正弦光栅视标的识别能力。

8. 暗适应：当从明亮处进入暗处时，人眼开始一无所见，随后逐渐能看清暗处的物体，这种对光的敏感度逐渐增加并达到最佳状态的过程称为暗适应。

五、简答题

1. 答：中医眼科问诊的主要内容：①主诉；②问眼部症状，如视觉、眼痛、眼痒、目涩、羞明、眼眵、眼泪等；③问病史，包括问眼病的现在病史、过去相关病史及家族病史；④问全身症状，如问头痛情况、问头面部其他情况、问饮食与二便、问睡眠情况和问妇女经带胎产等。

2. 答：中医眼科望诊的主要内容包括望胞睑、望两眦、望白睛、望黑睛、望瞳神、望黄仁、望晶珠和望眼珠等。

3. 答：中医眼科问诊中问现病史的主要内容：①发病时间：询问发病时间与起病情况，是单眼或双眼，是初发或复发，有无时间性或季节性，起病及病情变化发展的快慢。②发病原因：了解患者可能清楚的病因，如感冒、外伤、情绪激动、工作性质、目力使用情况或戴镜情况，是否接触过红眼病患者、过敏药物及饮食因素等。③治疗经过：是否经过治疗，在何处曾使用过什么药物及使用多长时间，疗效如何，目前是否还在继续使用等。

4. 答：闻诊指闻声音与气息，前者指患者的语言、呻吟、咳嗽等，后者指患者口气、二便气味等。

5. 答：新翳为病初起，黑睛混浊，表面粗糙，轻浮脆嫩，基底不净，边缘模糊，具有向周围与纵深发展的趋势，荧光素溶液染色检查阳性，并伴有不同程度的目赤、磣涩疼痛、畏光流泪等症。

6. 答：①新翳指病初起，黑睛混浊，表面粗糙，轻浮脆嫩，基底不净，边缘模糊，具有向周围与纵深发展的趋势，荧光素染色检查阳性，并伴有不同程度的目赤疼痛、畏光流泪等症。②宿翳指黑睛混浊，表面光滑，边缘清晰，无发展趋势，荧光素染色检查阴性，不伴有赤痛流泪等症状，为黑睛疾患痊愈后遗留下的瘢痕。根据宿翳厚薄浓淡的不同程度等，常将宿翳分为冰瑕翳、云翳、厚翳和斑脂翳四类。

7. 答：一般在白昼日光或充足照明光下进行，图表距眼 0.5m，每一版面辨认时间不得超过 10 秒，如发现辨色力不正常，可参照说明书进行确定。

8. 答：是在检查者自身视野正常的情况下进行。检查距离约 1m，检查者与被检查者交互遮一眼，检查者将手指于两人之间等距离处由外向中间移动，嘱受检者当手指出现时即告之并与检查者正常视野对比。

9. 答：视野检查时所发现的完全看不到视标的暗点为绝对性暗点；虽然看到，但明度较差的为比较性暗点。

10. 答：最基本的视功能检查应包括中心视力、视野、色觉、暗适应、立体视觉、对比敏感度和视觉电生理检查。

11. 答：五轮辨证就是运用五轮理论，通过观察各轮所显现的症状去推断相应脏腑内蕴病变的方法，是眼科独特的辨证方法。

12. 答：（1）眼后段病变属中医内障范畴。辨眼后段改变就是将通过检眼镜等检查仪器所见到的眼后段病理性改变，结合中医理论进行辨证的一种方法。

（2）主要包括辨玻璃体、视盘、视网膜、视网膜血管和黄斑区等各组织的淤血、充血、出血、水肿、渗出、机化、色素沉着或萎缩的病理性改变，以指导临床立法处方用药。

13. 答：荧光素眼底血管造影的基本原理是用荧光素钠注入血管作为造影剂，荧光素钠随着血流进入眼底血管时，在蓝色光波的激发下，荧光素发出黄绿色荧光，从而提高眼底血管的可见度和清晰度，得以了解眼底血管的细微结构和微循环的变化，以及血管组织的病理生理改变。

14. 答:（1）闪光 ERG 主要由一个负相的 a 波和一个正相的 b 波组成，叠加在 b 波上的一组小波为振荡电位（OPs 波）。

（2）各波改变的临床意义主要有：①a 波和 b 波均下降，提示视网膜内层和外层均有损害，可见于视网膜色素变性、脉络膜视网膜炎、广泛视网膜光凝后、视网膜脱离、视网膜铁质沉着症及铜质沉着症、药物中毒等；②b 波下降，a 波正常，反映视网膜内层功能受损，可见于青少年视网膜劈裂症、视网膜中央动脉或静脉阻塞、先天性静止性夜盲症 Ⅱ 型等；③ OPs 波下降或熄灭，提示视网膜血液循环障碍，主要见于糖尿病性视网膜病变、视网膜中央静脉阻塞等。

15. 答：注射荧光素钠后，较常见的不良反应是恶心、呕吐、喷嚏、眩晕等，属于轻型反应，发生率为 1%～15%。如仅出现上述反应，一般检查尚可完成，但亦有极少数出现过敏性休克而导致死亡者，因此进行本项检查时必须具备急救所需的设备。检查前必须详细了解患者有无禁忌证，有严重心、肝、肾疾病者禁用。

16. 答:（1）向心性视野缩小：常见于视网膜色素变性、青光眼晚期、球后视神经炎等。

（2）偏盲：以注视点为界，视野的半边缺损为偏盲，对视路疾病定位诊断很重要。同侧偏盲有部分性、完全性、象限性三类，以部分同侧偏盲多见，多为视交叉后的病变引起。颞侧偏盲常从轻度颞上方视野缺损到双颞侧全盲，多为视交叉病变引起。

（3）扇形视野缺损：以鼻侧阶梯多见，见于青光眼早期视野改变，象限盲则为视放射前部损伤。

（4）暗点：除生理盲点外，在视野范围内出现任何暗点均为病理性。中心暗点常见于黄斑病变、球后视神经炎；弓形暗点常见于青光眼、缺血性视神经病变；环形暗点多见于视网膜色素变性；生理性盲点扩大多见于视盘水肿、缺损，高度近视等。

17. 答：①玻璃体内出现尘埃状混浊，眼内有炎性病变或病史，多为湿热蕴蒸，或为肝胆热毒煎灼。②玻璃体内出现片状、条状混浊，眼内有出血性病变或病史或外伤史，多为火热上攻，或为气滞血瘀。③玻璃体内出现丝状、棉絮状或网状混浊，眼底有高度近视等退行性病变，多为肝肾不足，或气血虚弱。

18. 答：①黄斑水肿与渗出：黄斑水肿渗出多为肝气犯脾，水湿停聚；水肿消退，遗留渗出物，多为气血瘀滞；若新旧渗出物混杂，多为阴虚火旺；若渗出物较为陈旧，多为肝肾不足；若黄斑水肿经久不消，多属脾肾阳虚，气化不利，水湿停滞。②黄斑出血：多为思虑过度，劳伤心脾，脾不统血；或热郁脉络；或阴虚火旺；或为外伤引起。③黄斑色素沉着或黄斑囊样变性：多为肝肾不足；或脾肾阳虚，痰湿上泛。

六、论述题

1. 答：随着现代科技的进步，中医眼科的四诊也产生了一个飞跃，从原来仅用人的五官和手进行简单的四诊方法，发展为利用现代科学手段，从各个角度对眼病进行诊察。眼科主要是利用现代科学仪器（尤其是光学仪器）进行眼部检查，它是望诊和切诊的发展，使四诊的内容更加丰富而具体确切，大大提高了诊断的正确率，并使疗效及预后的对比判断更具科学性。

2. 答：触诊的主要内容：触按胞睑有无肿块、硬结及压痛，肿块的软硬及是否与皮肤粘连；胞睑、眶内生脓肿可借触诊判断脓成与否；用两手食指触按眼珠的软硬，以估计眼压情况。如眼眶外伤，注意触摸眶骨有无骨折、皮下有无气肿等。如眼珠突出，应触查眶压是否增高，眶内有无肿块，肿块的部位、质地、大小和边界是否清楚，表面是否光滑及有无弹性等。按压内眦睛明穴处，注意有无脓液或黏液从泪窍溢出。

3. 答：望胞睑包括：看胞睑是否开闭自如，有无目闭不全或目开不闭，或上胞下垂、欲睁不能，两眼胞睑是否对称；睑弦有无内翻或外翻，睫毛排列是否整齐，有无睫毛乱生、倒入，或睫毛脱落现象，睫毛根部有无红赤、鳞屑、脓痂、溃疡与缺损；胞睑皮肤有无水疱、脓疱、红肿、水肿等，如有应注意其部位、范围和程度。如有外伤史，则望胞睑有无擦伤、裂口及皮下瘀血，有无瘢痕。胞睑内面脉络是否清晰分明或模糊不清，睑内表面是否光滑，有无椒样或粟样颗粒，有无瘢痕及其部位，有无结石，有无异物存留，有无卵石样排列的颗粒等。望胞睑内面时，必须翻胞睑。

4. 答：(1) 询问内容：中医常根据目痛的性质、程度、时间及其伴随症状来认识和辨证。

(2) 意义：①外障眼病所引起的目痛常为涩痛、磣痛或痛如针刺、如鸡啄，多属阳证。②内障引起的目痛常为胀痛、牵拽痛或眼珠深部疼痛，多属阴证。③一般说来，暴痛属实，久痛属虚；持续疼痛属实，时发时止属虚；痛而拒按为邪实，痛而喜按为正虚；肿痛属实，微痛不肿属虚。④赤痛难忍为火邪实，隐隐作痛为精气虚；痛而喜冷属热，痛而喜温属寒。⑤午夜至午前作痛为阳盛，午后至午夜作痛为阴盛。⑥痛连颠顶后项，属太阳经受邪；痛连颞颥，为少阳经受邪；痛连前额鼻齿，属阳明经受邪。⑦目赤磣痛、灼痛伴眵多黏结，多为外感风热；头目剧痛，目如锥钻，为头风痰火，气血瘀阻；目珠胀痛，多为气火上逆，气血郁闭。⑧眼内灼痛，为热郁血分；眼珠刺痛，为火毒壅盛，气血淤滞；眼珠深部疼痛，多为肝郁气滞或肝火上炎。

5. 答：①问头痛情况，包括部位、性质、伴发症状与眼痛关系。②问头面部其他情况，即头发情况、耳鸣、耳聋、鼻塞、口疮、龋齿等。③问饮食与二便情况。④问睡眠情况。⑤问妇女之经、带、胎、产情况。

6. 答：①黑睛大小、透明度、知觉、异物、外伤情况。②黑睛翳障的形态、大小、部位、性质等。③黑睛后壁沉着物的大小、形态、颜色、分布。

7. 答：(1) 外障指发生在胞睑、两眦、白睛、黑睛的眼病；多因六淫之邪外袭或外伤所致，亦可由痰湿内蕴、肺火炽盛、肝火上炎、脾虚气弱、阴虚火炎等引起；一般外显证候较为明显，如红赤、肿胀、湿烂、生眵、流泪、痂皮、结节、上胞下垂、胬肉、翳膜等；多有眼痛、痒涩、羞明、眼睑难睁等自觉症状。

(2) 内障指发生在瞳神、晶珠、神膏、视衣、目系等眼内组织的眼病；多因内伤七情、脏腑内损、气血两亏、阴虚火炎、气滞血瘀及外邪入里、眼外伤等因素引起；一般眼外观端好，多有视觉变化，如视力下降、视物变形、视物易色、视灯光有如彩虹、眼前黑花飞舞、萤星满目及夜盲等症；也可见抱轮红赤或白睛混赤、瞳神散大或缩小、变形或变色、眼底出血、渗出、水肿等改变。

8. 答：（1）外障眼病引起的目痛常为涩痛、磣痛、灼痛、刺痛，多属阳证；内障眼病引起的目痛常为酸痛、胀痛、牵拽痛、眼珠深部疼痛，多属阴证。

（2）暴痛属实，久痛属虚；持续疼痛属时发时止者属虚；痛而拒按属实，痛而喜按属虚；肿痛属实，不肿微痛属虚。

（3）赤痛难忍为火邪实，隐隐作痛为精气虚；痛而喜冷属热，痛而喜温属寒。

（4）午夜至午前作痛为阳盛，午后至午夜作痛为阴盛。痛连颠顶后项属太阳经受邪；痛连颞颥为少阳经受邪；痛连前额鼻齿为阳明经受邪。

（5）目赤磣痛、灼痛伴眵多黏结，多为外感风热；头目剧痛，目如锥钻，多为头风痰火，气血瘀阻；目珠胀痛，多为气火上逆，气血郁闭。

（6）眼内灼痛，多为热郁血分；眼珠刺痛，多为火毒壅盛，气血瘀滞；眼珠深部疼痛，多为肝郁气滞或肝火上炎。

9. 答：（1）新生血管可发生于视网膜、视盘上、视网膜下，并可深入玻璃体内。

（2）越新鲜的新生血管，荧光素渗漏越强，视网膜新生血管多位于静脉侧，静脉未充盈前它不显影，静脉一旦充盈它即显影并出现荧光素渗漏，多因视网膜缺血所致。

（3）视网膜下新生血管则多位于视网膜色素上皮层下或视网膜神经感觉层下，尤以黄斑区多见，造影的动脉前期即显影，与视网膜血管系统没有联系，荧光素渗漏常有一定的积存范围。造影后期所形成的强荧光区大多能勾画出积存腔隙的形态。

10. 答：（1）荧光渗漏是视网膜的内屏障或外屏障受到破坏所致。

（2）视网膜的内屏障受损时，荧光素渗入到视网膜组织间隙，多表现为视网膜毛细血管或／和静脉的渗漏，毛细血管的渗漏可造成视网膜水肿或黄斑囊样水肿，静脉的渗漏多造成静脉管壁着染。

（3）视网膜的外屏障受损时，荧光素渗入并积聚到视网膜色素上皮层下或视网膜神经感觉层下，故又称染料积存、池样充盈。染料积存不在造影的早期出现，其大小、形态和亮度随造影时间的推移而变化，视网膜和脉络膜循环内的荧光消失后它仍然存在。

11. 答：（1）色素脱失在造影时表现的高荧光是由于色素上皮局限性色素减少，透见脉络膜荧光而造成的，在造影早期即出现，多出现于动脉前期或动脉早期，亮度随着脉络膜背景荧光的增强而增强、消退而消退，造影过程中，其大小、形态不变。

（2）色素上皮受损时，通过色素上皮缺损处液体渗漏和积存于色素上皮层下或神经感觉层下，表现为高荧光，不出现在造影早期，多出现在静脉早期，渗漏的荧光点范围不断扩大，形态不断改变，亮度越来越强，随时间的推移而变化，可以持续数十分钟到数小时，视网膜和脉络膜循环内的荧光消失后它仍然存在。

12. 答：（1）视觉诱发电位（VEP）根据刺激光形态的不同，分为闪光 VEP（F-VEP）、图形 VEP（P-VEP）及多焦视觉诱发电位（mfVEP）。

（2）F-VEP、P-VEP 在临床上主要应用于：①诊断视神经和视路疾病，多表现为 P_{100} 波的峰潜时延长和振幅下降；②诊断特发性脱髓鞘性视神经炎，多表现为 P_{100} 波峰潜时延长；③评估弱视的治疗效果；④诊断婴幼儿和无语言能力儿童的视力；⑤鉴别伪盲；⑥预测屈光介质混浊的患者术后视功能。P-VEP 比 F-VEP 更可靠，但视力低于 0.1 时必须使用 F-VEP。

MfVEP 目前主要应用于青光眼和部分视路疾病的检查。

13. 答：①视盘充血隆起，颜色鲜红，边缘模糊，多为肝胆实火，或肝气郁结，郁久化火，或兼气滞血瘀。②视盘轻度充血，或无明显异常而视力骤降，眼球转动时有痛感，多为肝失条达、气滞血瘀。③视盘颜色淡白或苍白，生理凹陷扩大加深，多为肝血不足或气血两虚，或素体禀赋不足、肝肾两亏等，致目系失养而成；若兼视盘边界模糊，则为气滞血瘀；若视盘色淡，边界不清，周围血管伴有白线者，多为虚实夹杂。④视盘血管呈屈膝状，偏向鼻侧，杯盘比增大，或有动脉搏动，多为痰湿内阻，或气血瘀滞。⑤视盘水肿、高起，若颜色暗红者，多为气血瘀滞，水湿内停，或为痰湿郁遏，气机不利；若颜色淡红者，多属肾阳不足，命门火衰，水湿蕴积。

14. 答：（1）视网膜出血：早期视网膜出血颜色鲜红，位于视网膜浅层，呈火焰状者，或位于视网膜深层，呈圆点状出血者，或出血量多，积满玻璃体者，可因心肝火盛，灼伤目中脉络，迫血妄行，或阴虚阳亢，气血逆乱、血不循经，或脾虚气弱，气不摄血，或瘀血未去，新血妄行，或眼受外伤，脉络破损等因素引起。视网膜出血颜色暗红，多为肝郁气结，气滞血瘀，脉络不利，血溢脉外而成；若出血日久，有机化膜者，为气滞血瘀、痰湿郁积。若视网膜反复出血，新旧血液夹杂，或有新生血管，则多为阴虚火炎，煎灼脉络，或脾虚气弱，统血失权，或虚中夹瘀，正虚邪留。

（2）视网膜水肿：视网膜局限性水肿常位于黄斑部，可因肝郁脾虚，水湿上泛或肝肾不足，目失所养；亦可因脉络瘀滞，血瘀水停而成水肿。视网膜弥漫性水肿多因脾肾阳虚，水湿上泛。外伤后的视网膜水肿则为气滞血瘀。

（3）视网膜渗出：视网膜出现新鲜渗出物，多为肝胆湿热，或阴虚火旺。视网膜有陈旧性渗出物，则多为痰湿郁积，或肝肾不足兼有气滞血瘀。

（4）视网膜萎缩与机化：视网膜萎缩，多为肝肾不足，或气血虚弱，视衣失养；视网膜机化物，多因气血瘀滞兼夹痰湿而成。

（5）视网膜色素沉着：视网膜色素色黑，多属肾阴虚损或命门火衰；视网膜色素黄黑相兼，状如椒盐，则多属脾肾阳虚，痰湿上泛。

15. 答：（1）血管扩张：视网膜血管粗大，扩张扭曲，或呈串珠状，常伴有渗出物，多为肝郁气滞，气血瘀阻；或心肝火盛，血分有热。微动脉瘤形成则色泽暗红，多为肝肾阴亏，虚火上炎；或因气血不足，无力疏通，血行瘀滞。

（2）血管细小：视网膜血管细小，伴有视盘颜色变淡等眼底退行性改变，多为气血不足，血行无力，气虚血瘀；视网膜动脉变细，甚至呈白线条状，多为肝郁气滞，气血瘀阻；视网膜血管痉挛，动脉变细，反光增强，或动、静脉交叉处有压迹，或黄斑部有螺旋状小血管，多为肝肾阴虚，肝阳上亢。

（3）血管阻塞：视网膜血管阻塞多为气滞血瘀，或气虚血瘀，或痰湿阻络；亦可因肝气上逆，气血郁闭，或肝火上炎，火灼脉道。

16.答：①视物不清，伴白睛红赤或翳膜遮睛，属外感风热或肝胆火炽。②视力骤降，伴目赤胀痛、瞳神散大者，多为头风痰火。③眼外观端好而自觉视物渐昏者，多为气血不足，肝肾两亏，阴虚火旺或肝郁气滞。④自觉眼前黑花飞舞，云雾移睛者，多为浊气上泛，阴虚火旺或肝肾不足。⑤若动作稍过则坐起生花，多属精亏血少。⑥目无赤痛而视力骤降者，多为血热妄行，气不摄血，气滞血瘀；或肝火上扰，肝气上逆。⑦内障日久，视力渐降而至失明者，多属肝肾不足或气血两亏。⑧入夜视物不见伴视野缩小者，多属肝肾精亏或脾肾阳虚。⑨能近怯远者，为阳气不足或久视伤睛；能远怯近者，多为阴精亏损。⑩目妄见、视物变色、视正反斜等，多为肝郁血滞，或虚火上炎，或脾虚湿聚。⑪视一为二，多为风邪入络，或精血亏耗。

第六章 眼科治疗概要 ▷▷▷

习 题

一、填空题

1. 内治法广泛用于内、外障眼病，是通过 _____ 或 _____ 以达到治疗效果。

2. 眼科常用的内治法有 _____ 、 _____ 、 _____ 、 _____ 、 _____ 、 _____ 等法。

3. 祛风清热法是外障眼病最常用的治疗方法之一，由 _____ 与 _____ 药物为主，组成方剂，用以治疗 _____ 为患的眼病。

4. 活血利水法是以 _____ 、 _____ 为主要作用，用于治疗眼部 _____ 或 _____ 证。

5. 退翳明目法所退之翳乃指 _____ 之翳障。

6. 常用的眼科传统外治法有 _____ 、 _____ 、 _____ 、 _____ 等。

7. 金针拨内障法又名 _____ 、 _____ 、 _____ 等。

8. 眼药粉多由 _____ 、 _____ 、 _____ 、 _____ 等药物组方制成。

9. 熏洗法适用于 _____ 、 _____ 、 _____ 的外障眼病。

10. 敷法是用药物敷、 _____ 、 _____ 治疗眼病的方法，具有 _____ 、 _____ 、 _____ 等效用。

11. 球结膜下注射法适用于 _____ 、 _____ 和 _____ 及 _____ 。

12. 球后注射法多用于治疗 _____ 病变，或用于 _____ 。

13. 劆洗法是以锋针或表面粗糙之器物 _____ 或 _____ 病灶处的手术方法。

14. 以药物熨敷及火针熨烙治疗眼病的方法，称 _____ 。

15. 三棱针法可分为 _____ 和 _____ 。

16. 金针拨障法是中医眼科治疗 _____ 的传统手术方法。

17. 点眼药法的常用剂型有 _____ 、 _____ 、 _____ 三种。

18. 热敷法一般可分为 _____ 、 _____ 两种敷法。

19. 泪道冲洗时，冲洗液可从泪道流入鼻内，表示 _____ ；如大部分冲洗液从上、下泪点反流，仅少量洗液通过，表示 _____ ；如冲洗液全部从上、下泪点反流，表示 _____；若冲洗液从泪点反流出黏液脓性分泌物，则为 _____。

20. 球后注射后如出现 _____、_____，为球后出血的表现。

21. 常见的氩激光即是指蓝绿混合双色光。蓝光穿透组织能力____，主要作用于 _____，且易被叶黄素吸收。绿光穿透力比蓝光____，主要作用于 _____。

22. 准分子激光是切削角膜前弹力层和浅层基质组织，改变角膜_____，以矫治_____。

23. 飞秒激光目前在眼科主要应用于_____手术和_____手术。

二、选择题

（一）A 型题（每道考题下面有 A、B、C、D、E 5 个备选答案。请从中选择 1 个最佳答案，并将答案写在题干后方的括号内。）

1. 治疗外感风热眼病症，常用（　　　）
   A. 泻火解毒法　　　　　　B. 祛风清热法　　　　　C. 疏肝理气法
   D. 利水祛湿法　　　　　　E. 退翳明目法

2. 中医治疗眼底机化、萎缩、变性、组织增生及眼外肌麻痹等病变，常用（　　　）
   A. 疏肝理气法　　　　　　B. 补益肝肾法　　　　　C. 软坚散结法
   D. 活血化瘀法　　　　　　E. 补益气血法

3. 治疗风痰湿阻络引起风牵偏视的常用方剂是（　　　）
   A. 礞石滚痰丸　　　　　　B. 天麻钩藤饮　　　　　C. 羚羊钩藤汤
   D. 正容汤　　　　　　　　E. 阿胶鸡子黄汤

4. 临床治疗黑睛撞刺生翳的常用方是（　　　）
   A. 石决明散　　　　　　　B. 四顺清凉饮子　　　　C. 还阴救苦汤
   D. 羌活胜风汤　　　　　　E. 祛风散热饮子

5. 抑阳酒连散不适用于治疗（　　　）
   A. 瞳神紧小　　　　　　　B. 瞳神干缺　　　　　　C. 漏睛疮
   D. 神水混浊　　　　　　　E. 黄仁纹理不清

6. 除风益损汤常用于治疗（　　　）
   A. 高风内障　　　　　　　B. 惊振内障　　　　　　C. 真睛破损
   D. 风牵偏视　　　　　　　E. 撞击伤目

7. 主要用于治疗火热毒邪或脏腑热毒上攻所致眼病的内治法是（　　　）
   A. 疏肝理气法　　　　　　B. 滋阴降火法　　　　　C. 疏风清热法
   D. 泻火解毒法　　　　　　E. 软坚散结法

8. 阴虚火旺所致眼病的内治法是（　　　）
   A. 疏风清热法　　　　　　B. 泻火解毒法　　　　　C. 疏肝理气法
   D. 祛风散寒法　　　　　　E. 滋阴降火法

9. 肝肾亏虚所致眼病的内治法是（   ）

    A. 利水祛湿法   B. 活血化瘀法   C. 补益气血法

    D. 退翳明目法   E. 补益肝肾法

10. 湿邪外侵或湿浊内蕴所致眼病的内治法是（   ）

    A. 益气养血法   B. 活血利水法   C. 软坚散结法

    D. 活血化瘀法   E. 利水祛湿法

11. 血流不畅或瘀血停聚所致眼病的内治法是（   ）

    A. 活血化瘀法   B. 疏肝理气法   C. 益气养血法

    D. 软坚散结法   E. 利水祛湿法

12. 黑睛宿翳的主要内治法是（   ）

    A. 退翳明目法   B. 疏肝理气法   C. 利水祛湿法

    D. 活血化瘀法   E. 泻火解毒法

13. 痰湿互结，气血凝滞所致眼病的内治法是（   ）

    A. 软坚散结法   B. 疏肝理气法   C. 利水祛湿法

    D. 活血化瘀法   E. 活血利水法

14. 病起突然，眼睑肿胀，白睛红赤，黑睛生翳，眼痒眼痛，羞明流泪，脉浮数，当用（   ）

    A. 泻火解毒法   B. 疏风清热法   C. 祛风散寒法

    D. 利水祛湿法   E. 退翳明目法

15. 内外障眼病，兼有胁胀、胸闷、嗳气、咽部似有物梗、急躁易怒、脉弦等症者，皆可用（   ）

    A. 活血化瘀法   B. 泻火解毒法   C. 疏肝理气法

    D. 益气养血法   E. 活血利水法

16. 退翳明目法主要用于（   ）

    A. 消退黑睛翳障   B. 清除眼内陈旧性渗出物

    C. 消散眼内瘀滞   D. 祛除湿邪   E. 祛除风热所致眼病

17. 疏肝理气法主要用于治疗（   ）

    A. 外感风热之邪所致的眼病

    B. 气血虚弱所致的眼病

    C. 脏腑积热上攻所致的眼病

    D. 气滞血瘀所致的眼病

    E. 肝气郁结所致的眼病

18. 眼外观端好，而视物昏朦，兼有头晕、耳鸣、健忘、腰膝酸软，舌红少苔，脉细无力，当治以（   ）

    A. 退翳明目法   B. 补益肝肾法   C. 疏肝理气法

    D. 益气养血法   E. 滋阴降火法

19. 目珠干涩，黑睛星翳时隐时现，伴有头晕、口干、心烦失眠，舌红少苔，脉细

数，当治以（　　　）

    A. 退翳明目法　　　　　B. 补益肝肾法　　　　C. 疏风清热法

    D. 益气养血法　　　　　E. 滋阴降火法

20. 目珠干涩，视物昏花，不耐久视，伴有头晕心悸，面色无华，口干，唇淡舌嫩，脉细，治以（　　　）

    A. 退翳明目法　　　　　B. 补益肝肾法　　　　C. 疏风清热法

    D. 补益气血法　　　　　E. 利水祛湿法

21. 眼病初起，星翳点点，红赤流泪，当治以（　　　）

    A. 疏风清热法　　　　　B. 退翳明目法　　　　C. 泻火解毒法

    D. 祛风散寒法　　　　　E. 清肝明目法

22. 眼外观端好，视物昏朦，兼有胁胀胸闷，脉弦，当治以（　　　）

    A. 补益肝肾法　　　　　B. 活血化瘀法　　　　C. 疏肝理气法

    D. 退翳明目法　　　　　E. 滋阴降火法

23. 眼外观端好，视物昏朦，眼前如有云雾漂移，兼有胸闷、食少、渴不欲饮、腹胀便溏、四肢乏力，苔腻，脉濡，当治以（　　　）

    A. 祛风胜湿法　　　　　B. 清热祛湿法　　　　C. 利水渗湿法

    D. 健脾利湿法　　　　　E. 软坚散结法

24. 眼周穴针刺后出针时应按压针孔，目的是（　　　）

    A. 施以补法　　　　　　B. 加强疗效　　　　　C. 防止出血

    D. 止痛　　　　　　　　E. 临床习惯

25. 眼部针刺后出现皮下或眶内出血，应该（　　　）

    A. 口服止血药　　　　　B. 冷敷，加压包扎　　C. 热敷，加压包扎

    D. 立即平卧　　　　　　E. 转外科处理

26. 劀洗法的适应证是（　　　）

    A. 黑睛疾病

    B. 胞睑内面颗粒累累的眼病

    C. 胞睑皮肤疾病

    D. 两眦瘀血类疾病

    E. 白睛疾病

27. 球后注射的部位是（　　　）

    A. 眶内缘睛明穴上方

    B. 眶下缘外 2/3 与内 1/3 交界处

    C. 眶下缘外 1/3 与内 2/3 交界处

    D. 眶下缘正中

    E. 眶上缘正中

28. 球后注射后出现球后出血现象，应该（　　　）

    A. 注射止血药　　　　　B. 以三棱针放出积血　　C. 口服止血药

D. 闭目休息　　　　　　　　E. 加压包扎止血

29. 眼科刮痧的适应证是（　　　）

A. 虚损类眼病　　　　　B. 风寒侵袭类眼病　　　　C. 瘀血类眼病

D. 风邪侵袭类眼病　　　E. 疼痛类眼病

30. 针刺眶内穴时应该（　　　）

A. 行捻转补泻手法　　　B. 行提插补泻手法　　　　C. 尽量不施手法

D. 尽量浅刺　　　　　　E. 根据辨证行补泻手法

31. 滴眼药水时，下列哪项是错误的（　　　）

A. 直接滴在角膜上

B. 滴阿托品等眼药时按压泪囊部数分钟

C. 取坐位，头后仰

D. 滴后闭眼数分钟

E. 滴入结膜囊内

32. 激光晶状体后囊膜切开术的适应证是（　　　）

A. 白内障术后高眼压

B. 白内障术后继发青光眼

C. 陈旧性虹膜炎继发白内障

D. 后囊混浊型白内障

E. 后房型人工晶体植入后的后发障

33. 激光视网膜光凝术的适应证是（　　　）

A. 玻璃体出血

B. 视网膜中央动脉阻塞

C. 前部缺血性视神经病变

D. 缺血型视网膜静脉阻塞

E. 虹膜新生血管

34. 息肉状脉络膜血管病变的适宜疗法是（　　　）

A.YAG 激光　　　　　B. 准分子激光　　　　　C. 全视网膜光凝术

D. 光动力疗法　　　　E. 氪 – 氖激光

35. 重度非增生性糖尿病视网膜病变的适宜疗法是（　　　）

A.YAG 激光照射　　　B. 经瞳孔温热疗法　　　C. 准分子激光照射

D. 光动力疗法　　　　E. 视网膜光凝术

36. 激光虹膜切除术的适应证是（　　　）

A. 急性闭角型青光眼临床前期

B. 急性闭角型青光眼绝对期

C. 开角型青光眼

D. 激素性青光眼

E. 高眼压症

37. 眼病穴位注射法常用的穴位是（　　　）

    A. 百会、头维   B. 合谷、曲池   C. 足三里、阳白

    D. 二间、三间   E. 肝俞、太阳

38. 传统外治法中角巩膜割烙术主要用于治疗（　　　）

    A. 翼状胬肉   B. 蚕蚀性角膜溃疡   C. 沙眼

    D. 青光眼   E. 眼部赘生物

39. 海螵蛸棒摩擦法适用于治疗（　　　）

    A. 椒疮   B. 粟疮   C. 聚星障

    D. 胞生痰核   E. 金疳

40. 结膜囊冲洗法不适用于（　　　）

    A. 天行赤眼   B. 结膜囊异物   C. 手术前准备

    D. 眼化学伤   E. 白睛溢血

41. 球结膜下注射不适用于（　　　）

    A. 白睛病变   B. 黑睛病变   C. 两眦病变

    D. 眼内病变   E. 手术局部麻醉

42. 氩激光光凝视网膜时有几个作用焦点（　　　）

    A. 3个   B. 4个   C. 2个

    D. 1个   E. 5个

43. 下面哪项不是激光虹膜切除术的适应证（　　　）

    A. 急性闭角型青光眼的临床前期、前驱期、急性发作后的缓解期

    B. 早期的慢性闭角型青光眼

    C. 继发性青光眼虹膜膨隆

    D. 药物治疗不能控制的开角型青光眼

    E. 手术时虹膜切除不全、残留色素上皮者

44. 下列哪项不是氩激光小梁成形术的适应证（　　　）

    A. 低眼压性青光眼经药物治疗视功能仍有进行性损害者

    B. 药物治疗不能控制眼压的开角型青光眼

    C. 不能耐受药物或对药物过敏者

    D. 开角型青光眼经小梁切除术失败者

    E. 继发性青光眼虹膜膨隆

45. 下列哪项不是风热眼病的证候（　　　）

    A. 胞睑红肿   B. 痒痛畏光   C. 白睛红赤

    D. 黄液上冲   E. 以上都不是

46. 下列哪项不是实热毒邪所致的眼病证候（　　　）

    A. 白睛混赤   B. 黑睛溃疡   C. 眼部红肿青紫

    D. 瞳神散大   E. 以上都不是

47. 下列哪项不是湿浊上泛所致的眼病证候（　　　）

A. 神水混浊   B. 翳如虫蚀   C. 白睛污黄

D. 白睛溢血   E. 以上都不是

48. 下列哪项不是气血亏虚所致的眼病证候（   ）

A. 肝劳   B. 视衣脱离   C. 胬肉攀睛

D. 视瞻有色   E. 以上都不是

49. 下列哪项不是肝肾不足所致的眼病（   ）

A. 高风内障   B. 青风内障   C. 绿风内障

D. 圆翳内障   E. 以上都不是

50. 下列哪项不是中医传统外治法（   ）

A. 海螵蛸棒摩擦法   B. 劆洗法   C. 钩割法

D. 熨烙法   E. 以上都不是

51. 下列哪项不适宜使用熏洗法（   ）

A. 流泪症   B. 胞睑红肿   C. 羞明涩痛

D. 眵泪较多   E. 以上都不是

52. 下列哪项不适宜使用热敷法（   ）

A. 瞳神紧小   B. 火疳   C. 黑睛生翳

D. 眼部出血早期   E. 以上都不是

53. 鼻泪管阻塞时，冲洗泪道时可见冲洗液（   ）

A. 大部分从上、下泪点反流

B. 全部从上、下泪点反流

C. 自原泪点反流

D. 从泪道流入鼻内

E. 以上都不是

54. 球后注射正确的进针部位是在（   ）

A. 眶下缘中外 1/3 与内 2/3 交界处

B. 眶下缘中央

C. 眶下缘中外 2/3 处

D. 眶下缘中内 1/3 与内 2/3 交界处

E. 以上都不是

55. 以下哪项不是氩激光小梁成形术的并发症（   ）

A. 虹膜周边前粘连   B. 黄斑裂孔   C. 眼压升高

D. 虹膜炎   E. 以上都不是

（二）B型题（以下提供若干组考题，每组考题共用在考题前列出的A、B、C、D、E5个备选答案。请从中选择1个与问题关系最密切的答案，并将答案写在题干后方的括号内。某个备选答案可能被选择一次、多次或不被选择。）

A. 疏风清热法　　　　　B. 活血化瘀法　　　　　C. 泻火解毒法
D. 滋阴降火法　　　　　E. 利水渗湿法

1. 突发眼睑肿胀，白睛红赤，眼痒多眵，脉浮数，内治当用（　　　）
2. 眼睑红肿疼痛，局部硬结拒按，口渴便秘，苔黄，脉数，内治当用（　　　）
3. 目珠干涩，视物昏渺，头晕口干，心烦失眠，舌红，少苔，脉细数，内治当用（　　　）

A. 滋阴降火法　　　　　B. 活血化瘀法　　　　　C. 疏肝理气法
D. 软坚散结法　　　　　E. 补益肝肾法

4. 眼泪常流，清冷而稀薄，兼头昏耳鸣，腰膝酸软，脉细弱，内治当用（　　　）
5. 视物昏朦，兼有胁胀，胸闷，急躁易怒，脉弦，内治当用（　　　）
6. 眼外伤，眼睑青紫肿硬，白睛溢血，舌有瘀斑，内治当用（　　　）

A. 目赤肿痛　　　　　B. 中枢性视觉损害　　　　　C. 上睑下垂
D. 暴盲　　　　　E. 泪道狭窄

7. 头皮针主治（　　　）
8. 耳针之耳尖放血主治（　　　）
9. 大敦穴主治（　　　）

A. 激光虹膜切除术　　　　　B. 视网膜光凝术　　　　　C. 激光原位角膜磨镶术
D. 辅助角膜移植术　　　　　E. 青光眼房角引流术

10. 氩激光应用于（　　　）
11. YAG激光应用于（　　　）
12. 准分子激光应用于（　　　）

A. 以钩针挽起病变组织，用刀或铍针割除的治法
B. 以锋针或表面粗糙之器物轻刺或轻刮患眼病灶处的手术方法
C. 以药物熨敷及火针熨烙治疗眼病的方法
D. 用三棱针将一定部位反应点、皮肤红点或穴位部位的皮肤挑破，挤出黏液或血水的治法
E. 用三棱针点刺穴位部位皮肤放出少量血液的方法

13. 开导法是指（　　）
14. 挑刺法是指（　　）
15. 钩割法是指（　　）

    A. 太阳、太冲　　　　B. 承泣、风池　　　　C. 昆仑、外关
    D. 眉冲、角孙　　　　E. 足三里、阳白
16. 治疗睑腺炎宜选（　　）
17. 治疗视神经萎缩宜选（　　）
18. 治疗上睑下垂宜选（　　）

    A. 手腕背面皮肤
    B. 患眼下睑及近下睑的眶缘皮肤
    C. 脊柱两侧、额头等处皮肤
    D. 下方球结膜
    E. 后头部枕骨粗隆两侧
19. 刮痧治疗的部位是（　　）
20. 球结膜下注射的部位是（　　）
21. 球后注射的部位是（　　）

    A. 劆洗法　　　　B. 钩割法　　　　C. 熨烙法
    D. 角巩膜割烙术　　　　E. 以上都不是
22. 治疗蚕蚀性角膜溃疡常用（　　）
23. 治疗圆翳内障常用（　　）

    A. 劆洗法　　　　B. 熨烙法　　　　C. 金针拨内障法
    D. 钩割法　　　　E. 以上都不是
24. 治疗眼部溃疡常用（　　）
25. 治疗绿风内障常用（　　）
    A. 熏洗法　　　　B. 冷敷法　　　　C. 海螵蛸棒摩擦法
    D. 滤泡压榨术　　　　E. 以上都不是
26. 治疗眼部挫伤早期的青紫肿胀疼痛常用（　　）
27. 治疗脓漏眼常用（　　）

    A. 一过性眼压升高　　　　B. 出血　　　　C. 玻璃体前膜破裂
    D. 虹膜炎　　　　E. 以上都不是
28. 哪项不是激光晶状体后囊切开术的并发症（　　）
29. 激光虹膜切除术常见的并发症不包括（　　）

（三）X 型题（每一道考题下面有 A、B、C、D、E 5 个备选答案。请从中选择 1 个或多个答案，并将答案写在题干后方的括号内。）

1. 正容汤的作用是（　　）
   A. 清热平肝　　　　　B. 退翳明目　　　　　C. 凉血散瘀
   D. 祛风通络　　　　　E. 化痰解痉

2. 石决明散临床可用于治疗（　　）
   A. 黑睛新翳　　　　　B. 火疳　　　　　　　C. 撞刺生翳
   D. 睑弦赤烂　　　　　E. 暴风客热

3. 疏风清热法适合于治疗下列哪些眼病（　　）
   A. 眼睑水肿，兼头痛如裹，胸闷食少，口渴，腹胀便溏
   B. 胞肿如桃，白睛混赤，黑睛溃陷，羞明流泪，口渴，便秘，舌红，苔黄
   C. 眼睑浮肿，白睛红赤，黑睛生翳，眵泪并作，脉浮数
   D. 眼珠干涩，黑睛星翳，头晕失眠，手足心热，舌红少苔，脉细数
   E. 眼睑局部红肿痒痛，苔薄白，脉弦数

4. 泻火解毒法适用于治疗下列哪些眼病（　　）
   A. 眼睑红肿，局部硬结，灼热疼痛，伴便秘溲赤，苔黄脉数
   B. 白睛混赤，黑睛凝脂大片，窟陷深大，羞明流泪，发热，口渴，便秘，舌红苔厚，脉数
   C. 大眦头微红潮湿，脓液浸渍，小便黄赤，舌苔黄，脉数
   D. 白睛红赤，痒痛兼作，羞明多眵，苔黄，脉浮数
   E. 黑睛起翳如星，边缘不清，抱轮红赤，羞明流泪，舌红苔薄黄，脉浮数

5. 补益肝肾法适于下列哪些眼症（　　）
   A. 黑睛混浊，迁延不愈，抱轮微红，干涩隐痛，口干咽痛，舌红少津，脉细数
   B. 黑睛星翳，反复发作，头重胸闷，便溏，口黏而腻，舌红苔黄腻，脉濡数
   C. 视物昏花，冷泪常流，兼头晕耳鸣，腰膝酸软，脉细弱
   D. 患眼干涩不爽，泪少不耐久视，白睛不红，黑睛细小点状星翳，病程迁延难愈，失眠，健忘，舌淡少苔，脉细无力
   E. 黑睛起翳如星，边缘不清，表面污浊，抱轮红赤，羞明流泪，眼痛，视力下降，舌红苔黄，脉浮数

6. 滋阴降火法适于下列哪些眼症（　　）
   A. 黑睛混浊，迁延不愈，抱轮微红，干涩隐痛，口干咽痛，舌红少津，脉细数
   B. 黑睛星翳，反复发作，头重胸闷，便溏，口黏而腻，舌红苔黄腻，脉濡数
   C. 眼干涩昏花，赤痛时轻时重，瞳神紧小，全身兼有口干咽燥，口舌生疮，舌红苔薄，脉细数
   D. 患眼干涩不爽，泪少不耐久视，白睛不红，黑睛细小点状星翳，病势迁延难愈，咽干便秘，舌红苔薄，脉细无力

E. 黑睛起翳如星，边缘不清，表面污浊，抱轮红赤，羞明流泪，眼痛头痛，视力下降，舌红苔黄，脉浮数

7. 疏肝理气法适于下列哪些眼症（　　　）

  A. 视物昏朦，眼前黑花飞舞，玻璃体混浊，胸闷胁胀，口苦，苔白，脉弦

  B. 胬肉淡红，时轻时重，涩痒间作，心中烦热，口干舌燥

  C. 视物昏朦，眼前有黑花飞舞，头重胸闷，食少口苦，小便黄，舌苔黄腻，脉濡数

  D. 头目胀痛，视力渐降，情志不舒，胸胁满闷，口苦咽干，舌红，脉弦细

  E. 病久中心视力日减，视野明显缩窄，眼珠胀痛，眼底视盘生理凹陷加深扩大，色苍白，头晕耳鸣，失眠健忘，舌淡脉细

8. 点眼药法包括（　　　）

  A. 结膜囊药物埋藏　　　　B. 滴眼液　　　　C. 点眼药粉

  D. 涂眼膏　　　　E. 药液冲洗结膜囊

9. 滤泡压榨术的适应证为（　　　）

  A. 针眼　　　　B. 胞生痰核　　　　C. 风轮赤豆

  D. 粟疮　　　　E. 椒疮颗粒较多者

10. 视网膜光凝术的适应证是（　　　）

  A. 重度非增生性糖尿病性视网膜病变

  B. 缺血型视网膜中央静脉阻塞

  C. 视网膜色素变性

  D. 视网膜中央动脉阻塞

  E. 年龄相关性黄斑变性

11. LASIK 手术的并发症有（　　　）

  A. 屈光度欠矫或过矫，散光和眩目

  B. 薄角膜瓣、不完全瓣、游离瓣

  C. 角膜层间碎屑、角膜上皮植入

  D. 角膜感染

  E. 角膜中心色素沉着和角膜周边变性或瘢痕

12. 激光虹膜切除术优越性为（　　　）

  A. 手术方法简单

  B. 损伤轻，恢复快

  C. 无须进入球内

  D. 无眼内感染弊端出现

  E. 可避免手术引起恶性青光眼或白内障的发生

13. 眼周围穴位是（　　　）

  A. 睛明　　　　B. 阳白　　　　C. 头临泣

  D. 印堂　　　　E. 太阳

14. 经外奇穴是（　　　）
    A. 目窗   B. 角别   C. 球后
    D. 鱼腰   E. 神聪

15. 眼科耳穴常用穴位有（　　　）
    A. 肝   B. 肾   C. 心
    D. 肝俞   E. 肾俞

16. PRK 手术的并发症有（　　　）
    A. 过矫、欠矫或屈光回退   B. 角膜游离瓣   C. 角膜上皮下混浊病变
    D. 白内障   E. 前房出血

三、判断题

1. 祛风清热法用以治疗外感风热为患的眼病，如病起突然，胞睑红肿，痒痛畏光，眵泪交加，白睛红赤，黑睛溃陷，瞳神缩小，目珠偏斜，眉骨疼痛。（　　　）

2. 利水祛湿药有耗液伤阴之弊，养阴药亦易留湿，治疗用药时应酌情处理好养阴与祛湿的关系。（　　　）

3. 退翳之法须有次第，如黑睛病初起，当以疏风清热为主，配伍少量退翳药；若风热渐减，则应逐渐过渡到退翳明目为主。病至后期，则须兼顾扶正，结合全身症状，酌加益气养血或补养肝肾之品。（　　　）

4. 刺血疗法是以锋针或表面粗糙之器物轻刺或轻刮患眼病灶处的手术方法。（　　　）

5.《外台秘要》将金针拨内障法的操作方法归纳为 8 个要点。（　　　）

6. 通过全视网膜光凝术可以大面积地破坏毛细血管闭塞的视网膜缺氧区域，以使血流集中供给黄斑部，维持黄斑区视功能。（　　　）

7. 蓝光和绿光均被血红蛋白吸收，故氩激光光凝视网膜时有 2 个作用焦点，分别位于视网膜内层和神经上皮层。（　　　）

四、名词解释

1. 活血利水法
2. 退翳明目法
3. 药物敷法
4. 钩割法
5. 耳针疗法

五、简答题

1. 活血化瘀法在眼科如何应用？
2. 活血利水法在眼科如何应用？
3. 补益肝肾法在眼科如何应用？
4. 如何预防和处理眼周穴出血？

5. 穴位注射法如何操作？
6. 简述激光在眼科的临床应用。

六、论述题

1. 试述祛风清热法的适应证、常用方剂及临床应用要领。
2. 试述活血化瘀法的适应证、常用方剂及临床应用要领。
3. 试述疏肝理气法的适应证、常用方剂及临床应用要领。
4. 试述补益肝肾法的适应证、常用方剂及临床应用要领。
5. 试述退翳明目法的适应证、常用方剂及临床应用要领。
6. 除湿汤由哪些药物组成？主要治疗功效是什么？临床如何运用？
7. 试述眼周穴针刺的方法、注意事项及出现意外的处理。
8. 试述准分子激光角膜原位磨镶术的适应证、禁忌证和并发症。
9. 试述全视网膜光凝术的作用。

参考答案

一、填空题

1. 调整脏腑功能；攻逐病邪。
2. 祛风清热法；泻火解毒法；利水祛湿法；止血法；活血化瘀法；活血利水法；疏肝理气法；补益气血法；补益肝肾法；滋阴降火法；软坚散结法；退翳明目法。
3. 辛散轻扬；寒凉清热；外感风热。
4. 活血化瘀；利水渗湿；血水互结；血瘀水停。
5. 黑睛。
6. 劆洗法；钩割法；熨烙法；角巩膜割烙术；针法。
7. 针内障眼法；开内障眼；开金针法；金针开内障法。
8. 祛风解毒；收湿敛疮；活血化瘀；退翳明目。
9. 胞睑红肿；羞明涩痛；眵泪较多。
10. 冷敷；热敷；消肿止痛；活血散结；清凉止血。
11. 白睛；黑睛病变；眼内眼病；手术局部麻醉。
12. 眼底；眼内手术麻醉。
13. 轻刺；轻刮。
14. 熨烙法。
15. 开导法；挑刺法。
16. 圆翳内障。
17. 滴眼液；眼药粉；眼药膏。
18. 湿热敷；干热敷。

19. 泪道通畅；鼻泪管狭窄；鼻泪管阻塞；漏睛症。

20. 眼球运动受限；眼球突出。

21. 弱；视网膜内层；强；视网膜色素上皮层。

22. 曲率；屈光不正。

23. 角膜屈光；角膜移植。

二、选择题

(一) A 型题

1.B 2.D 3.D 4.A 5.C 6.C 7.D 8.E 9.E 10.E 11.A 12.A 13.A 14.B
15.C 16.A 17.E 18.B 19.E 20.D 21.A 22.C 23.D 24.C 25.B 26.B
27.C 28.E 29.D 30.C 31.A 32.E 33.D 34.D 35.E 36.A 37.E 38.B
39.A 40.E 41.C 42.C 43.D 44.E 45.D 46.C 47.D 48.C 49.C 50.A
51.A 52.D 53.B 54.A 55.B

(二) B 型题

1.A 2.C 3.D 4.E 5.C 6.B 7.B 8.A 9.D 10.B 11.A 12.C 13.E 14.D
15.A 16.A 17.B 18.E 19.C 20.D 21.B 22.D 23.E 24.E 25.E 26.B
27.E 28.E 29.C

(三) X 型题

1.DE 2.AC 3.CE 4.AB 5.CD 6.AC 7.AD 8.BCD 9.DE 10.AB
11.ABCDE 12.ABCDE 13.ABC 14.CDE 15.ABC 16.AC

三、判断题

1.× 2.√ 3.√ 4.× 5.× 6.√ 7.×

四、名词解释

1. 活血利水法：是以活血化瘀、利水渗湿作用的方药，治疗血水互结或血瘀水停病证的方法。

2. 退翳明目法：本法是用具有消障退翳作用的方药，用于黑睛生翳，以促进翳障的消散，减少瘢痕形成的治疗方法。

3. 药物敷法：是用药物捣烂或中成药外敷患眼以治疗眼病的方法。

4. 钩割法：是以钩针挽起病变组织，用刀或铍针割除的治疗方法。

5. 耳针疗法：是用毫针或环针在耳穴或耳部病理性压痛点进行针刺或以王不留行子压穴治疗疾病的方法。

五、简答题

1. 答：活血化瘀法用于治疗眼部血瘀证，如眼部胀痛刺痛，红肿青紫，肿块结节，组织增生，眼内出血、缺血、血管痉挛或扩张或阻塞，眼底组织机化、萎缩、变性，眼外肌麻痹、外伤、手术后，眼部固定性疼痛及舌有瘀斑等。

应用本法时，还应根据病因病机不同，选用不同的方剂。若为瘀血阻塞血络而致的眼部出血，常用桃红四物汤、失笑散、血府逐瘀汤等方；血瘀热壅者，常用归芍红花散等方；气虚血瘀者，常用补阳还五汤等方；撞击伤目、血灌瞳神者，常用祛瘀汤等方；血分郁热，血灌瞳神者，常用大黄当归散等方。

本法不宜久用，尤其是破血药，祛瘀力量峻猛，气血虚弱者及孕妇忌用。

2. 答：活血利水法适用于眼部血水互结或血瘀水停证，如胞睑瘀肿、白睛出血肿胀、血灌瞳神、眼内渗出、水肿、出血，五风内障及其术后，视衣脱离术后等。

应用本法时，应根据不同病情，选用不同的方剂。若为胞睑瘀肿，白睛出血肿胀，眼底外伤出血、水肿、渗出，常选用桃红四物汤合四苓散；血灌瞳神中后期，采用养阴增液、活血利水法，常选用生蒲黄汤合猪苓散加减。若为络瘀暴盲，阳亢血瘀证采用平肝潜阳、活血利水法，常选镇肝息风汤加活血利水药；气滞血瘀证采用理气通络、活血利水法，常选用血府逐瘀汤加利水渗湿药。消渴内障采用益气养阴、活血利水法，常选用六味地黄丸合生脉散加活血利水药；青风内障采用疏肝理气、活血利水法，常选用逍遥散或柴胡疏肝散加活血利水药；五风内障及视衣脱离术后采用益气养阴、活血利水法，常选用补阳还五汤加利水药。

3. 答：补益肝肾法用于治疗肝肾不足所致眼病，如肝劳、圆翳内障、青盲、视衣脱离术后、视瞻昏渺、视瞻有色、青风内障、高风内障等，还可用于目乏神光、视物昏花、眼前黑影、神光自现、冷泪常流、黑睛翳障修复期、眼内干涩、瞳色淡白、瞳神散大或干缺等。全身症状多伴头昏耳鸣、腰膝酸软、梦遗滑精、失眠健忘、舌淡少苔等。

常用方剂有杞菊地黄丸、三仁五子丸、驻景丸加减方、加减驻景丸、左归丸、左归饮、右归丸、右归饮、二至丸、金匮肾气丸等。

4. 答：针刺眼周穴特别注意出针时按压针孔以防出血；出现眼睑皮下出血或球周出血时立即冷敷并加压，24小时后可热敷。

5. 答：常规消毒穴位皮肤，治疗者手持盛有药液的注射器，用6号注射针头从穴位皮肤斜或直刺而入，于皮下或肌肉内注入适量的药液（一般为 0.5～3mL），使局部皮肤稍有隆起即可。一般可隔日注射1次或视病情而定。

6. 答：①YAG激光：激光虹膜切除术、激光晶状体后囊膜切开术；②氩激光：全视网膜光凝术、氩激光小梁成形术；③准分子激光：主要治疗屈光不正。

六、论述题

1. 答：（1）适应证：用于外感风热眼病。如病起突然，胞睑红肿，痒痛畏光，眵泪交加，白睛红赤，黑睛浅层生翳，瞳神缩小，目珠偏斜，眉骨疼痛。全身症状见恶风发热、头痛流涕、苔薄黄、脉浮数等风热表证。

（2）常用方剂：银翘散、驱风散热饮子、羌活胜风汤、新制柴连汤、防风通圣散等。

（3）临床应用要领：要仔细区分风、热之邪的偏胜。①风重于热，以祛风为主，常用方为羌活胜风汤；②若热重于风，以清热为主，常用方为驱风散热饮子；③若风热并重，须表里双解，既要祛风热，又要清里热，常用方为防风通圣散。风药性燥，易伤津液，不宜久用，阴虚者更要慎用。

2.答：（1）适应证：用于眼部瘀血证，如眼部胀痛刺痛，红肿青紫，肿块结节，组织增生，眼内出血、缺血、血管痉挛或扩张或阻塞，眼底组织机化、萎缩、变性，眼外肌麻痹、外伤、手术后，眼部固定性疼痛及舌有瘀斑等。

（2）常用方剂：桃红四物汤、血府逐瘀汤、补阳还五汤、失笑散、归芍红花散、祛瘀汤、大黄当归散等。

（3）临床应用要领：眼病有瘀者，病因各异，病情不同，缓急轻重有别，活血药亦作用有异，故宜区别不同病情，选用不同方药。①若为瘀血阻塞血络而致的眼部出血，用活血祛瘀法，常用方为桃红四物汤、失笑散、血府逐瘀汤等；②血瘀热壅者，用散瘀清热法，常用方如归芍红花散；③气虚血瘀者，用补气法，常用方如补阳还五汤；④撞击伤目、血灌瞳神者，用活血化瘀、凉血止血法，常用方如祛瘀汤；⑤血分郁热，血灌瞳神者，用清热化瘀法，常用方如大黄当归散。本法不宜久用，尤其是破血药，祛瘀力量峻猛，气血虚弱者及孕妇忌用。

3.答：（1）适应证：用于因肝气郁结而致气机不调的一切内、外障眼病。无论因郁而病或因病而郁，均适宜用本法。如目系、视衣及其血管疾病，瞳神干缺，绿风内障，青风内障，视力疲劳等，尤其是眼底病恢复期及久病不愈者，还可用于眼目胀痛、视物昏朦，或突然失明、视物变形、视物变色。全身症状见精神抑郁，或情绪紧张，或性情急躁，或忧愁善虑，或胸胁胀闷，乳房胀痛，不思饮食，月经不调等。

（2）常用方剂：柴胡疏肝散、逍遥散、舒肝解郁益阴汤、丹栀逍遥散等。

（3）临床应用要领：①因久病多兼瘀，久病多虚，内障多虚，故解郁药常配伍补益和活血祛瘀药；②若肝郁血虚者，用疏肝解郁、健脾和营法，常用方如逍遥散；③气郁化火者，用解郁清火法，常用方如丹栀逍遥散；④肝郁阴虚者，常用舒肝解郁益阴汤。理气药物多辛温，气血亏损者须慎用。

4.答：（1）适应证：本法用于肝肾不足的眼病，如肝劳、圆翳内障、青盲、视衣脱离术后、视瞻昏渺、视瞻有色、青风内障、高风内障等，还可用于目乏神光、视物昏花、眼前黑影、神光自现、冷泪常流、黑睛翳障修复期、眼内干涩、瞳色淡白、瞳神散大或干缺等。全身症状多伴头昏耳鸣、腰膝酸软、梦遗滑精、失眠健忘、舌淡少苔等。

（2）常用方剂：杞菊地黄丸、三仁五子丸、驻景丸加减方、加减驻景丸、左归丸、左归饮、右归丸、右归饮、二至丸、金匮肾气丸等。

（3）临床应用要领：用本法时需分辨肝肾不足、肝肾阴亏、肾阳不足之不同。①肝肾不足所致的眼病需平补肝肾，常用方如加减驻景丸；②肝肾阴亏所致的眼病需滋补肝肾，常用方为杞菊地黄丸、左归丸、二至丸等；③肾阳不足所致的眼病需温补肾阳，常用方如右归丸。凡实热证忌用本法，湿邪未尽者慎用。

5. 答：（1）适应证：本法用于治疗黑睛生翳。

（2）常用方剂：拨云退翳丸、石决明散、菊花决明散、滋阴退翳汤、消翳汤等。

（3）临床应用要领：退翳之法须有次第。①黑睛病初起，星翳点点，红赤流泪，风热正盛，当以疏风清热为主，配伍少量退翳药；②若风热渐减，里热较盛，黑睛翳大而深，症状较重，当以清热泻火以退翳；③病至后期，邪气已退，遗留翳障而正气已虚者，则须兼顾扶正，结合全身症状，酌加益气养血或补养肝肾之品。黑睛属肝，故凡清肝、平肝、疏肝药物，多有退翳作用，可配伍应用。

6. 答：除湿汤由连翘、滑石、车前子、枳壳、黄芩、川黄连、木通、甘草、陈皮、白茯苓、防风、荆芥等药物组成。其功效是清热除湿。可用于脾胃湿热，外受风邪，风、湿、热三邪相搏，上攻睑弦所引起的睑弦赤烂，眵泪胶黏，痛痒并作。或用于风热湿毒壅盛所引起的风赤疮痍，胞睑红赤肿痛，水疱簇生，甚至溃破糜烂，渗出黏液，常加土茯苓、金银花、蒲公英以助清热解毒。亦可用于湿热兼风邪所致的目痒若虫行症；若风邪重者，可加乌梢蛇、蝉蜕等祛风止痒。

7. 答：（1）眼周穴针刺的方法：进针准确、轻巧，在眼周穴操作最好双手进针，并慎用快速进针法，以防损伤眼球、造成出血等。

（2）注意事项：眶内穴进针时如遇阻力则停止进针，一般不施捻转、提插等手法，必要时可施小幅度雀啄手法。

（3）出现意外的处理：眼周穴特别注意出针时按压针孔以防出血；出现眼睑皮下出血或球周出血立即冷敷并加压，24 小时后可热敷。

8. 答：（1）适应证：①年龄 18 ～ 50 周岁；②近视 $-1.0D \sim -14.0D$，远视 $+1.0D \sim +6.0D$；③散光范围 $\pm5.0D$ 以下；④屈光度数在 2 年内无明显变化；⑤戴镜矫正视力 0.5 以上；⑥中心角膜厚度在 $500\mu m$ 以上者。

（2）绝对禁忌证包括：已确诊的圆锥角膜；眼部活动性炎症；严重干眼症；中央角膜厚度小于 $450\mu m$ 或预计角膜瓣下剩余基质床厚度小于 $250\mu m$；未受控制的糖尿病、全身结缔组织病及严重自身免疫性疾病等。相对禁忌证包括：年龄不满 18 周岁；明显角膜不规则散光；单纯疱疹性或带状疱疹性角膜炎病史等。

（3）并发症：①薄角膜瓣、不完全瓣、游离瓣、瓣偏离中心、角膜瓣对位不良或切穿角膜；②角膜层间碎屑、血液残留、角膜上皮植入、角膜中心色素沉着和角膜周边变性或瘢痕；③屈光度欠矫或过矫、散光和眩目；④最佳矫正视力下降；⑤角膜感染；⑥高眼压症。

9. 答：通过全视网膜光凝术（PRP）破坏视网膜外层，降低了视网膜外层的新陈代谢和耗氧量，同时光凝也使视网膜变薄，从而改善了视网膜内层的新陈代谢和氧供给，降低了因缺氧而诱发新生血管的可能。PRP 还可减少新生血管生长因子，从而预防和治疗新生血管性青光眼。

第七章 眼病的调护与预防 ▷▷▷▷

习 题

一、填空题

1. 眼病的调护是眼科临床工作的一个重要组成部分，在眼部 _____ 及眼病 _____ 过程中发挥着重要作用。

2. 传染性眼病时，卧位宜取 _____，以免眵泪流入对侧，引起健眼发病，禁止 _____，以免加重病情。

3. 外伤眼病护理时除应注意 _____ 情况外，还应注意 _____ 情况，避免误诊或漏诊交感性眼炎。

4. 黑睛疾病，外出时应戴 _____，避免强光刺激。

5. 眼内出血和视衣脱落等患者须 _____ 或 _____，并遵医嘱采取适当的 _____，以免造成眼内出血或视衣脱落范围加大。

6. 情志异常不仅可直接引起眼病，还可使病情 _____ 甚至 _____。

7. 凡属实热性眼病，不宜食 _____、_____ 以及 _____，以免助热生火，或蕴成脾胃湿热，加重病情。

8. 眼药水应滴在 _____，避免直接滴到 _____，滴药后压迫 _____ 2～3分钟，避免药液经鼻泪管进入口中引起不良反应。

9. 眼的预防主要体现在 _____、_____、_____ 三个方面。

10. 加强卫生宣传教育，注意 _____ 是预防疾病的有效措施。

二、选择题

（一）A 型题（每道考题下面有 A、B、C、D、E 5 个备选答案。请从中选择 1 个最佳答案，并将答案写在题干后方的括号内。）

1. 传染性眼病，应嘱咐患者卧位宜取什么体位（   ）
   A. 患侧   B. 健侧   C. 仰卧
   D. 俯卧   E. 以上都不是

2. 眼外伤护理时除应注意伤眼情况外，还应注健眼情况，避免误诊或漏诊（   ）
   A. 外伤性白内障   B. 继发性青光眼   C. 细菌性角膜炎

D. 交感性眼炎　　　　　　　E. 以上都不是

3. 急性眼病应以什么剂型为主（　　　）

A. 膏剂　　　　　　　B. 汤剂　　　　　　　C. 丹剂

D. 丸剂　　　　　　　E. 散剂

4. 全麻患者术前多长时间应禁食禁水（　　　）

A. 6 小时　　　　　　B. 8 小时　　　　　　C. 10 小时

D. 12 小时　　　　　　E. 24 小时

5. 疫疠之气流行季节，易患天行赤眼，最有效的预防措施是（　　　）

A. 包扎患眼　　　　　B. 局部滴抗生素滴眼液　　C. 隔离患者，避免接触

D. 全身应用抗生素　　E. 以上都不是

6. 高度近视进行剧烈活动，容易诱发（　　　）

A. 白内障　　　　　　B. 视网膜脱落　　　　C. 青光眼

D. 黄斑病变　　　　　E. 以上都不是

（二）B 型题（以下提供若干组考题，每组考题共用在考题前列出的 A、B、C、D、E 5 个备选答案。请从中选择 1 个与问题关系最密切的答案，并将答案写在题干后方的括号内。某个备选答案可能被选择一次、多次或不被选择。）

A. 聚星障　　　　　　B. 高风雀目　　　　　C. 疳积上目

D. 风热赤眼　　　　　E. 能近怯远

1. 小儿喂养不当盲目忌口，或饮食偏食，易导致（　　　）

2. 饮食不节，或偏嗜过度，致维生素 A 缺乏，易导致（　　　）

3. 长期过度用眼，起居失常，易导致（　　　）

A. 园翳内障　　　　　B. 青盲　　　　　　　C. 高风雀目

D. 视衣脱落　　　　　E. 消渴内障

4. 绿风内障若失治误治，将导致目系严重受损而变生（　　　）

5. 高度近视不宜做剧烈活动，以免诱发（　　　）

6. 消渴若失治误治，易导致（　　　）

（三）X 型题（每一道考题下面有 A、B、C、D、E 5 个备选答案。请从中选择 1 个或多个答案，并将答案写在题干后方的括号内。）

1. 眼病的预防主要体现在哪些方面（　　　）

A. 未病先防　　　　　B. 初病不治　　　　　C. 既病防变

D. 病愈防复　　　　　E. 辨病论治

2. 眼科疾病未病先防包括以下哪些内容（　　　）

A. 顺应四时，防御外邪　　B. 讲究卫生，保护视力　　C. 饮食有节，起居有常

　　D. 加强锻炼，增强体质　　　E. 注意安全，防止外伤

3. 遗传性眼病包括以下哪些（　　　）

　　A. 高度近视　　　　　　　B. 色盲　　　　　　　C. 视网膜色素变性

　　D. 青光眼　　　　　　　　E. 白内障

4. 以下哪些全身性疾病能导致眼病的发生（　　　）

　　A. 结核　　　　　　　　　B. 梅毒　　　　　　　C. 风湿性关节炎

　　D. 高血压　　　　　　　　E. 肾炎

5. 以下哪些眼病需要病愈防复（　　　）

　　A. 年龄相关性白内障　　　B. 病毒性角膜炎　　　C. 细菌性结膜炎

　　D. 葡萄膜炎　　　　　　　E. 睑腺炎

6. 黑睛疾病患者应如何避免光线刺激（　　　）

　　A. 外出时应戴有色眼镜　　B. 用纱布包扎患眼　　C. 室内窗户可置帘幔

　　D. 灯光适当遮挡　　　　　E. 不用采取任何措施

7. 实热性眼病，不宜食用哪些食物（　　　）

　　A. 五辛之物　　　　　　　B. 煎炒炙煿之物　　　C. 苦寒之物

　　D. 腥发之物　　　　　　　E. 淡渗之物

三、判断题

1. "圣人不治已病治未病，不治已乱治未乱。"出自《难经·七十七难》。（　　　）

2. 传染性眼病，应封盖患眼，以免加重病情。（　　　）

3. 滴眼药水时，应将眼药水直接滴在角膜上。（　　　）

4. 椒疮经久不治，可并发血翳包睛、睥肉粘轮、睛珠干燥混浊等症而严重障碍视物。（　　　）

5. 绿风内障若失治误治，将导致目系严重受损而变生高风雀目，造成视力难以恢复。（　　　）

四、名词解释

1. 未病先防

2. 既病防变

3. 病愈防复

五、简答题

1. 眼病的调护包括哪些内容？

2. 眼病的未病先防包括哪些内容？

六、论述题

试述眼病饮食护理宜忌的意义。

参考答案

一、填空题

1. 保健；康复。
2. 患侧；封盖患眼。
3. 伤眼；健眼。
4. 有色眼镜。
5. 限制活动；卧床休息；体位。
6. 加剧；反复。
7. 五辛；煎炒炙煿；腥发之物。
8. 下结膜囊；角膜；泪囊。
9. 未病先防；既病防变；病愈防复。
10. 个人卫生。

二、选择题

（一）A 型题

1.A　2.D　3.B　4.D　5.C　6.B

（二）B 型题

1.C　2.B　3.E　4.B　5.D　6.E

（三）X 型题

1.ACD　2.ABCDE　3.ABCDE　4.ABCDE　5.BD　6.ACD　7.ABD

三、判断题

1.×　2.×　3.×　4.√　5.×

四、名词解释

1. 未病先防：是指在未发生疾病之前，采取各种有效措施，做好预防工作，以防止疾病的发生，这是中医学预防疾病思想最突出的表现。

2. 既病防变：是指疾病已经发生后，应及早治疗，防止疾病的发展与传变而变生他症。

3. 病愈防复：是指疾病愈后，通过饮食、起居及情志等的调理，提高人体自身正气，防止疾病复发的一种方法。

五、简答题

1. 答：①医护合作，辨病施护；②根据病情，合理休养；③调畅情志，保养脏腑；④饮食宜忌，视证酌定；⑤煎服药物，注意方法；⑥手术前后，护理得法。

2. 答：①顺应四时，防御外邪；②讲究卫生，保护视力；③饮食有节，起居有常；④加强锻炼，增强体质；⑤注意安全，防止外伤；⑥防止遗传性眼病及预防全身疾患导致的眼病。

六、论述题

答：中医学非常重视饮食调养，强调在治疗疾病时，除药物、手术等外，正确的饮食宜忌有助于眼病的康复。饮食调养的一般原则是要饮食适量，冷热相宜及洁净卫生。食物多样又富于营养，易于消化。

①凡属实热性眼病，不宜食五辛、煎炒炙煿及腥发之物，以免助热生火，或蕴成脾胃湿热，加重病情。②虚寒性眼病当戒食寒凉凝滞之物，以免损伤脾胃，妨碍康复。③年老体胖患者，以清淡饮食为宜，少食肥甘厚味，如过食则有助湿生痰变生他证之弊。④年幼体虚患者则以综合饮食为妥，多食动物肝、瘦肉、蛋类、青菜等，不可偏嗜或偏食。⑤吸烟对身体有害，应少吸或不吸；至于饮酒，对于眼病患者亦以不饮为宜。

只有掌握正确的饮食宜忌，才有助于眼病的恢复。

第八章 胞睑疾病 ▷▷▷▷

习 题

一、填空题

1. 胞睑即西医学的 _____。

2. 胞睑属五轮学说中之 _____，内应于 ____，故胞睑疾病多责之于 ____ 和 ____。

3. 若风热毒邪直袭胞睑者，治宜 _____；属脾胃火热上攻胞睑，治宜 _____；属脾胃湿热上犯胞睑，治宜 _____；属风湿热邪合而为病者，治宜 _____；属脾胃虚弱者，治宜 _____。

4. 针眼相当于西医学的 _____，临床多见 _____ 感染者。

5. 风赤疮痍类似于西医学的 _____、_____ 等，临床多见 _____、_____ 感染所致者。

6. 上胞下垂中医学又名 _____、_____ 等，相当于西医学的 _____。

7. 睑弦赤烂的中医辨证论治分为 _____、_____、_____ 三个证型。

8. 上胞下垂常因上睑肌或支配提上睑肌的动眼神经分支病变、_____、_____ 和 _____ 所致。

9. 临床上，沙眼可分为 _____、_____、_____ 三期。

10. 胞轮振跳的诊断依据是 _____，_____。

11. 睑内结石相当于西医学的 _____。

12. 椒疮类似于西医学的 _____，由 _____ 引起。

13. _____、_____ 等出现以胞睑频频眨动为主要临床表现的疾病，均可参照目劄辨证治疗。

14. 胞生痰核相当于西医学的 _____，也称 _____。

二、选择题

（一）A 型题（每道考题下面有 A、B、C、D、E 5 个备选答案。请从中选择 1 个最佳答案，并将答案写在题干后方的括号内。）

1.胞睑属（　　）

　　A.风轮　　　　　　　　B.血轮　　　　　　　　C.肉轮

　　D.水轮　　　　　　　　E.气轮

2.胞睑疾病多责于（　　）

　　A.肝、脾　　　　　　　B.肝、胃　　　　　　　C.心、脾

　　D.脾、胃　　　　　　　E.肝、肾

3.针眼的发病机制是（　　）

　　A.风热之邪直袭胞睑　　B.喜食辛辣之物　　　　C.余邪未清

　　D.脾气虚弱复感外邪　　E.以上都是

4.针眼反复发作适于（　　）

　　A.针挑法　　　　　　　B.针刺法　　　　　　　C.放血法

　　D.湿敷法　　　　　　　E.以上都不是

5.针眼的外治法有（　　）

　　A.患眼滴 0.5% 熊胆眼药水或抗生素滴眼液，每日 4～6 次

　　B.晚上睡前可涂抗生素眼膏

　　C.本病初期可局部湿热敷

　　D.脓已成者，应行睑腺炎切开引流排脓术

　　E.以上都是

6.胞生痰核相当于西医学的（　　）

　　A.霰粒肿　　　　　　　B.睑腺炎　　　　　　　C.皮样囊肿

　　D.眶脓肿　　　　　　　E.睑脓肿

7.胞生痰核与针眼的区别在于前者（　　）

　　A.发病较急，初起微痒微痛，继之形成局限性硬结

　　B.局部皮色如常，睑内可呈局限性紫红色或黄白色隆起

　　C.患部皮肤红肿，触痛明显

　　D.重者可于睑内形成脓点，脓成破溃，排脓始愈

　　E.若病变发生于近眦部者，可引起眦部白睛赤肿

8.胞睑皮色如常，按之不痛，胞睑有重坠感，睑内呈黄白色隆起，舌苔薄白，脉缓。内治宜（　　）

　　A.银翘散加黄连、黄芩

　　B.六君子汤加蒲公英、皂刺

　　C.化坚二陈丸加炒白术、焦山楂、鸡内金

D. 内疏黄连汤加石膏、知母

E. 泻黄散加天花粉

9. 某中年男性患者，2 天前右眼上睑起水疱，脓疱簇生，胞睑红赤疼痛，极痒，甚或破溃流水，糜烂；且伴胸闷纳呆，口中黏腻，口干，多饮；舌质红，苔腻，脉滑数。应用哪种方药治疗（   ）

    A. 银翘散　　　　　　　　B. 六味地黄汤　　　　　　C. 除风清脾饮

    D. 普济消毒饮　　　　　　E. 除湿汤

10. 患者右眼痒痛并作，睑弦红赤溃烂，出脓出血，眵浊结痂，眵泪胶黏，睫毛稀疏，或倒睫或秃睫；舌质红，苔黄腻，脉濡数。宜用（   ）

    A. 银翘散　　　　　　　　B. 六味地黄汤　　　　　　C. 除风清脾饮

    D. 普济消毒饮　　　　　　E. 除湿汤

11. 患者眦部睑弦红赤，灼热赤痒，甚或睑弦赤烂，出脓出血；舌尖红，苔薄，脉数。宜用（   ）

    A. 银翘散　　　　　　　　B. 补中益气汤　　　　　　C. 导赤散合黄连解毒汤

    D. 普济消毒饮　　　　　　E. 除湿汤

12. 风赤疮痍与睑弦赤烂鉴别的关键是（   ）

    A. 二者病因完全不同　　　B. 二者病机完全不同　　　C. 二者证型完全不同

    D. 二者病位完全不同　　　E. 二者治疗方药毫无共同之处

13. 上胞下垂之脾虚气弱证的治法是（   ）

    A. 清热凉血，疏肝理气　　B. 补益心脾　　　　　　　C. 补脾养血

    D. 补中健脾，升阳益气　　E. 以上均不是

14. 上胞下垂之风痰阻络证的表现为（   ）

    A. 上胞垂下骤然发生，眼珠转动不灵

    B. 目偏视，视一为二

    C. 头晕，恶心，泛吐痰涎

    D. 舌苔厚腻，脉弦滑

    E. 以上都是

15. 胞睑频频眨动，干涩灼痒，白睛淡红，伴口咽干燥，舌红少津，治宜（   ）

    A. 养阴润燥，方用清燥救肺汤

    B. 凉血解毒，方用银花解毒汤

    C. 补肝肾清虚热，方用杞菊地黄丸

    D. 健脾利湿，方用参苓白术散

    E. 祛风清热，方用银翘散

16. 以下哪项不符合椒疮的特点（   ）

    A. 双眼发病　　　　　　　B. 病程较长　　　　　　　C. 传染性

    D. 病程短　　　　　　　　E. 痒痛性

17. 睑缘炎属中医学的（   ）

A. 目劄   B. 胞生痰核   C. 针眼

D. 风赤疮痍   E. 睑弦赤烂

18. 睑内结石的病因病机是（　　　）

A. 风邪客于脾经，壅于胞睑，郁久化热，津液受灼，壅阻睑内

B. 风痰乘虚上壅，阻滞胞睑之间，使气血不能畅达

C. 肝火炽盛，乘脾土，肝火与脾湿搏结于胞睑

D. 脾经蕴热，外感风邪，内夹心火，上攻胞睑

E. 脾胃蕴热，复受风热毒邪侵袭，内热、外邪相搏，上犯胞睑，脉络壅滞，气滞血瘀

19. 目劄的局部治疗宜选用（　　　）

A. 激素类眼药水   B. 抗真菌类眼药水   C. 抗病毒类眼药水

D. 抗生素类眼药水   E. 以上都不是

20. 治疗目劄属肝虚脾旺证的主方是（　　　）

A. 参苓白术散   B. 柴芍六君子   C. 附子理中汤

D. 补中益气汤   E. 除湿汤

21. 针眼未成脓者，局部治疗应（　　　）

A. 内外兼治，促其消散

B. 切开排脓

C. 挤压局部

D. 用针挑破，挤出血水或黏液

E. 切开患部，涂抗生素眼膏

22. 睑弦赤烂之风热偏盛证的内治法是（　　　）

A. 清热除湿，祛风止痒 B. 清心泻火   C. 祛风止痒，清热凉血

D. 疏风消肿，清热解毒 E. 清热解毒，凉血散瘀

23. 风赤疮痍之风湿热毒证的内治法是（　　　）

A. 清热除湿，散邪退翳 B. 祛风除湿，泻火解毒 C. 清热解毒，疏风散邪

D. 除风清脾   E. 清热除湿，祛风止痒

24. 睑弦赤烂之湿热偏盛证的主方是（　　　）

A. 黄连解毒汤   B. 仙方活命饮   C. 犀角地黄汤

D. 三仁汤   E. 除湿汤

25. 椒疮的病名最早见于（　　　）

A.《审视瑶函·椒疮症》

B.《外台秘要·第二十一卷》

C.《证治准绳·杂病·七窍门》

D.《眼科菁华录·卷上·胞睑门》

E.《诸病源候论·目病诸候》

26. 椒疮分泌物涂片或结膜刮片与染色检查可查出（　　　）

A. 滤泡　　　　　　　B. 乳头增生　　　　　C. 沙眼包涵体

D. 结膜炎性细胞浸润　E. 角膜上皮炎

27. 上胞下垂晨轻暮重，伴神疲乏力、吞咽困难，舌淡苔白脉弱，其证型及治疗为（　　）

A. 先天不足，治宜固肾健脾，方用右归饮

B. 肝肾两虚，治宜补益肝肾，方用六味地黄汤

C. 风痰阻络，治宜化痰通络，方用正容汤

D. 脾虚气弱，治宜升阳益气，方用补中益气汤

E. 肝气郁结，治宜疏肝解郁，方用丹栀逍遥散

28. 胞轮振跳的病名最早见于（　　）

A.《审视瑶函·椒疮症》

B.《外台秘要·第二十一卷》

C.《证治准绳·杂病七窍门》

D.《眼科菁华录·卷上·胞睑门》

E.《诸病源候论·目病诸候》

29. 目劄的病名最早见于（　　）

A.《审视瑶函》　　　B.《外台秘要》　　　C.《证治准绳》

D.《眼科菁华录》　　E.《诸病源候论》

30. 针眼初起，胞睑肿胀，痒甚，微红，局部可扪及硬结，压痛；舌苔薄黄，脉浮数。内治宜（　　）

A. 清热解毒，消肿止痛　B. 健脾益气，扶正祛邪　C. 清热化痰，消肿散结

D. 疏风清热，消肿散结　E. 以上都不是

31. 针眼反复发作，面色无华，神倦乏力；舌淡，苔薄白，脉细数。内治宜用的方药是（　　）

A. 银翘散加，赤芍、牡丹皮、当归

B. 仙方活命饮去穿山甲、皂刺

C. 五味消毒饮与犀角地黄汤合用

D. 知柏地黄汤加减

E. 以上都不是

32. 针眼已成脓，脓头位于睑内面者，外治应（　　）

A. 在睑皮肤面切开排脓，切口与睑缘平行

B. 在睑皮肤面切开排脓，切口与睑缘垂直

C. 在睑内肤面切开排脓，切口与睑缘平行

D. 在睑内肤面切开排脓，切口与睑缘垂直

E. 以上都不是

33. 治疗椒疮可选用的眼药水是（　　）

A. 0.5% 熊胆眼药水　　B. 1% 阿托品眼药水　　C. 1% 毛果芸香碱眼药水

     D. 0.5% 地卡因眼药水   E. 以上都不是

34. 胞轮振跳类似于西医学的（   ）

    A. 睑板腺阻塞

    B. 睑板腺囊肿

    C. 眼轮匝肌及面神经痉挛引起的眼睑痉挛

    D. 上睑下垂

    E. 以上都不是

35. 上胞下垂以睢目为病名首载于（   ）

    A.《目经大成·睑废》

    B.《银海精微·胎风赤烂》

    C.《证治准绳·七窍门》

    D.《诸病源候论·目病诸候》

    E. 以上都不是

36. 目剳类似于西医学的（   ）

    A. 结膜滤泡症   B. 沙眼   C. 眼睑痉挛

    D. 滤泡性结膜炎   E. 以上都不是

（二）B 型题（以下提供若干组考题，每组考题共用在考题前列出的 A、B、C、D、E 5 个备选答案。请从中选择 1 个与问题关系最密切的答案，并将答案写在题干后方的括号内。某个备选答案可能被选择一次、多次或不被选择。）

    A. 祛风清热解毒   B. 清热润燥或利湿   C. 疏风清热除湿

    D. 补中益气   E. 清脾泻火解毒

1. 脾胃火热上攻胞睑的治法是（   ）

2. 脾胃湿热上犯胞睑的治法是（   ）

3. 风热毒邪直袭胞睑的治法是（   ）

    A. 银翘散加味   B. 仙方活命饮加减   C. 除湿汤加味

    D. 龙胆泻肝汤加减   E. 托里消毒散加减

4. 针眼，初起时胞睑局限性肿胀，痒甚，微红，可扪及硬结，疼痛拒按；舌苔薄黄，脉浮数。宜用（   ）

5. 睑弦赤痒，灼热疼痛，睫毛根部有糠皮样鳞屑；舌红苔薄，脉浮数。宜用（   ）

6. 椒疮，眼微痒不适，干涩有眵，胞睑内面脉络模糊，眦部红赤，有少量颗粒，色红而坚，状如花椒，或有赤脉下垂；舌尖红，苔薄黄，脉浮数。宜用（   ）

    A. 风热上攻证   B. 血虚生风证   C. 脾经风热证

D. 风湿热毒证　　　　　　　　E. 心火上炎证

7. 患者胞睑皮肤红赤、痒痛、灼热，起水疱；或伴发热恶寒；舌苔薄黄，脉浮数。辨证为（　　）

8. 患者眦部睑弦红赤，灼热刺痒，甚或睑弦赤烂、出脓出血；舌尖红，苔薄，脉数。辨证为（　　）

9. 患者胞睑振跳不休，或牵拽颜面及口角抽动；头昏目眩，面色少华；舌质淡红，苔薄，脉细弦。辨证为（　　）

　　A. 新制柴连汤　　　　　　B. 柴芍六君子汤　　　　C. 龙胆泻肝汤
　　D. 补中益气汤　　　　　　E. 归脾汤

10. 治疗胞轮振跳属心脾两虚证的主方是（　　）

11. 治疗上胞下垂属脾气虚弱证的主方是（　　）

12. 治疗目劄属脾虚肝旺证的主方是（　　）

　　A. 化坚二陈汤　　　　　　B. 普济消毒饮　　　　　C. 托里消毒散
　　D. 银翘散　　　　　　　　E. 驱风散热饮子

13. 治疗针眼属脾虚夹邪证的主方是（　　）

14. 治疗胞生痰核属痰湿阻结证的主方是（　　）

15. 治疗风赤疮痍属风火上攻证的主方是（　　）

　　A. 导赤散合黄连解毒汤　　B. 滋阴退翳汤　　　　　C. 正容汤
　　D. 当归活血汤　　　　　　E. 当归四逆汤

16. 治疗睑弦赤烂属心火上炎证的主方是（　　）

17. 治疗上胞下垂属风痰阻络证的主方是（　　）

18. 治疗胞轮振跳属血虚生风证的主方是（　　）

　　A. 眼睑不自主地牵拽跳动

　　B. 上睑乏力不能上举

　　C. 胞睑内有硬核，触之不痛，皮色如常

　　D. 胞睑频频眨动

　　E. 以上都不是

19. 胞轮振跳是指（　　）

20. 上胞下垂是指（　　）

21. 目劄是指（　　）

　　A. 病毒性睑皮炎　　　　　B. 霰粒肿　　　　　　　C. 眼睑痉挛
　　D. 睑腺炎　　　　　　　　E. 沙眼

22. 针眼相当于西医学的（　　　）
23. 胞生痰核相当于西医学的（　　　）
24. 风赤疮痍相当于西医学的（　　　）
25. 胞轮振跳相当于西医学的（　　　）
26. 椒疮属相当于西医学的（　　　）

　　A. 眦部睑弦红赤，灼热刺痒
　　B. 眦部眼睑红赤，水疱簇生
　　C. 内眦部皮肤潮湿，流泪
　　D. 内眦部皮肤红赤肿痛痒，有一硬结
　　E. 以上都不是

27. 属于针眼的临床表现的是（　　　）
28. 属于睑弦赤烂之心火上炎证的临床表现的是（　　　）

　　A. 分泌物涂片
　　B. 结膜刮片染色
　　C. 荧光抗体染色酶联免疫测定
　　D. 人工泪液滴眼
　　E. 以上都不是

29. 用于检测沙眼衣原体的方法是（　　　）
30. 用于治疗滤泡性结膜炎的方法是（　　　）

（三）X 型题（每一道考题下面有 A、B、C、D、E 5 个备选答案。请从中选择 1 个或多个答案，并将答案写在题干后方的括号内。）

1. 针眼常见的证型包括（　　　）
　　A. 风热客睑证　　　　B. 热毒壅盛证　　　　C. 痰湿阻结证
　　D. 脾虚夹邪证　　　　E. 虚火上炎证
2. 针眼的预防及治疗正确的是（　　　）
　　A. 注意眼睑局部卫生　　B. 调节饮食　　　　C. 挤后排脓
　　D. 局部湿热敷　　　　E. 以上都是
3. 针眼的治疗原则有（　　　）
　　A. 未成脓者内外兼治，促其消散
　　B. 已成脓者切开排脓
　　C. 已成脓者内外兼治，促其消散
　　D. 未成脓者切开排脓
　　E. 以上都不对
4. 胞生痰核是指（　　　）

    A. 胞睑内生硬核　　　　　B. 触之不痛　　　　　　C. 疼痛拒按

    D. 皮色如常　　　　　　　E. 易破损

5. 胞生痰核的临床表现有（　　　）

    A. 胞睑肤色如常，可见硬核凸起

    B. 触之有如米粒或豆粒样的硬核，按之不痛，与皮肤无粘连

    C. 睑内面呈局限性紫红或黄白色隆起

    D. 硬核自行破溃，可见睑内肉芽

    E. 若硬核化脓，多系感受外邪所致

6. 霰粒肿刮除术应用于（　　　）

    A. 硬核较小者　　　　　　B. 硬核较大者　　　　　C. 硬核有破溃趋势

    D. 破溃形成肉芽　　　　　E. 以上均可

7. 胞生痰核初起时的外治法包括（　　　）

    A. 局部按摩　　　　　　　B. 冰敷　　　　　　　　C. 湿热敷

    D. 施行切开刮除术　　　　E. 以上均可

8. 风赤疮痍常见的病因病机有（　　　）

    A. 脾经风热　　　　　　　B. 风火上攻　　　　　　C. 风湿热毒

    D. 肝脾热毒　　　　　　　E. 湿热困脾

9. 风赤疮痍相当于西医学的（　　　）

    A. 过敏性睑皮炎　　　　　B. 眼睑湿疹　　　　　　C. 眼睑脓肿

    D. 病毒性睑皮炎　　　　　E. 眼睑肿瘤

10. 睑弦赤烂的发病特点包括（　　　）

    A. 双眼发病，病程长

    B. 单眼发病，病程长

    C. 病情顽固，时轻时重，缠绵难愈

    D. 病情顽固，可迁延数年，具有传染性

    E. 以上均不对

11. 睑弦赤烂的病因病机是（　　　）

    A. 脾胃蕴热复感风邪，风热合邪触染睑缘

    B. 脾胃湿热，外感风邪，风、湿、热相搏，循经上攻睑缘

    C. 外感风热，邪毒引动内火，风火之邪上攻睑缘

    D. 心火内盛，风邪犯眦，引动心火，风火上炎，灼伤内眦

    E. 肝阳上亢，肝火上攻睑缘而致本病

12. 上胞下垂的辨证分型有（　　　）

    A. 心火上炎证　　　　　　B. 脾虚湿盛证　　　　　C. 脾虚气弱证

    D. 风痰阻络证　　　　　　E. 血虚生风证

13. 胞轮振跳的发病特点有（　　　）

    A. 本病常见于成年人　　　B. 上、下睑均可发生　　C. 以上胞多见

D. 可单眼或双眼发病　　E. 以上都不对

14. 椒疮的辨证分型有（　　　）

A. 风热客睑证　　　　B. 血热瘀滞证　　　C. 脾虚肝旺证

D. 燥邪犯肺证　　　　E. 湿热偏盛证

15. 目劄的临床表现有（　　　）

A. 频频眨动　　　　　B. 痒　　　　　　　C. 稍感涩痛

D. 眼干不适　　　　　E. 畏光

16. 睑弦赤烂之风热偏盛证的临床表现有（　　　）

A. 睑弦赤痒，灼热疼痛

B. 发病较急，患睑局部边缘生疖

C. 睫毛根部有糠皮样鳞屑

D. 睑内可呈限局性紫红色或灰蓝色

E. 眦部白睛赤肿

17. 睑弦赤烂之湿热偏盛证的临床表现有（　　　）

A. 睑弦赤痒，灼热疼痛

B. 睑弦红赤溃烂，出血出脓

C. 睫毛根部有糠皮样鳞屑

D. 眵多胶黏，睫毛稀疏

E. 睑弦秽浊结痂

18. 椒疮的并发和后遗症有（　　　）

A. 倒睫拳毛　　　　　B. 黑睛生翳　　　　C. 白睛红赤

D. 眼珠干燥　　　　　E. 脾肉粘轮

19. 胞轮振跳的病因病机是（　　　）

A. 肝脾血虚，日久生风，虚风内动

B. 心脾两虚，气血不足，筋肉失养

C. 先天禀赋不足，命门火衰

D. 脾虚聚湿生痰，风邪客睑

E. 脾虚中气不足，清阳不升

三、判断题

1. 外睑腺炎在眼睑皮肤面切开，切口与睑缘垂直，必要时可放置引流条。（　　　）

2. 眼丹与针眼的发病部位一样，而且同样有眼睑红肿疼痛，也可伴有畏寒发热、头痛等全身症状，临床上很难鉴别。（　　　）

3. 目劄的临床表现为眼睑频频眨动，不能自主，与胞轮振跳相似，只是程度不同。（　　　）

4. 风赤疮痍不仅发生在胞睑皮肤，还可侵犯黑睛而出现黑睛生翳，且本病多发于春秋季节，以成年患者居多。（　　　）

5. 鳞屑性睑缘炎是由于睑缘的皮脂溢出所造成的慢性炎症，溃疡性睑缘炎是睫毛毛囊及其附属腺体的慢性或亚急性化脓性炎症。（　　）

6. 风赤疮痍和睑弦赤烂二者病位相同，都波及眼睑皮肤，且出现黑睛生翳。（　　）

7. 上胞下垂可单眼或双眼发病，无先天与后天之分。（　　）

8. 针眼的预防措施是注意调节饮食，提倡素食。（　　）

9. 睑内结石未突出于睑内表面者宜提早进行剔除术。（　　）

10. 椒疮病情重者睑内赤痒灼热，羞明流泪，眼眵黏稠，胞睑肿硬，沙涩难睁，视物无影响。（　　）

11. 针眼已成脓，脓头位于睑内面者，外治应在睑内面切开排脓，切口方向应与睑缘平行。（　　）

12.《目经大成》中以"手攀上睑向明开"说明上胞下垂的严重症状。（　　）

13.《诸病源候论·目病诸候》在论述上胞下垂的病因病机时指出：由"血气虚，则肌肤开而受凉，客于肌肤之间"所致。（　　）

14.《审视瑶函·椒疮症》说："此症生于脾内，红而坚者是。有则沙擦难开，多泪而痛。"（　　）

15. 胞睑硬结处，皮色微红，睑内相应部位呈紫红色者为针眼。（　　）

16. 胎风赤烂是发生于婴幼儿的睑弦赤烂。（　　）

17. 针眼与胞生痰核初起均可热敷以促其消散。（　　）

四、名词解释

1. 眼丹
2. 胞生痰核
3. 风赤疮痍
4. 睑弦赤烂
5. 上胞下垂
6. 胞轮振跳
7. 椒疮
8. 目劄
9. 睑内结石
10. 胎风赤烂

五、简答题

1. 简述胞睑疾病的主要临床表现。
2. 简述眼丹与针眼的鉴别要点。
3. 简述风赤疮痍的病因病机。
4. 简述睑弦赤烂与风赤疮痍的鉴别要点。
5. 简述胞轮振跳的临床表现。

6. 简述椒疮与粟疮的鉴别要点。

7. 简述针眼与胞生痰核的鉴别要点。

六、论述题

1. 试述风赤疮痍的辨证分型及治疗。

2. 试述椒疮的预防与调护。

3. 试述椒疮有哪些并发症和后遗症。

4. 试述睑弦赤烂的辨证分型与治疗。

5. 试述上胞下垂的临床表现。

七、病案分析题

1. 某患者，女，25 岁。因左眼睑皮肤灼热疼痛，起水疱 1 周而来就诊。患者于 1 周前感左眼睑皮肤灼痒，继而眼睑红肿，出现水疱，渗出黏液，局部糜烂，疼痛剧烈；并有畏光流泪，头痛发热。检查可见患者左眼睑红肿，疱疹群起成簇，波及前额，其分布不超过颜面中线，部分破溃渗出黏液，白睛红赤；舌质红，苔黄燥，脉弦数。

问题：根据该患者的临床表现，做出中西医诊断，判断证型，拟定治法及方药。

2. 某患者，男，18 岁。右眼肿痛 2 天，伴口渴喜饮，便秘溲赤。检查：右上睑红肿，近外眦部可扪及一硬结如麦粒，压痛明显，外眦部白睛红赤；舌红苔黄，脉数。

问题：根据该患者的临床表现，做出中西医诊断，判断证型，拟定治法及方药。

3. 某患儿，男，7 岁。左眼反复生疖肿，伴纳少便溏。检查：左上睑中部红肿局限，轻度压痛，可扪及麦粒样硬结。患儿面色无华；舌淡，苔薄白，脉细数。

问题：根据该患儿的临床表现，做出中西医诊断，判断证型，拟定治法及方药。

4. 某患者，女，50 岁。于 1 个月前自觉双眼羞明流泪，眼眵黏稠，胞睑肿硬，沙涩难睁，睑内脉络模糊，红赤明显，颗粒丛生，并见赤脉下垂；舌红，苔黄，脉数。

问题：根据该患者的临床表现，做出中西医诊断，判断证型，拟定治法及方药。

5. 某患者，女，32 岁。于 1 周前自觉双眼睑抬举无力，晨起或休息后减轻，午后或劳累后加重，双眼向前平视时上胞遮盖黑睛上缘超过 2mm，睑裂变窄，紧压眉弓部，上胞抬举困难；伴神疲乏力，食欲不振，吞咽困难；舌淡苔薄，脉弱。

问题：根据该患者的临床表现，做出中西医诊断，判断证型，拟定治法及方药。

参考答案

一、填空题

1. 眼睑。

2. 肉轮；脾；脾；胃。

3. 祛风清热解毒；清脾泻火解毒；清热燥湿或利湿；疏风清热祛湿；补中益气。

4. 睑腺炎；金黄色葡萄球菌。

5. 病毒性睑皮炎；过敏性睑皮炎；单纯疱疹病毒；带状疱疹病毒。

6. 瞚目；侵风；上睑下垂。

7. 风热偏盛证；湿热偏盛证；心火上炎证。

8. 重症肌无力；先天异常；机械性开睑障碍。

9. 进行期；退行期；完全结瘢期。

10. 胞睑跳动；不能自控。

11. 睑结膜结石症。

12. 沙眼；沙眼衣原体。

13. 小儿慢性结膜炎；小儿多动症；小儿多瞬症。

14. 睑板腺囊肿；霰粒肿。

二、选择题

（一）A 型题

1.C　2.D　3.E　4.A　5.E　6.A　7.B　8.C　9.E　10.E　11.C　12.D　13.D　14.E
15.A　16.D　17.E　18.A　19.D　20.B　21.A　22.C　23.B　24.E　25.C　26.C
27.D　28.D　29.A　30.D　31.E　32.D　33.A　34.C　35.D　36.E

（二）B 型题

1.E　2.B　3.A　4.A　5.A　6.A　7.C　8.E　9.B　10.E　11.D　12.B　13.C　14.A
15.B　16.A　17.C　18.D　19.A　20.B　21.D　22.D　23.B　24.A　25.C　26.E
27.E　28.A　29.C　30.E

（三）X 型题

1.ABD　2.ABD　3.AB　4.ABD　5.ABCDE　6.BCD　7.AC　8.ABCD　9.AD
10.AC　11.ABD　12.CD　13.ABCD　14.AB　15.ABCE　16.AC　17.BDE
18.ABDE　19.AB

三、判断题

1.×　2.×　3.×　4.√　5.√　6.×　7.×　8.×　9.×　10.×　11.×　12.√
13.√　14.√　15.√　16.√　17.√

四、名词解释

1.眼丹：又名眼痈、覆杯，本病为眼科急重症，西医学的眼睑蜂窝组织炎类似于本病。

2. 胞核生痰：是指胞睑内生硬核，触之不痛，皮色如常的眼病。类似于西医学的睑板腺囊肿。

3. 风赤疮痍：是指胞睑皮肤红赤如朱，灼热疼痛，起水疱或脓疱，甚至溃烂的眼病。类似于西医学的病毒性睑皮炎、过敏性睑皮炎。

4. 睑弦赤烂：是以睑弦红赤、溃烂、刺痒为临床特征的眼病。类似于西医学的睑缘炎，包括鳞屑性睑缘炎、溃疡性睑缘炎和眦部睑缘炎。

5. 上胞下垂：是指上胞乏力不能升举，以致睑裂变窄，掩盖部分或者全部瞳神的眼病，类似于西医学的上睑下垂。

6. 胞轮振跳：是指眼睑不由自主地牵拽跳动的眼病，类似于西医学的眼轮匝肌及面神经痉挛引起的眼睑痉挛。

7. 椒疮：是指胞睑内面颗粒累累，色红而坚，状若花椒的眼病。相当于西医学的沙眼，由感染沙眼衣原体引起。

8. 目劄：是以胞睑频频眨动为主要临床特征的眼病。

9. 睑内结石：是指胞睑内面生有黄白色、状如碎米的坚硬颗粒的眼病。相当于西医学的睑结膜结石症。

10. 胎风赤烂：为睑弦赤烂发于婴儿者，是风湿热邪蕴结引起的眼睑边缘赤肿溃烂、刺痒灼痛为主要变现的眼病。

五、简答题

1. 答：胞睑疾病的主要临床表现为：胞睑红热疼痛，生疮溃脓；睑弦红赤、烂、痒、倒睫；睑内面红赤模糊，条缕不清，颗粒丛生，或肿核如豆等症。

2. 答：眼丹与针眼虽然皆为风热邪毒客于胞睑所致，但针眼病位在皮脂腺和睑板腺，病灶相对局限；眼丹病位在眼睑结缔组织，病灶弥散于整个胞睑，病势笃重，若失治误治，病易传变而危及生命。

3. 答：风赤疮痍的病因病机：①脾经蕴热，外感风邪，风热之邪循经上犯胞睑。②外感风热邪毒引动内火，风火之邪上攻胞睑，以致胞睑皮肤溃烂。③脾胃湿热中阻，土胜侮木，脾病及肝，肝脾同病，复感风邪，风湿热邪循经上犯。

4. 答：睑弦赤烂与风赤疮痍皆有红赤湿烂等症。但二者病位不同：睑弦赤烂病变部位仅限于睑缘或眦部睑缘，一般不波及睑部皮肤；而风赤疮痍病变部位则以眼睑及前额部皮肤为主，多不累及睑弦，并可出现黑睛生翳。

5. 答：胞轮振跳的临床表现：①自觉症状不能自控的胞睑跳动，时频时疏，在过劳、久视、睡眠不足时跳动更加频繁，稍事休息症状减轻或消失；可伴颜面及口角抽搐跳动。②眼部检查胞睑跳动，或可见眉际、面晌动。

6. 答：椒疮与粟疮症状相似，均有睑内颗粒；但粟疮常见于儿童及青少年，多无症状或微感痒涩，下睑内面见大小均匀、排列整齐、色黄而软、半透明颗粒，睑内红赤，无赤脉下垂，愈后不留瘢痕。

7. 答：针眼与胞生痰核的鉴别要点见表 8-1。

表 8-1　针眼与胞生痰核的鉴别要点

病名	针眼	胞生痰核
发病部位	在睑弦	远离睑弦
主症	胞睑红肿焮痛，拒按，与睑皮肤粘连，或化脓，溃后可自愈	睑皮肤正常，硬核突起，压之不痛，不与睑皮肤粘连，睑内局限性黄白色或紫红色隆起，或见肉芽
病势	急	缓
病程	短，一般 3～5 月	长，数周或数月
对白睛影响	或可见白睛赤肿	一般无影响

六、论述题

1.答:（1）脾经风热证。证候:胞睑皮肤红赤、痒痛、灼热、起水疱;或伴发热恶寒;舌苔薄黄,脉浮数。治法:除风清脾。方药:除风清脾饮加减。

（2）风火上攻证。证候:胞睑红赤如朱,焮热疼痛难忍,水疱簇生,甚而溃烂;或伴发热寒战;舌质红,苔黄燥,脉数有力。治法:清热解毒,疏风散邪。方药:普济消毒饮加减。

（3）风湿热毒证。证候:胞睑红赤疼痛,水疱、脓疱簇生,极痒,甚或破溃流水,糜烂;或伴胸闷纳呆、口中黏腻、饮不解渴等症;舌质红,苔腻,脉滑数。治法:祛风除湿,泻火解毒。方药:除湿汤加味。

（4）肝脾毒热证。证候:胞睑红赤痒痛,水疱、脓疱簇生,患眼碜涩疼痛,畏光流泪,抱轮红赤或白睛混赤,黑睛星翳或黑睛生翳溃烂;伴见头痛、发热、口苦;舌红苔黄,脉弦数。治法:清热解毒,散邪退翳。方药:龙胆泻肝汤加味。

2.答:椒疮是一种常见的慢性传染性眼病,其毒邪常附着在患眼的分泌物及泪液中,经手、毛巾、水源等传给他人和健眼,应加强其防治。

（1）大力开展卫生宣传教育,把本病的危害性、传染途径、诊断与治疗方法向群众宣传,进行群众性的普查和防治。

（2）改善环境卫生和个人卫生,提倡一人一巾,水源充足的地方提倡流水洗脸。患者的洗脸用具要与健康人分开使用,尤其是服务行业的洗脸用具,必须严格消毒后使用,以免引起交叉感染。重症椒疮患者不宜去游泳场馆游泳及公共浴池洗浴。

（3）饮食宜清淡,忌辛辣刺激,戒除烟酒嗜好。

3.答:椒疮的并发症与后遗症有:①睑弦内翻及倒睫拳毛;②赤膜下垂;③黑睛星翳;④脾肉粘轮;⑤流泪症与漏睛;⑥眼珠干燥;⑦上胞下垂。

4.答:（1）风热偏盛证。证候:睑弦赤痒,灼热疼痛,睫毛根部有糠皮样鳞屑;舌红苔薄,脉浮数。治法:祛风止痒,清热凉血。方药:银翘散加味。

（2）湿热偏盛证。证候:患眼痒痛并作,睑弦红赤溃烂,出脓出血,秽浊结痂,眵泪胶黏,睫毛稀疏,或倒睫,或秃睫;舌质红,苔黄腻,脉濡数。治法:清热除湿,祛风止痒。方药：除湿汤加味。

（3）心火上炎证。证候：眦部睑弦红赤，灼热刺痒，甚或睑弦赤烂、出脓出血；舌尖红，苔薄，脉数。治法：清心泻火。方药：导赤散合黄连解毒汤加味。

5. 答：（1）自觉症状：上胞垂下，影响视瞻。属先天者自幼罹患，视瞻时需昂首皱额，甚至以手提起上胞方能视物；属后天者晨起或休息后减轻，午后或劳累后加重，或视一为二、目偏视等。或可伴神疲乏力、吞咽困难或头晕、恶心、呕吐等。

（2）眼部检查：两眼自然睁开向前平视时，上胞遮盖黑睛上缘超过 2mm，有不同程度的睑裂变窄，或上胞遮盖部分瞳神；可见扬眉张口，日久则形成额皮皱起；用拇指紧压眉弓部，让患眼向上注视，上胞抬举困难。

（3）实验室及特殊检查：用甲基硫酸新斯的明 0.5mg 皮下或肌内注射，15～30 分钟后见上胞下垂减轻或消失者，多为重症肌无力眼睑型。

七、病案分析题

1. 答：（1）西医诊断：带状疱疹（左眼）。

（2）中医诊断：风赤疮痍（左眼）。

（3）证型：肝脾毒热证。

（4）治法：清热解毒，散邪退翳。

（5）方药：龙胆泻肝汤加味。药物组成：柴胡、黄芩、车前子、当归、栀子、木通、泽泻、甘草、龙胆草、生地黄。

2. 答：（1）西医诊断：睑腺炎（右眼）。

（2）中医诊断：针眼（右眼）。

（3）证型：热毒壅盛证。

（4）治法：清热解毒，消肿止痛。

（5）方药：仙方活命饮加减。药物组成：白芷、浙贝母、防风、赤芍、当归尾、甘草、皂角刺、穿山甲、天花粉、乳香、没药、金银花、陈皮。

3. 答：（1）西医诊断：左眼睑腺炎。

（2）中医诊断：左眼针眼。

（3）证型：脾虚夹实证。

（4）治法：健脾益气，清热排脓。

（5）方药：四君子汤加减。药物组成：人参、白术、茯苓、炙甘草。

4. 答：（1）西医诊断：沙眼（双眼）。

（2）中医诊断：椒疮（双眼）。

（3）证型：热毒壅盛证。

（4）治法：清热解毒，除风散邪。

（5）方药：除风清脾饮加减。药物组成：陈皮、连翘、防风、知母、玄明粉、黄芩、玄参、黄连、荆芥穗、大黄、桔梗、生地黄。

5. 答：（1）西医诊断：上睑下垂（双眼）。

（2）中医诊断：上胞下垂（双眼）。

（3）证型：脾虚气弱证。

（4）治法：升阳益气。

（5）方药：补中益气汤加减。药物组成：黄芪、甘草、人参、当归身、橘皮、升麻、柴胡、白术。

第九章　两眦疾病 ▷▷▷▷

习　题

一、填空题

1. 流泪症是指泪液不循常道而溢出 _____ 的眼病。

2. 流泪症类似于西医学的 _____。

3. 漏睛是以内眦部常有黏液或脓液自 _____ 沁出为特征的眼病。

4. 漏睛疮是指内眦 _____ 下方突发赤肿疼痛，继之溃破出脓的眼病。

5. 漏睛相当于西医学的 _____。

6. 漏睛疮相当于西医学的 _____。

7. 泪道包括泪小点、泪小管、泪囊、_____。

8. _____ 的病因病机为：心有伏火，脾蕴湿热，流注经络，上攻泪窍，热腐成脓所致。

9. 两眦属五轮中的 _____。

10. 流泪症的病因病机中包括 _____ 不足，泪窍不密，风邪外袭而致泪出。

11. 流泪症的治疗若 _____ 者，可行手术治疗。

12. 流泪症若流泪清冷者，可加神阙穴艾灸及同侧 _____ 温针治疗。

13. 漏睛冲洗泪道时多有阻塞现象，并有 _____ 自泪窍反流。

14. 婴儿漏睛患者，局部按摩日久无效者，可于六个月后行 _____。

15. 漏睛疮已成脓者应切开排脓，并放置 _____，每日换药，待脓尽伤口愈合。

16. 漏睛疮若已成漏者，可行 _____ 并切除瘘管。

17. 两眦疾病的临床表现多为：_____、_____、_____、_____、_____。

二、选择题

（一）A 型题（每道考题下面有 A、B、C、D、E 5 个备选答案。请从中选择 1 个最佳答案，并将答案写在题干后方的括号内。）

1. 六淫所致两眦疾病中尤以（　　　）
   A. 风邪为患居多
   B. 寒湿为患居多
   C. 风湿为患居多
   D. 火热为患居多
   E. 风燥为患居多

2. 眼泪常流，拭之又生，泪水清冷稀薄，多因于（　　　）

　　A. 肝肾两亏，约束无权　　B. 肝经实热，泪窍失利　　C. 肝血不足，外感风邪

　　D. 脾肾阳虚，收摄失司　　E. 肺经虚热，泪泉失约

3. 某患者，无时泪下，泪液清冷稀薄，不耐久视；面色无华，神疲乏力，心悸健忘；舌淡，苔薄，脉细弱。治疗应首选的方剂是（　　　）

　　A. 左归饮　　　　　　　B. 竹叶泻经汤　　　　　　C. 八珍汤

　　D. 黄连解毒汤　　　　　E. 驱风散热饮子

4. 内眦溢脓，不红不肿，压之不痛，指压脓出，多属（　　　）

　　A. 脾虚有湿　　　　　　B. 心脾积热　　　　　　　C. 心肺风热

　　D. 脾经风热夹湿　　　　E. 肝胆实热

5.《原机启微》中"其病隐涩不自在，稍觉眊矂，视物微昏"所描述的"热积必溃之病"是指（　　　）

　　A. 小眦漏　　　　　　　B. 大眦漏　　　　　　　　C. 睑弦赤烂

　　D. 针眼　　　　　　　　E. 凝脂翳穿孔

6. 漏睛的严重危害是（　　　）

　　A. 溢脓流泪

　　B. 下睑外翻

　　C. 可发生凝脂翳、黄液上冲等严重病症

　　D. 晨起"眼眵"封住上下眼睑

　　E. 演变为漏睛疮

7. 治疗两眦疾病的原则为（　　　）

　　A. 实者泻火清火，虚者补心养肺

　　B. 实者泻火清火，虚者补益脾胃

　　C. 实者清热解毒，虚者滋养肾水

　　D. 实者清热解毒，虚者养血补心

　　E. 实者泻火解毒，虚者滋养肝肾

8. 根据五轮学说，两眦属于（　　　）

　　A. 气轮　　　　　　　　B. 火轮　　　　　　　　　C. 血轮

　　D. 水轮　　　　　　　　E. 肉轮

9. 漏睛疮属于风热上攻型，症见大眦角处红肿疼痛，头痛泪多，恶寒发热者，选何方为宜（　　　）

　　A. 黄连解毒汤　　　　　B. 千金托里散　　　　　　C. 银翘散

　　D. 驱风一字散　　　　　E. 竹叶泻经汤

10. 漏睛疮溃后漏口难敛，脓汁稀少，面色苍白，神疲；舌淡苔薄白，脉细弱。宜用（　　　）

　　A. 黄连解毒汤加减　　　B. 托里消毒散加减　　　　C. 驱风散热饮子加减

　　D. 白薇丸加减　　　　　E. 明目羊肝丸加减

11. 漏睛与漏睛疮的主要鉴别点是（　　　）

　　A. 患病时间长短　　　　　B. 既往有无急性发作史　　C. 有无发热、恶寒等

　　D. 局部是否红肿疼痛　　　E. 发病部位

12. 流泪症泪道阻塞者有效的治法是（　　　）

　　A. 内服中药　　　　　　　B. 针刺疗法　　　　　　　　C. 点眼药

　　D. 手术治疗　　　　　　　E. 中成药

13. 从下泪小点进针冲洗泪道时，若冲洗阻力很大，鼻咽部无水，冲洗液主要从上泪小点反流者，则提示（　　　）

　　A. 泪小管阻塞　　　　　　B. 慢性泪囊炎　　　　　　　C. 鼻泪管狭窄

　　D. 鼻泪管阻塞　　　　　　E. 泪总管阻塞

14. 鼻泪管开口于（　　　）

　　A. 下鼻道　　　　　　　　B. 中鼻道　　　　　　　　　C. 上鼻道

　　D. 后鼻孔　　　　　　　　E. 咽部

15. 迎风流泪主要是由于（　　　）。

　　A. 泪窍闭塞，泪液外溢　　B. 肝血不足，风邪入侵　　C. 肝肺风热，上袭泪窍

　　D. 肝肾两虚，约束无权　　E. 气血不足，生化乏源

16. 漏睛的病名含义是（　　　）

　　A. 泪液经常溢出睑弦而外流

　　B. 以内眦部常有黏液或脓液自泪窍沁出为临床特征的眼病

　　C. 内眦睛明穴下方突发赤肿疼痛，继之溃破出脓的眼病

　　D. 邪热久积所引起的一种顽固的慢性眼病

　　E. 类似西医学的慢性泪囊炎

17. 某老年患者，眼泪常流，拭之又生，或泪液清冷稀薄；兼头昏耳鸣，腰膝酸软；脉细弱。其治法是（　　　）

　　A. 补养肝血，祛风散邪　　B. 益气养血，收摄止泪　　C. 补益肝肾，固摄止泪

　　D. 清热解毒，消瘀散结　　E. 补气养血，托里排毒

18. 某患者，内眦头微红潮湿，可见脓液浸渍，拭之又生，脓多且稠；按压睛明穴下方时，有脓液从泪窍沁出；伴小便黄赤；舌红苔黄腻，脉濡数。其治疗首选方剂是（　　　）

　　A. 白薇丸　　　　　　　　B. 左归饮　　　　　　　　　C. 八珍汤

　　D. 竹叶泻经汤　　　　　　E. 托里消毒散

19. 某患者，左眼热泪频流，内眦部红肿疼痛，其下方隆起，可扪及肿核，疼痛拒按；伴头痛；舌红苔薄黄，脉浮数。其治法是（　　　）

　　A. 疏风清热，消肿散结　　B. 清热解毒，消瘀散结　　C. 补气养血，托里排毒

　　D. 疏风清热　　　　　　　E. 清心利湿

20. 某患者，右眼内眦睛明穴下方皮肤红肿疼痛，有肿核隆起，核硬拒按，疼痛难忍，红肿漫及颜面胞睑，耳前有肿核及压痛；舌质红，苔黄燥，脉洪数。其治疗首选方

剂是（　　　）

    A. 千金托里散　　　　　　B. 驱风散热饮子　　　　　C. 竹叶泻经汤

    D. 左归饮　　　　　　　　E. 黄连解毒汤合五味消毒饮

21. 流泪症类似于西医学的（　　　）

    A. 流泪　　　　　　　　　B. 溢泪　　　　　　　　　C. 泪溢

    D. 泪腺病变　　　　　　　E. 泪道阻塞

22. 中医学认为，五脏化生五液，泪为（　　　）

    A. 肾之液　　　　　　　　B. 肺之液　　　　　　　　C. 脾之液

    D. 肝之液　　　　　　　　E. 心之液

23. 某患者，右眼无红赤肿痛，流泪，迎风更甚，隐涩不适；伴头晕目眩，面色少华；舌淡苔薄，脉细。其证候是（　　　）

    A. 气血不足，收摄失司证

    B. 肝肾两虚，约束无权证

    C. 风热上攻证

    D. 正虚邪留证

    E. 肝血不足，复感风邪证

24. 漏睛疮的病名最早见于（　　　）

    A.《原机启微·热积必溃之病》

    B.《诸病源候论·目病诸候》

    C.《太平圣惠方·治眼脓漏诸方》

    D.《证治准绳·杂病·七窍门》

    E.《医宗金鉴·外科心法要诀·漏睛疮》

25. 某患者，因经常流泪就诊，检查指压泪囊区有脓性分泌物流出，局部不红，无压痛，患者最可能患了（　　　）

    A. 慢性泪囊炎　　　　　　B. 结膜炎　　　　　　　　C. 角膜炎

    D. 急性泪囊炎　　　　　　E. 巩膜炎

26. 由于出生后鼻泪管下端的胚胎残膜未破，使鼻泪管下端阻塞，泪液和细菌潴留在泪囊内，而致泪囊炎，此种情况属于（　　　）

    A. 急性泪囊炎　　　　　　B. 慢性泪囊炎　　　　　　C. 新生儿泪囊炎

    D. 泪囊蜂窝组织炎　　　　E. 睑板腺炎

27. 迎风流泪多为（　　　）

    A. 肝肾阴虚　　　　　　　B. 肝经实热　　　　　　　C. 外感风热

    D. 肺经虚热　　　　　　　E. 脾肾阳虚

28. 关于慢性泪囊炎，下列哪项叙述不正确（　　　）

    A. 由急性泪囊炎转变而来

    B. 滴抗生素眼药水前，需挤压排空泪囊内分泌物

    C. 泪溢是患者的主要症状

D. 挤压泪囊区有黏液脓性分泌物自泪小点溢出

E. 泪囊鼻腔吻合术是常用术式

29. 某患者，于 3 年前自觉右眼经常流泪，内眦部经常有脓流出。内眦部微红潮湿，睛明穴下方微有隆起，按之有脓液自泪窍流出，冲洗泪道时有脓液自泪窍反流；舌红苔黄腻，脉濡数。其中医诊断是（　　）

A. 火疳	B. 金疳	C. 流泪症
D. 漏睛疮	E. 漏睛	

30. 某患者，于 3 年前自觉右眼经常流泪，内眦部经常有脓流出。内眦部微红潮湿，睛明穴下方微有隆起，按之有脓液自泪窍流出，冲洗泪道时有脓液自泪窍反流，舌红苔黄腻，脉濡数。其证属（　　）

A. 风热停留	B. 风热上扰	C. 热毒炽盛
D. 心脾积热	E. 风热上攻	

31. 某患者，于 3 年前自觉右眼经常流泪，内眦部经常有脓流出。内眦部微红潮湿，睛明穴下方微有隆起，按之有脓液自泪窍流出，冲洗泪道时有脓液自泪窍反流，舌红苔黄腻，脉濡数。其治法是（　　）

A. 清心利湿	B. 托里排毒	C. 清热解毒
D. 疏风清热	E. 消瘀散结	

32. 某患者，于 3 年前自觉右眼经常流泪，内眦部经常有脓流出。内眦部微红潮湿，睛明穴下方微有隆起，按之有脓液自泪窍流出，冲洗泪道时有脓液自泪窍反流，舌红苔黄腻，脉濡数。其治疗首选的方剂是（　　）

A. 白薇丸加蒲公英	B. 竹叶泻经汤加减	C. 黄连解毒汤加减
D. 千金托里散加减	E. 驱风散热饮子加减	

33. 两眦疾病属心火炽盛证的治法应是（　　）

A. 清热解毒	B. 苦寒泻心	C. 滋补肝肾
D. 滋阴降火	E. 滋阴潜阳	

34. 漏睛的病名最早见于（　　）

A.《原机启微·热积必溃之病》

B.《诸病源候论·目病诸候》

C.《太平圣惠方·治眼脓漏诸方》

D.《证治准绳·杂病·七窍门》

E.《银海精微·迎风流泪症》

35. "若脏气不足，则不能收制其液，故目自然泪出。"见于（　　）

A.《银海精微·迎风流泪症》

B.《证治准绳·杂病·七窍门》

C.《诸病源候论·目病诸候》

D.《原机启微·热积必溃之病》

E.《太平圣惠方·治眼脓漏诸方》

36. "为肝虚风动则泪流，故迎风流泪。"见于哪本古医籍（　　　）

    A.《诸病源候论·目病诸候》

    B.《原机启微·热积必溃之病》

    C.《太平圣惠方·治眼脓漏诸方》

    D.《银海精微·迎风流泪症》

    E.《证治准绳·杂病·七窍门》

37. 流泪症多见于（　　　）

    A. 病后体弱的妇女、老年人

    B. 儿童、妇女

    C. 中、老年男性

    D. 老年人

    E. 以上都不是

38. 冲洗泪道常用（　　　）

    A. 0.25% 氯霉素眼药水　　　B. 0.4% 环丙沙星眼药水　　C. 1% 双黄连液

    D. 0.5% 熊胆眼药水　　　E. 以上都不是

39. 漏睛疮相当于西医学的（　　　）

    A. 慢性泪囊炎　　　　　B. 泪道阻塞　　　　　C. 急性泪囊炎

    D. 流泪症　　　　　　E. 以上都不是

40. 漏睛与流泪症相鉴别的要点是（　　　）

    A. 泪液的性质　　　　　B. 流泪的时间　　　　　C. 病因病机

    D. 泪道阻塞　　　　　E. 以上都不是

（二）B 型题（以下提供若干组考题，每组考题共用在考题前列出的 A、B、C、D、E 5 个备选答案。请从中选择 1 个与问题关系最密切的答案，并将答案写在题干后方的括号内。某个备选答案可能被选择一次、多次或不被选择。）

    A. 止泪补肝散　　　　　B. 白薇丸　　　　　C. 竹叶泻经汤

    D. 六味地黄汤　　　　　E. 八珍汤

1. 流泪症属肝血不足复感风邪证的主方是（　　　）

2. 流泪症属气血不足收摄失司证的主方是（　　　）

    A. 内眦穴开窍如针目　　　B. 按之则沁沁脓出　　　C. 其病隐涩不自在

    D. 稍觉眵膜　　　　　E. 视物微昏

3.《原机启微·热积必溃之病》对漏睛病位的记载是（　　　）

4.《原机启微·热积必溃之病》对漏睛主症的记载是（　　　）

    A. 白薇丸　　　　　B. 银翘散　　　　　C. 竹叶泻经汤

D. 黄连解毒汤　　　　　　　E. 托里消毒散

5. 漏睛属心脾积热证的主方是（　　）
6. 漏睛疮属风热上攻证的主方是（　　）

　　A. 风热停留证、正虚邪留证
　　B. 肝血不足、复感风邪证
　　C. 风热上攻证、热毒炽盛证
　　D. 气血不足证、正虚邪留证
　　E. 风热停留证、心脾湿热证

7. 漏睛疮常见的临床分型有（　　）
8. 流泪症常见的临床分型有（　　）

　　A. 牛黄解毒丸　　　　　　B. 黄连上清丸　　　　　C. 十全大补丸
　　D. 杞菊地黄丸　　　　　　E. 知柏地黄丸

9. 适用于流泪症肝肾两虚，约束无权证的中成药是（　　）
10. 适用于漏睛疮风热上攻证的中成药是（　　）

　　A. 胞睑触及麦粒样硬结，压痛拒按
　　B. 胞睑皮内可触及圆形硬核，压之不痛，与皮肤无粘连
　　C. 按压睛明穴下方，有黏液或脓液自泪窍泌出
　　D. 睛明穴下方皮肤红肿焮痛
　　E. 冲洗泪道时，泪道通畅，或通而不畅，或不通，但无黏液从泪窍溢出

11. 流泪症的诊断依据主要有（　　）
12. 漏睛疮的诊断依据主要有（　　）

　　A. 泪囊鼻腔吻合术　　　　B. 泪道探通术　　　　　C. 泪道冲洗
　　D. 泪囊摘除术　　　　　　E. 以上都不是

13. 漏睛用药物治疗不愈者，最佳的选择是（　　）
14. 流泪症久治不愈者可选择（　　）

　　A. 补养肝血，祛风散邪　　B. 疏风清热　　　　　　C. 清心利湿
　　D. 疏风清热，消肿散结　　E. 以上都不是

15. 漏睛疮属风热上攻证的治法是（　　）
16. 漏睛属心脾湿热证的治法是（　　）

　　A. 补养肝肾，祛风散邪　　B. 益气养血，收摄止泪　　C. 补养肝血，祛风散邪
　　D. 补益肝肾，固摄止泪　　E. 以上都不是

17. 流泪症之肝血不足、复感风邪证的治法是（　　　　）
18. 流泪症之气血不足、收摄失司证的治法是（　　　　）

（三）X 型题（每一道考题下面有 A、B、C、D、E 5 个备选答案。请从中选择 1 个或多个答案，并将答案写在题干后方的括号内。）

1. 流泪症的病证有（　　　）
   A. 肝血不足，复感风邪证
   B. 气血不足，收摄失司证
   C. 肝肾两虚，约束无权证
   D. 风热停留证
   E. 心脾湿热证

2. 漏睛疮的病因病机是（　　　）
   A. 过嗜辛辣炙煿，心脾热毒壅盛，致气血凝滞，营卫不和
   B. 风热伏于泪窍
   C. 外感风热，停留泪窍
   D. 心有伏火，脾蕴湿热，流注经络，上攻泪窍，腐而成脓
   E. 心经蕴热或素有漏睛，热毒内蕴，复感风邪，风热搏结

3. 漏睛的预防和调护是（　　　）
   A. 应及时治疗椒疮，可减少和防止本病发生
   B. 对有鼻部疾病者，应及时治疗，可防止本病发生
   C. 嘱患者点眼药前，先将黏液或脓液挤出
   D. 勿食辛辣炙煿等刺激性食物
   E. 红肿热痛者，切勿采用泪道冲洗及泪道探通术

4. 漏睛疮的病证有（　　　）
   A. 风热上攻证　　　　　　B. 热毒炽盛证　　　　　　C. 正虚邪留证
   D. 风热停留证　　　　　　E. 心脾湿热证

5. 漏睛的外治法包括（　　　）
   A. 熊胆滴眼液、鱼腥草滴眼液滴眼
   B. 双黄连溶液冲洗泪道
   C. 泪道探通术
   D. 泪囊摘除术
   E. 针灸

6. 泪液的生成与排泄与下列何脏功能有关（　　　）
   A. 肝　　　　　　　　　　B. 脾　　　　　　　　　　C. 心
   D. 肺　　　　　　　　　　E. 肾

三、判断题

1. 漏睛疮可由漏睛演变而来,亦可因其他原因而突然发生。(　　　)

2. 因肾主水液,泪为肝之液,所以两眦病变与肝肾亦相关。(　　　)

3. 流泪多因泪道狭窄或阻塞等引起。(　　　)

4. 脾气亏虚,生化乏源,气血不足,风邪外袭而致泪出。(　　　)

5. 流泪症可见泪窍外翻现象。(　　　)

6. 流泪症冲洗泪道时通而不畅,或不通,有黏液自泪窍溢出。(　　　)

7. 泪道阻塞者可试行泪道激光或泪道硅管留置治疗。(　　　)

8. 漏睛按压内眦有黏液或脓液自泪窍沁出。(　　　)

9. 漏睛患者滴眼药水前应先将脓液或黏液压净,以便药达病所。(　　　)

10. 漏睛疮是指内眦突发赤肿疼痛,继之溃破出脓的眼病。(　　　)

11. 漏睛疮切勿采用泪道冲洗及泪道探通术,以免脓毒扩散。(　　　)

12. 漏睛疮已成脓者可用如意金黄散调和外敷,以清热解毒,促其消散。(　　　)

13.《诸病源候论·目病诸候》中谓:"若中气不足,则不能约束其液,故目自然泪出。"(　　　)

14.《银海精微·迎风泪出症》中说:"为心虚风动则泪流,故迎风泪出。"(　　　)

15.《诸病源候论·眼病诸候》中认为,漏睛为"风热侵于睑眦之间,热搏于血液,令眦内结聚,津液乘之不止,故成脓液不尽"所致。(　　　)

16. 漏睛疮的血常规检查可见红细胞总数及淋巴细胞比例增高。(　　　)

17. 漏睛疮的中成药治疗可用牛黄上清丸、牛黄解毒丸、石斛夜光丸。(　　　)

四、名词解释

1. 流泪症
2. 漏睛疮
3. 漏睛
4. 两眦

五、简答题

1. 流泪症与漏睛如何鉴别?

2. 漏睛的外治法主要有哪些?

3. 漏睛疮热毒炽盛型的临床表现有哪些?

4. 什么是漏睛?类似于西医学的什么病症,对目珠有什么危害?

5. 简述漏睛疮的预防和调护要点。

6. 简述漏睛的病因病机。

7. 简述流泪症的病因病机。

8. 简述流泪症的特殊检查法。

9. 漏睛疮的病因病机有哪些？

10. 简述漏睛疮的诊断依据。

11. 简述漏睛疮的治疗原则。

12. 漏睛疮的外治法主要有哪些？

13. 漏睛的诊断依据有哪些？

14. 简述流泪症的诊断依据。

15. 简述漏睛的预防和调护要点。

六、论述题

1. 试述流泪症之气血不足、收摄失司证的症状、辨证要点、治法及其方药。

2. 试述漏睛之心脾积热证的症状、治法及其方药。

3. 试述漏睛疮之风热上攻证的症状、辨证要点、治法及其方药。

4. 试述漏睛疮之热毒炽盛证的症状、辨证要点、治法及其方药。

5. 试述流泪症之血虚夹风证的症状、辨证要点、治法及其方药。

6. 试述流泪症之肝肾两虚、约束无权证的症状、辨证要点、治法及其方药。

7. 试述漏睛疮之正虚邪留证的症状、辨证要点、治法及其方药。

8. 试述两眦疾病的治疗原则。

七、病例分析

1. 某患者，女，70 岁。2 年前自觉右眼经常流泪，内眦部经常有脓流沁出，曾多次去医院就诊，诊断用药不明，近日加重，故来就诊。眼科检查：内眦部皮色正常，睛明穴下方微有隆起，按之有脓液自泪窍沁出，冲洗泪道时，有脓液自泪窍反流；舌红苔黄腻，脉濡数。

问题：根据该患者的临床表现，做出中西医诊断，判断证型，拟定治法及方药。

2. 某患者，女，46 岁。自觉左眼红疼痛，热泪频流 1 天。眼部检查：内眦睛明穴下方皮肤红肿灼热，肿核隆起肿疼拒按，并连及鼻梁及颜面，胞睑红肿，白睛红赤。血常规检查：白细胞总数及中性粒细胞比例增高。兼有头痛身热，心烦口渴，大便燥结，小便赤涩；舌质红，苔黄燥，脉洪数。

问题：根据该患者的临床表现，做出中西医诊断，判断证型，拟定治法及方药。

参考答案

一、填空题

1. 睑弦。

2. 溢泪。

3. 泪窍。

4. 睛明穴。

5. 慢性泪囊炎。

6. 急性泪囊炎。

7. 鼻泪管。

8. 漏睛。

9. 血轮。

10. 肝血。

11. 泪道阻塞。

12. 睛明穴。

13. 黏液或脓液。

14. 泪道探通术。

15. 引流条。

16. 泪囊摘除术。

17. 流泪；泪窍沁脓；眦部红肿；痒痛；溃脓。

二、选择题

（一）A 型题

1.D　2.A　3.C　4.B　5.B　6.C　7.E　8.C　9.C　10.B　11.D　12.D　13.D　14.A
15.B　16.B　17.C　18.D　19.A　20.E　21.B　22.D　23.E　24.E　25.A　26.C
27.C　28.A　29.E　30.D　31.A　32.B　33.B　34.C　35.C　36.D　37.A　38.E
39.C　40.E

（二）B 型题

1.A　2.E　3.A　4.B　5.C　6.B　7.C　8.B　9.D　10.B　11.E　12.D　13.A　14.E
15.D　16.C　17.C　18.B

（三）X 型题

1.ABC　2.AE　3.ABCD　4.ABC　5.ABCD　6.AE

三、判断题

1.√　2.√　3.×　4.×　5.√　6.×　7.√　8.×　9.√　10.×　11.√　12.×
13.×　14.×　15.√　16.×　17.×

四、名词解释

1.流泪症：是指泪液不循常道而溢出睑弦的眼病。

2. 漏睛疮：是指内眦睛明穴下方突发赤肿疼痛，继之溃破出脓的眼病。

3. 漏睛：是以内眦部常有黏液或脓液自泪窍沁出为特征的眼病。

4. 两眦：为上、下胞睑在内、外侧的联合处。

五、简答题

1. 答：流泪症与漏睛均有流泪，但流泪症按压内眦部或冲洗泪道时无黏液或脓液流出，而漏睛按压内眦部或冲洗泪道时有黏液或脓液自泪窍溢出。

2. 答：漏睛的外治法主要有：①滴滴眼液；②泪道冲洗；③泪道探通术；④手术治疗。

3. 答：漏睛之疮热毒炽盛型的临床表现：患处红肿焮热，核硬拒按，疼痛难忍，热泪频流，甚而红肿漫及颜面胞睑，耳前或颌下有肿核及压痛；全身可兼头痛身热，心烦口渴，大便燥结，小便赤涩；舌质红，苔黄燥，脉洪数。

4. 答：漏睛是以内眦部常有黏液或脓液自泪窍沁出为特征的眼病。类似于西医学的慢性泪囊炎。若有目珠外伤，或内眼手术，尤其黑睛破损时，则邪毒乘虚而入，可发生凝脂翳、黄液上冲等严重病症。

5. 答：漏睛疮的预防和调护要点：①忌食辛辣炙煿等刺激性食物，以防止漏睛变成本病。②本病病处危险三角区，急性发作时不可挤压患处，切勿采用泪道冲洗及泪道探通术，以免脓毒扩散。③素有漏睛者，应彻底治疗。

6. 答：漏睛的病因病机：心有伏火，脾蕴湿热，流注经络，上攻泪窍，热腐成脓。

7. 答：流泪症的病因病机：①肝血不足，泪窍不密，风邪外袭而致泪出。②脾气亏虚，生化乏源，气血不足，不能收摄而致泪出。③泪为肝之液，肝肾同源，肝肾两虚，不能约束其液而致泪出。

8. 答：流泪症的特殊检查法：①可将 2% 荧光素钠溶液滴入患眼结膜囊内，稍后用一湿棉签擦下鼻道，观察棉签是否带荧光素钠之颜色，若有则说明泪道尚通畅；否则为不通。②泪道冲洗术：冲洗时泪道通畅，或通而不畅，或不通，但均无黏液从泪窍溢出。

9. 答：漏睛疮的病因病机：①心经蕴热，或素有漏睛，热毒内蕴，复感风邪，风热搏结所致。②过嗜辛辣炙煿，心脾热毒壅盛，致气血凝滞，营卫失和，结聚成疮，热盛肉腐成脓而溃。③气血不足，正不胜邪，邪气留恋，蕴伏之热邪上扰泪窍。

10. 答：漏睛疮的诊断依据：①常有漏睛病史。②内眦睛明穴下方皮肤红肿焮痛，可见肿核隆起，扪压疼痛更甚。

11. 答：漏睛疮的治疗原则：未成脓时以消散为主，已成脓者切开排脓。

12. 答：漏睛疮的外治法主要有：①滴滴眼液；②湿热敷；③药物敷；④已成脓者切开排脓；⑤已成漏者，可行泪囊摘除术。

13. 答：漏睛的诊断依据：①流泪或常有黏液或脓液附于内眦部。②按压睛明穴下方，有黏液或脓液自泪窍溢出。③冲洗泪道时多有阻塞现象，并有黏液或脓液自泪窍反流。

14. 答：流泪症的诊断依据：①异常流泪。②冲洗时泪道通畅，或通而不畅，或不通，但均无黏液从泪窍溢出。

15. 答：漏睛的预防和调护要点：①应及时治疗椒疮、鼻部疾病，可减少和防止本病的发生。②嘱患者点眼药前，先将黏液或脓汁挤出，以便药达病所。③勿食辛辣炙煿等刺激性的食物。

六、论述题

1. 答：（1）症状：无时泪下，泪液清冷稀薄，不耐久视；面色无华，神疲乏力，心悸健忘；舌淡苔薄，脉细弱。

（2）辨证要点：脾胃虚弱，生化乏源，气血不足，不能收摄，故辨证以清冷稀薄之泪无时溢出，不耐久视为要点。

（3）治法：益气养血，收摄止泪。

（4）方药：八珍汤加减。如迎风流泪多者，加防风、白芷、菊花以祛风止泪；若遇寒泪多，畏寒肢冷者，酌加细辛、桂枝、巴戟天以温阳散寒摄泪。

2. 答：（1）症状：内眦头微红潮湿，可见脓液浸渍，拭之又生，脓多且稠，按压睛明穴下方时，有脓液从泪窍沁出；小便黄赤；或可见舌红苔黄腻，脉濡数。

（2）辨证要点：心有伏火，脾蕴湿热，上攻泪窍，热腐成脓，故见内眦头微红潮湿，按之脓多且稠；全身脉症均为心脾积热之候。

（3）治法：清心利湿。

（4）方药：竹叶泻经汤加减。脓液多且黄稠者，可去羌活，加天花粉、漏芦、乳香、没药，以加强清热排脓、祛瘀消滞之功。

3. 答：（1）症状：患眼热泪频流，内眦部红肿疼痛，其下方隆起，可触及肿核，疼痛拒按；头痛，或见恶寒发热；舌红苔薄黄，脉浮数。

（2）辨证要点：风热相搏，客于泪窍，邪壅脉络，故辨证以内眦部红肿疼痛、触及肿核隆起等眼症及舌脉为要点。

（3）治法：疏风清热，消肿散结。

（4）方药：银翘散加减。

4. 答：（1）症状：患处红肿焮热，核硬拒按，疼痛难忍，热泪频流，甚而红肿漫及颜面、胞睑，耳前或颌下有肿核及压痛；全身可兼头痛身热，心烦口渴，大便燥结，小便赤涩；舌质红，苔黄燥，脉洪数。

（2）辨证要点：心脾热毒上攻内眦，气血凝滞，营卫不和，故辨证以红肿、核硬、疼痛，漫肿扩散到颜面、胞睑及全身症状为要点。

（3）治法：清热解毒，消瘀散结。

（4）方药：黄连解毒汤合五味消毒饮加减。

5. 答：（1）症状：流泪，迎风更甚，隐涩不适，患眼无红赤肿痛；兼头晕目眩，面色少华；舌淡，苔薄，脉细。

（2）辨证要点：肝血不足，泪窍失养，风邪入侵，泪窍失密，故迎风流泪更甚；全身脉症均为肝血虚之候。

（3）治法：补养肝血，祛风散邪。

（4）方药：止泪补肝散加减。

6.答：（1）症状：眼泪常流，拭之又生，清冷而稀薄；兼头昏耳鸣，腰膝酸软；脉细弱。

（2）辨证要点：肝肾不足，泪失约束，故眼泪常流，且清冷而稀薄；头昏耳鸣、腰膝酸软为肝肾两虚所致。

（3）治法：补益肝肾，固摄止泪。

（4）方药：左归饮加减。迎风流泪甚者，加防风、白芷以祛风止泪；肾阳虚者，加巴戟天、肉苁蓉、桑螵蛸，以加强补阳作用。

7.答：（1）症状：患处微红微肿，稍有压痛，时有反复，但不溃破；或溃后漏口难敛，脓液稀少不绝；可伴畏寒肢冷，面色苍白，神疲食少；舌淡苔薄，脉细弱。

（2）辨证要点：气血不足，正不胜邪，邪气留恋，故见局部微红微肿，稍有压痛，或溃后漏口难敛，全身症状和舌脉为正虚邪留之候。

（3）治法：补气养血，托里排毒。

（4）方药：托里消毒散加减。

8.答：两眦疾病的治疗原则：①心火炽盛，当以苦寒泻心，使心火自消。②外邪引动心火，内外合邪，当以辛凉疏散、泻火解毒，则邪毒自平。③肝肾亏虚，应滋养肝肾，精血充足则约束有力。

七、病例分析

1.答：（1）中医诊断：漏睛（右眼）。

（2）西医诊断：慢性泪囊炎（右眼）。

（3）证型：心脾积热证。

（4）治法：清心利湿。

（5）方药：竹叶泻经汤加减。药物组成：柴胡、栀子、羌活、升麻、炙甘草、黄芩、大黄、茯苓、赤芍、决明子、泽泻、车前子、竹叶。

2.答：（1）中医诊断：漏睛疮（左眼）。

（2）西医诊断：急性泪囊炎（左眼）。

（3）证型：热毒炽盛证。

（4）治法：清热解毒，消瘀散结。

（5）方药：黄连解毒汤合五味消毒饮加减。药物组成：黄连、黄芩、黄柏、栀子、金银花、野菊花、蒲公英、紫花地丁、紫背天葵。

第十章　白睛疾病 ▷▷▷▷

习　题

一、填空题

1. 白睛疾病最基本的临床表现是 _____，其包括了西医学的 _____ 和 _____ 疾病。

2. 风热赤眼类似于西医学之 _____，中医辨证一般可分为 _____、_____、_____ 三个证型，其中的 _____ 证，治宜疏风清热，表里双解，方选 _____ 加减。

3. 天行赤眼的中医辨证一般可分为 _____、_____ 两型；其多发于 _____、_____ 季，其传染性强，潜伏期短，多于 _____ 小时内双眼同时或先后而发。

4. 天行赤眼暴翳是指因感受 _____，_____，_____ 的眼病。

5. 脓漏眼相当于西医学之 _____，是急性传染性眼病中 _____ 的一种；其中之火毒炽盛证，应选择 _____ 加减。

6. 时复目痒的中医辨证一般可分为 _____、_____、_____ 三型。

7. 金疳类似于西医学之 _____。

8. 白涩症主要与西医学之 _____ 相类似。

9. 胬肉攀睛属于西医学的 _____ 疾病。

10. 火疳类似于西医学之 _____ 及 _____。

二、选择题

（一）A 型题（每道考题下面有 A、B、C、D、E 5 个备选答案。请从中选择 1 个最佳答案，并将答案写在题干后方的括号内。）

1. 不具有传染性的眼病是（　　）
　 A. 胬肉攀睛　　　　　　　 B. 脓漏眼　　　　　　　 C. 风热赤眼
　 D. 天行赤眼　　　　　　　 E. 天行赤眼暴翳

2. 治疗风热赤眼之风重于热证的主方是（　　）
　 A. 银翘散　　　　　　　　 B. 泻肺饮　　　　　　　 C. 驱风散热饮子

D. 菊花决明散　　　　　　　　E. 防风通圣散

3. 治疗天行赤眼之热毒炽盛证的主方是（　　）

　　A. 银翘散　　　　　　　　B. 泻肺饮　　　　　　　C. 驱风散热饮子

　　D. 菊花决明散　　　　　　E. 防风通圣散

4. 治疗金疳之肺经燥热证的主方是（　　）

　　A. 养阴清肺汤　　　　　　B. 泻肺饮　　　　　　　C. 泻肺汤

　　D. 散风除湿活血汤　　　　E. 还阴救苦汤

5. 治疗火疳之风湿热攻证的主方是（　　）

　　A. 养阴清肺汤　　　　　　B. 泻肺饮　　　　　　　C. 泻肺汤

　　D. 散风除湿活血汤　　　　E. 还阴救苦汤

6. 治疗天行赤眼之暴翳阴虚邪留证的主方是（　　）

　　A. 养阴清肺汤　　　　　　B. 泻肺饮　　　　　　　C. 驱风散热饮子

　　D. 菊花决明散　　　　　　E. 滋阴退翳汤

7. 风热赤眼一般在发病后几天达到高潮（　　）

　　A. 1～2天　　　　　　　　B. 3～4天　　　　　　　C. 5～6天

　　D. 7～8天　　　　　　　　E. 9～14天

8. 时复目痒类似于西医学的（　　）

　　A. 病毒性结膜炎　　　　　B. 淋菌性结膜炎　　　　C. 春季结膜炎

　　D. 泡性结膜炎　　　　　　E. 表层巩膜炎

9. 白睛溢血相当于西医学之（　　）

　　A. 病毒性结膜炎　　　　　B. 结膜下出血　　　　　C. 前巩膜炎

　　D. 泡性结膜炎　　　　　　E. 表层巩膜炎

10. 风热赤眼的临床表现为（　　）

　　A. 患眼涩痛，眵多黏稠，白睛红赤

　　B. 白睛表层生玉粒样小泡，周围绕以赤脉

　　C. 白睛深层紫红色结节，明显压痛

　　D. 白睛上颗粒状小泡，小泡赤脉追随缠布

　　E. 白睛深层灰白色小泡，其周围绕以赤脉

11. 治疗天行赤眼以下哪项是错误的（　　）

　　A. 用清热解毒之品煎汤熏洗患眼

　　B. 包扎患眼

　　C. 滴用鱼腥草眼药水

　　D. 滴用抗病毒眼药水

　　E. 配合抗生素滴眼液滴眼

12. 金疳的临床表现为（　　）

　　A. 患眼涩痛，眵多黏稠，白睛红赤

　　B. 白睛表层生玉粒样小泡，周围绕以赤脉

C. 白睛深层紫红色结节，明显压痛

D. 白睛上颗粒状小泡，小泡赤脉追随缠布

E. 白睛表层灰白色小泡，其周围绕以赤脉

13. 火疳的临床表现是（　　　）

A. 骤然发病，白睛红赤，眵多流泪

B. 骤然发病，抱轮红赤，黑睛生翳

C. 发病急剧，白睛及胞睑高度红赤壅肿，眵多如脓

D. 发病较缓，白睛表层生玉粒样小泡，周围绕以赤脉

E. 发病较急，白睛里层紫红色结节，明显压痛

14. "火之实邪在于金部，火克金，鬼贼之邪，故害最急。"陈述的是何病的病因病机（　　　）

A. 金疳　　　　　　　　B. 火疳　　　　　　　　C. 风热赤眼

D. 天行赤眼　　　　　　E. 天行赤眼暴翳

15. 患者自觉双眼眼内干涩不适，眼部无明显赤肿，应首先考虑是（　　　）

A. 金疳　　　　　　　　B. 火疳　　　　　　　　C. 白涩症

D. 白睛青蓝　　　　　　E. 胬肉攀睛

16. 风热赤眼常见的眼症是（　　　）

A. 白睛红赤

B. 白睛点状或片状出血

C. 抱轮红赤

D. 白睛表层生玉粒样小泡，周围绕以赤脉

E. 白睛混赤

17. 能引起黑睛生翳溃烂的白睛疾病是（　　　）

A. 金疳　　　　　　　　B. 火疳　　　　　　　　C. 脓漏眼

D. 天行赤眼　　　　　　E. 风热赤眼

18. 脓漏眼的治疗必须在眼局部用药的同时全身应用抗生素，一般应首选静脉滴注（　　　）

A. 妥布霉素　　　　　　B. 青霉素　　　　　　　C. 氧氟沙星

D. 红霉素　　　　　　　E. 四环素

19. 关于时复目痒的病因病机，以下哪项是错误的（　　　）

A. 风湿热邪相搏，滞于白睛　B. 风热外侵，上犯白睛　C. 肝血不足，虚风内动

D. 肺经瘀热，阴虚火旺　　　E. 以上都不是

20. 天行赤眼暴翳的黑睛生翳多位于（　　　）

A. 黑睛中央　　　　　　B. 黑睛边缘　　　　　　C. 黑睛中央和边缘

D. 黑睛里层　　　　　　E. 黑睛里层和表层

21. 下列陈述对于金疳与火疳有鉴别意义的是（　　　）

A. 发病的缓急不同　　　B. 是否有抱轮红赤　　　C. 是否有突起结节

    D. 病位不同   E. 性别不同

22. 以下哪项不是天行赤眼的诊断依据（　　）

    A. 双眼同时或先后发病

    B. 白睛溢血呈点片状

    C. 耳前或颌下可扪及肿核

    D. 白睛及睑内面红赤

    E. 以上都是

23. 以下哪项是金疳的诊断依据（　　）

    A. 双眼同时或先后发病

    B. 患眼碜涩痒痛

    C. 眵稀泪多

    D. 白睛表层生玉粒样小泡，周围绕以赤脉

    E. 羞明流泪

24. 白睛溢血在初起宜冷敷以止血，多长时间后无继续出血则改为热敷（　　）

    A. 12 小时   B. 24 小时   C. 48 小时

    D. 72 小时   E. 以上都不是

25. 患风热赤眼，症见患眼痒涩刺痛，羞明流泪，眵多黏稠，白睛红赤，胞睑微肿；可兼见头痛，鼻塞，恶风；舌质红，苔薄白或微黄，脉浮数。内服方剂宜选（　　）

    A. 防风通圣散   B. 银翘散   C. 石决明散

    D. 泻脾饮   E. 以上都不是

26. 患天行赤眼，症见患眼碜涩灼热，羞明流泪，眼眵稀薄，胞睑微红，白睛红赤，点片状溢血；发热头痛，鼻塞，流清涕，耳前颌下可扪及肿核；舌质红，苔薄黄，脉浮数。内服方剂宜选（　　）

    A. 泻脾饮   B. 银翘散   C. 驱风散热饮子

    D. 清瘟败毒饮加减   E. 以上都不是

27. 风热赤眼的外治首选（　　）

    A. 鱼腥草滴眼液   B. 1% 阿托品眼药水   C. 1% 匹罗卡品眼药水

    D. 1% 强的松龙眼药水   E. 以上都不是

28. 火疳若并发瞳神缩小者，须及时用哪种眼药（　　）

    A. 1% 匹罗卡品滴眼液

    B. 1% 强的松龙滴眼液

    C. 1% 硫酸阿托品滴眼液

    D. 鱼腥草滴眼液

    E. 以上都不是

29. 患时复目痒，患眼奇痒难忍，风吹日晒、揉拭眼部后加剧，泪多眵稠呈黏丝状，睑内面遍生颗粒，状如小卵石排列，白睛污黄，黑白睛交界处呈胶样结节隆起；舌质红，苔黄腻，脉数。内服方剂宜选（　　）

A. 泻白散   B. 消风散   C. 驱风散热饮子

D. 除湿汤   E. 以上都不是

30. 白涩症者，眼干涩不爽，不耐久视，白睛如常或稍有赤脉，黑睛可有细点星翳，反复难愈；可伴口干鼻燥，咽干，便秘；苔薄少津，脉细无力。内服方剂宜选（   ）

A. 养阴清肺汤   B. 银翘散   C. 桑白皮汤

D. 泻白散   E. 以上都不是

31. 外感疫疠之气，白睛暴发红赤、点片溢血，常累及双眼，能迅速传染并引起广泛流行的眼病是（   ）

A. 脓漏眼   B. 风热赤眼   C. 天行赤眼

D. 天行赤眼暴翳   E. 金疳

32. 以发病急剧，胞睑及白睛高度红赤壅肿，眵多如脓，易引起黑睛生翳溃损为主要特征的眼病是（   ）

A. 脓漏眼   B. 金疳   C. 天行赤眼

D. 天行赤眼暴翳   E. 风热赤眼

33. 外感风热，猝然发病，白睛明显红肿热痛的眼病称为（   ）

A. 火疳   B. 金疳   C. 天行赤眼

D. 天行赤眼暴翳   E. 风热赤眼

34. 发病时目痒难忍，白睛红赤，至期而发，呈周期性反复发作的眼病是（   ）

A. 金疳   B. 风热赤眼   C. 天行赤眼

D. 天行赤眼暴翳   E. 时复目痒

35. 天行赤眼的病名首载于（   ）

A.《诸病源候论》   B.《银海精微》   C.《眼科篡要》

D.《审视瑶函》   E.《原机启微》

36. 眼眦部长赤膜如肉，其状如昆虫之翼，横贯白睛，攀侵黑睛，甚至遮盖瞳神的眼病是（   ）

A. 赤膜症   B. 火疳   C. 金疳

D. 胬肉攀睛   E. 白睛青蓝

37. 风热赤眼的病因病机为（   ）

A. 风热之邪外袭   B. 外感疫疠之气   C. 风热湿邪

D. 痰湿内蕴   E. 以上都不是

38. 火疳的病因病机应排除（   ）

A. 肺热亢盛，气机不利   B. 撞击伤目，肺络瘀阻   C. 肺经瘀热，阴虚火旺

D. 心肺热毒，火郁上逼   E. 以上都不是

39. 时复目痒的临床表现应排除（   ）

A. 双眼奇痒难忍

B. 周期性反复发作

C. 黑睛中央出现黄白色胶样隆起结节

  D. 白睛呈污红或黄浊色

  E. 以上都不是

40. 白睛疾病是常见的外障眼病，其最基本的临床表现是（　　　）

  A. 目痒目痛　　　　　　　B. 生眵流泪　　　　　　　C. 白睛红赤

  D. 睑内面粟粒丛生　　　　E. 以上都不是

41. 白睛的表层相当于西医学之（　　　）

  A. 巩膜　　　　　　　　　B. 睑结膜　　　　　　　　C. 球结膜

  D. 虹膜　　　　　　　　　E. 以上都不是

42. 白睛的里层相当于西医学之（　　　）

  A. 巩膜　　　　　　　　　B. 睑结膜　　　　　　　　C. 球结膜

  D. 虹膜　　　　　　　　　E. 以上都不是

43. 风热赤眼患者的眼分泌物涂片或结膜上皮刮片可见（　　　）

  A. 单核白细胞增多

  B. 多形核白细胞增多

  C. 淋巴细胞增多

  D. 嗜酸性粒细胞或嗜酸性颗粒

  E. 以上都不是

44. 天行赤眼患者的眼分泌物涂片或结膜上皮刮片可见（　　　）

  A. 单核白细胞增多

  B. 多形核白细胞增多

  C. 淋巴细胞增多

  D. 嗜酸性粒细胞或嗜酸性颗粒

  E. 以上都不是

45. 以下哪项不是天行赤眼暴翳的证型（　　　）

  A. 疫气犯目证　　　　　　B. 风热俱盛证　　　　　　C. 肺肝火炽证

  D. 阴虚邪留证　　　　　　E. 以上都不是

46. 时复目痒患者的眼分泌物涂片或结膜上皮刮片可见（　　　）

  A. 单核白细胞增多

  B. 多形核白细胞增多

  C. 淋巴细胞增多

  D. 嗜酸性粒细胞或嗜酸性颗粒

  E. 以上都不是

47. 胬肉攀睛的患者在手术后复发者，不宜立即又行手术，应在其静止多长时间后再考虑手术（　　　）

  A. 3 个月　　　　　　　　B. 4 个月　　　　　　　　C. 5 个月

  D. 6 个月　　　　　　　　E. 以上都不是

48. 患脓漏眼，症见白睛赤脉深红粗大，眵多成脓，常不断从睑内溢出，可有胞睑

及白睛浮肿，黑睛溃烂，甚则穿孔；兼见头痛身热，口渴咽痛，小便短赤剧痛，便秘；舌绛，苔黄，脉数。内服方剂宜选（　　　）

　　A. 泻脾饮　　　　　　　　B. 石决明散　　　　　　C. 银翘散

　　D. 清瘟败毒饮加减　　　　E. 以上都不是

49. 对脓漏眼的治疗，以下哪项是错误的（　　　）

　　A. 用 1∶10000 的高锰酸钾溶液冲洗结膜囊

　　B. 用 3% 硼酸液冲洗结膜囊

　　C. 滴用清热解毒眼药水

　　D. 全身应用抗生素治疗

　　E. 以上都不是

50. 患天行赤眼暴翳，症见患眼目珠干涩，白睛红赤渐退，但黑睛星翳未尽；舌红少津，脉细数。内服方剂宜选（　　　）

　　A. 泻肺饮　　　　　　　　B. 滋阴退翳汤　　　　　　C. 驱风散热饮子

　　D. 菊花决明散　　　　　　E. 以上都不是

51. 金疳者，患眼隐涩微疼，眼眵干结，白睛小泡，周围赤脉淡红，反复再发；可有干咳咽干；舌质红，少苔或无苔，脉细数。内服方剂宜选（　　　）

　　A. 泻白散　　　　　　　　B. 参苓白术散　　　　　　C. 驱风散热饮子

　　D. 养阴清肺汤　　　　　　E. 以上都不是

52. 对金疳的治疗，以下哪项是正确的（　　　）

　　A. 用 5% 托品卡胺眼药水　B. 用 1% 阿托品眼药水　　C. 用色苷酸钠眼药水

　　D. 用 1% 匹罗卡品眼药水　E. 以上都不是

53. 白睛溢血，血色鲜红，反复发作；或见头晕耳鸣，颧红口干，心烦少寐；舌红，少苔，脉细数者。内服方剂宜选（　　　）

　　A. 泻白散　　　　　　　　B. 知柏地黄汤　　　　　　C. 退赤散

　　D. 养阴清肺汤　　　　　　E. 以上都不是

54. 患火疳，其病情反复发作，病至后期，眼感酸痛，干涩流泪，视物欠清，白睛结节不甚高隆，色紫暗，压痛不显；口咽干燥，或潮热颧红，便秘不爽；舌红少津，脉细数。内服方剂宜选（　　　）

　　A. 养阴清肺汤　　　　　　B. 知柏地黄汤　　　　　　C. 还阴救苦汤

　　D. 泻白散　　　　　　　　E. 以上都不是

（二）B 型题（以下提供若干组考题，每组考题共用在考题前列出的 A、B、C、D、E 5 个备选答案。请从中选择 1 个与问题关系最密切的答案，并将答案写在题干后方的括号内。某个备选答案可能被选择一次、多次或不被选择。）

　　A. 白睛红赤　　　　　　　B. 白睛混赤　　　　　　C. 抱轮红赤

　　D. 白睛赤壅　　　　　　　E. 白睛溢血

1.结膜充血的中医学名称是（　　　）

2.睫状充血的中医学名称是（　　　）

3.混合充血的中医学名称是（　　　）

　A.风热相搏，上犯白睛

　B.肺阴不足，虚火上炎

　C.肺经伏火，复受风邪，风火上攻

　D.心肺蕴热，风热外袭，脉络瘀滞

　E.疫疠之气，疫热伤络，上攻于目

4.与金疳的病因病机最密切相关的一项是（　　　）

5.与胬肉攀睛的病因病机最密切相关的一项是（　　　）

6.与风热赤眼的病因病机最密切相关的一项是（　　　）

　A.眼分泌物涂片或结膜上皮刮片见单核白细胞增多

　B.眼分泌物涂片或结膜上皮刮片见多形核白细胞增多

　C.眼分泌物涂片或结膜上皮刮片见淋巴细胞增多

　D.部分患者结核菌素试验阳性

　E.眼分泌物涂片或结膜上皮刮片见淋球菌

7.与天行赤眼暴翳最密切相关的一项是（　　　）

8.与脓漏眼最密切相关的一项是（　　　）

9.与金疳最密切相关的一项是（　　　）

　A.风热赤眼之风热并重证

　B.天行赤眼之疠气犯目证

　C.天行赤眼暴翳之疠气犯目证

　D.时复目痒之外感风热证

　E.白涩症之外感风热证

10.防风通圣散适宜于治疗（　　　）

11.驱风散热饮子适宜于治疗（　　　）

12.菊花决明散适宜于治疗（　　　）

　A.风热赤眼　　　　B.火疳　　　　C.金疳

　D.白涩症　　　　E.胬肉攀睛

13.以白睛里层呈紫红色局限样隆起且疼痛为临床特征的眼病是（　　　）

14.以白睛不赤不肿而自觉眼内干涩不适为主症的眼病是（　　　）

15.以白睛表层生玉粒样小泡，周围绕以赤脉为临床特征的眼病是（　　　）

A. 还阴救苦汤   B. 知柏地黄丸   C. 栀子胜奇散

D. 丹栀逍遥散   E. 泻肺散

16. 治疗胬肉攀睛之心肺风热证的主方是（   ）

17. 治疗白睛溢血之阴虚火旺的主方是（   ）

18. 治疗白涩症之肝经郁热证的主方是（   ）

A.《证治准绳》   B.《银海精微》   C.《审视瑶函》

D.《古今医统大全》   E. 以上都不是

19. 天行赤眼暴翳之病名首载于（   ）

20. 脓漏眼之病名首载于（   ）

21. 金疳之名首载于（   ）

A. 白涩症   B. 风热赤眼   C. 火疳

D. 金疳   E. 天行赤眼

22. 急性卡他性结膜炎相当于中医学的（   ）

23. 流行性出血性结膜炎相当于中医学的（   ）

24. 泡性结膜炎相当于中医学的（   ）

A. 风热赤眼   B. 金疳   C. 火疳

D. 白涩症   E. 时复目痒

25. 白睛浅层有一个灰白色或玉粒状小泡，压之不痛，小泡周围有赤脉环绕为临床特征的眼病称为（   ）

26. 双眼奇痒难忍，灼热微痛，并见黑睛边缘有黄白色胶样隆起结节，包绕黑睛边缘，白睛呈污红或黄浊色为临床特征的眼病称为（   ）

27. 双眼奇痒难忍，灼热微痛，并见胞睑内面有状如铺路卵石样的扁平颗粒，表面似覆一层牛奶，白睛呈污红色为临床特征的眼病称为（   ）

A. 风热赤眼   B. 白睛青蓝   C. 漏睛

D. 白涩症   E. 以上都不是

28. 结膜囊冲洗法适用于治疗（   ）

29. 泪道冲洗法适用于治疗（   ）

A. 风热赤眼之风重于热证

B. 天行赤眼之热毒炽盛证

C. 天行赤眼暴翳之肝火偏盛证

D. 时复目痒之外感风热证

E. 以上都不是

30. 银翘散适宜于治疗（　　）

31. 泻肺饮适宜于治疗（　　）

32. 消风散适宜于治疗（　　）

（三）X 型题（每一道考题下面有 A、B、C、D、E 5 个备选答案。请从中选择 1 个或多个答案，并将答案写在题干后方的括号内。）

1. 风热赤眼也称为（　　）

　　A. 暴风客热　　　　　　　B. 暴发火眼　　　　　　C. 暴风客热外障

　　D. 针眼　　　　　　　　　E. 火疳

2. 风热赤眼之热重于风证的主症有（　　）

　　A. 胞睑肿胀，白睛赤痛　　B. 眵多胶结，怕热畏光　　C. 口渴尿黄，苔黄脉数

　　D. 头痛鼻塞，骨节酸痛　　E. 黑睛生翳，骨节酸痛

3. 治疗天行赤眼的常用方剂有（　　）

　　A. 银翘散　　　　　　　　B. 驱风散热饮子　　　　　C. 泻肺饮

　　D. 清瘟败毒饮　　　　　　E. 龙胆泻肝汤

4. 治疗脓漏眼的常用方剂有（　　）

　　A. 黄连解毒汤　　　　　　B. 驱风散热饮子　　　　　C. 泻肺饮

　　D. 清瘟败毒饮　　　　　　E. 普济消毒饮

5. 天行赤眼的预防方法有（　　）

　　A. 急性期患者的个人用品消毒

　　B. 防止患眼分泌物及滴眼液流入健眼

　　C. 禁止包扎患眼

　　D. 全身应用抗生素

　　E. 注意个人卫生，不用脏手、脏毛巾揉擦眼部

6. 治疗白涩症的常用方剂有（　　）

　　A. 养阴清肺汤　　　　　　B. 丹栀逍遥散　　　　　　C. 知柏地黄丸

　　D. 生脉散合杞菊地黄丸　　E. 桑白皮汤

7. 火疳的治疗应包括（　　）

　　A. 选用清热解毒滴眼液或抗生素滴眼液

　　B. 辨证论治，内服中药

　　C. 局部热敷

　　D. 并发瞳神紧小者，须及时滴 1% 匹罗卡品眼药水

　　E. 选用 0.5% 醋酸可的松滴眼液或 0.075% 地塞米松滴眼液

8. 金疳的临床表现有（　　）

　　A. 眼部碜涩不适

　　B. 白睛里层可见灰白色或玉粒状小泡

　　C. 小泡周围有赤脉环绕

D. 小泡破溃后可以自愈，愈后不留痕迹

E. 部分患者结核菌素试验阳性

9. 患胬肉攀睛，涩痒间作，胬肉淡红菲薄，时轻时重；心中烦热，口舌干燥；舌红，少苔，脉细。应予以（　　　）

A. 内服知柏地黄丸

B. 用清热解毒之眼药水

C. 用 0.5% 醋酸可的松滴眼液

D. 施行胬肉切除术

E. 避免风沙与强光刺激

10. 治疗天行赤眼暴翳的常用方剂有（　　　）

A. 滋阴退翳汤　　　　B. 菊花决明散　　　　C. 修肝散

D. 洗肝散　　　　　　E. 泻肺饮

11. 白睛疾病常见的症状为（　　　）

A. 常出现红、肿、热、痛

B. 可有羞明流泪、生眵

C. 常见黑睛生翳、抱轮红赤

D. 常有眼前飞蚊、云雾移睛

E. 大多视力突然下降或视直为曲

12. 风湿热邪攻目型之火疳的主症有（　　　）

A. 白睛结节色紫红　　　B. 结节多发生于眦部白睛

C. 眼珠闷胀而痛　　　　D. 视物不清，羞明流泪　　E. 咽痛、咳嗽、便秘

13. 天行赤眼在古籍中亦称为（　　　）

A. 暴疾风热外障　　　B. 天行后赤目外障　　　C. 天行赤热证

D. 火疡　　　　　　　E. 天行赤目

14. 下列有关白睛疾病的正确叙述是（　　　）

A. 风热相搏是白睛病常见的病因

B. 风为春之主气，火邪多在夏季，故白睛病只发于春、夏

C. 白睛病于四季均可发生

D. 白睛病不会影响视力

E. 白睛病邪不解，可使黑睛生翳，可能会影响视力

15. 白睛疾病常见的体征有（　　　）

A. 白睛红赤　　　　　B. 白睛混赤　　　　C. 睑内面粟粒丛生

D. 睑内面红赤　　　　E. 生眵

16. 风热赤眼的临床表现有（　　　）

A. 白睛红赤或混赤

B. 睑内面红赤

C. 患眼磣涩痒痛

D. 结膜上皮刮片可见多形核白细胞增多

E. 泪多眵稀

17. 天行赤眼的临床表现有（　　）

A. 白睛红赤或混赤

B. 白睛溢血呈点片状或弥漫状

C. 黑睛生星翳

D. 结膜上皮刮片可见多形核白细胞增多

E. 泪多眵稀

18. 脓漏眼的临床表现有（　　）

A. 胞睑及白睛高度红赤壅肿

B. 大量脓性眼眵自睑裂外溢

C. 白睛溢血

D. 合并黑睛溃烂

E. 耳前扪及肿核

19. 天行赤眼暴翳的临床表现有（　　）

A. 白睛红赤

B. 耳前及颌下扪及肿核并有压痛

C. 黑睛生星翳

D. 结膜上皮刮片可见多形核白细胞增多

E. 眵多黏稠

20. 时复目痒的诊断依据有（　　）

A. 双眼奇痒难忍

B. 耳前及颌下可扪及肿核并有压痛

C. 周期性反复发作

D. 黑睛边缘出现黄白色胶样隆起结节，白睛呈污红或黄浊色

E. 睑内面有扁平颗粒，状如铺路卵石样排列

21. 金疳常见的证型有（　　）

A. 外感风热证　　　　B. 肺经燥热证　　　　C. 湿热夹风证

D. 肺阴不足证　　　　E. 肺脾亏虚证

22. 金疳的病因病机有（　　）

A. 肺经燥热，宣发失职，肺火偏盛，上攻于目，气血郁滞

B. 肺阴不足，虚火上炎

C. 肝肾不足，阴血亏损，目失濡养

D. 脾胃失调，土不生金，肺金失养，肺气不利

E. 脾胃蕴积湿热，气机不畅，目窍失养

23. 白涩症的病因病机有（　　）

A. 心肺蕴热，风热外袭，内外合邪，热郁血滞，目窍失养

B. 风热赤眼或天行赤眼治疗不彻底，余热未清，隐伏肺脾之络

C. 脾胃蕴积湿热，气机不畅，目窍失养

D. 肝肾不足，阴血亏损，目失濡养

E. 肺阴不足，目失濡润

24. 白涩症的临床表现有（　　　）

A. 干涩不爽，瞬目频频

B. 不耐久视

C. 眵少色白

D. 白睛赤脉隐隐

E. 黑睛点状浸润，荧光素染色阳性

25. 胬肉攀睛的病因病机有（　　　）

A. 心肺蕴热，风热外袭，内外合邪，热郁血滞，脉络瘀滞

B. 嗜食五辛酒浆，脾胃蕴积湿热，邪热壅滞目眦

C. 忧思恼怒，五志过极，气郁化火，心火上炎，克伐肺金，致目眦生胬肉

D. 心肺热毒内蕴，火郁不得宣泄，热郁血滞，脉络瘀滞

E. 劳欲过度，心阴暗耗，肾精亏虚，水不制火，虚火上炎，脉络瘀滞，致生胬肉

26. 患白睛溢血，白睛表层血斑鲜红；或见咳嗽气逆，痰稠色黄，咽痛口渴，便秘尿黄；舌质红，苔黄少津，脉数。应予以（　　　）

A. 内服退赤散

B. 初起宜冷敷以止血

C. 24 小时后无继续出血则改为热敷

D. 避免用力过猛

E. 避免剧烈呛咳、酗酒

27. 火疳的病因病机有（　　　）

A. 肺热亢盛，气机不利，以致气滞血瘀，滞结为疳

B. 心肺热毒内蕴，火郁不得宣泄，上逼白睛所致

C. 心肺蕴热，风热外袭，内外合邪，热郁血滞，滞结为疳

D. 素有痹证，风湿久郁经络，郁久化热，风湿热邪循经上犯于白睛而发病

E. 肺经郁热，日久伤阴，虚火上炎，上攻白睛

28. 火疳的临床表现有（　　　）

A. 患眼涩痛或局部疼痛，羞明流泪

B. 重者目痛剧烈，痛连目眶四周，或眼珠转动时疼痛加剧

C. 常伴有骨节酸痛，肢节肿胀

D. 白睛表层向外隆起，呈紫红色结节

E. 紫红色结节推之不移，疼痛拒按

29. 火疳常见的证型有（　　　）

A. 肺阴不足证　　　　　B. 肾阴不足证　　　　　C. 风湿热攻证

D. 肺经郁火证　　　　　E. 火毒蕴结证

30. 风热赤眼在古医籍中又称（　　）

A. 暴风　　　　　　　　B. 风热赤眼外障　　　　C. 暴发火眼

D. 暴赤生翳　　　　　　E. 大患后生翳

31. 下述哪几项不是天行赤眼暴翳的临床表现（　　）

A. 白睛红赤

B. 耳前及颌下扪及肿核并有压痛

C. 黑睛生星翳，多位于黑睛边缘

D. 结膜上皮刮片可见多形核白细胞增多

E. 眵多黏稠

32. 胬肉攀睛常见的证型有（　　）

A. 阴虚火旺证　　　　　B. 心肺风热证　　　　　C. 脾胃实热证

D. 肺经郁火证　　　　　E. 心火上炎证

33. 白睛溢血常见的证型有（　　）

A. 阴虚火旺证　　　　　B. 心肺风热证　　　　　C. 热客肺经证

D. 火毒蕴结证　　　　　E. 心火上炎证

34. 风热赤眼常见的证型有（　　）

A. 风重于热证　　　　　B. 热重于风证　　　　　C. 火毒炽盛证

D. 风热并重证　　　　　E. 余热未尽证

35. 风热赤眼的治疗与预防方法有（　　）

A. 滴清热解毒眼药水

B. 内服中药

C. 冲洗并包扎患眼

D. 针灸治疗

E. 医生为患者检查后应注意洗手消毒，以防交叉感染

三、判断题

1. 火疳是以发病急剧，胞睑及白睛高度红赤壅肿，眵多如脓，易引起黑睛生翳溃损为主要特征的眼病，为细菌感染所致。（　　）

2. 金疳是指眼眦部长赤膜如肉，其状如昆虫之翼，横贯白睛，攀侵黑睛，甚至遮盖瞳神的眼病，属结膜变性疾病。（　　）

3. 白涩症是指白睛表层生玉粒样小泡，周围绕以赤脉的眼病，属免疫性结膜炎。（　　）

4. 天行赤眼是指因感受疫疠之气，急发白睛红赤，继之黑睛生翳的眼病，为病毒感染所致。（　　）

5. 脓漏眼是指外感风热而猝然发病，以白睛红赤、眵多黏稠、痒痛交作为主要特征

的眼病，为细菌感染所致。（　　）

6. 时复目痒临床常见双眼奇痒难忍，周期性反复发作，一般春夏季发病，秋冬缓解。（　　）

7. 天行赤眼暴翳常因合并黑睛损害而严重危害视力，预后不良。（　　）

8. 白睛溢血是指外感疫疠之气，白睛暴发红赤、点片状溢血，常累及双眼，能迅速传染并引起广泛流行的眼病。（　　）

9. 白睛内应于肺，肺属金，故为五轮中的金轮。（　　）

10. 金疳病性属虚，肺属金，治以补肺即可。（　　）

11. 胬肉攀睛者必须行手术治疗。（　　）

四、名词解释

1. 风热赤眼
2. 天行赤眼
3. 天行赤眼暴翳
4. 脓漏眼
5. 时复目痒
6. 金疳
7. 白涩症
8. 胬肉攀睛
9. 白睛溢血
10. 火疳

五、简答题

1. 简述白睛疾病的治疗原则。
2. 简述风热赤眼的诊断依据。
3. 简述天行赤眼暴翳的诊断依据。
4. 简述时复目痒的诊断依据。
5. 简述白睛溢血的证治原则。
6. 简述脓漏眼的诊断依据。
7. 简述脓漏眼的预防和调护。

六、论述题

1. 试述白睛红赤与抱轮红赤的区别。
2. 试述风热赤眼、天行赤眼及天行赤眼暴翳的鉴别。
3. 试述天行赤眼的辨证论治。
4. 试述金疳与火疳的鉴别。

七、病案分析题

1.高某，男，21岁，学生。诉双眼涩痛，眵多难睁，灼热流泪3天。检查：双眼视力1.2，眼睑明显红肿，睑缘可见少许脓性分泌物，球结膜明显充血、浮肿，角膜无明显异常。伴口渴喜冷饮，大便干；舌红苔黄，脉数。

问题：根据该患者的临床表现，做出中西医诊断，判断证型，拟定治法及方药。

2.某患者，男，50岁。素体内热较盛，自称3天前外出郊游，昨日双眼突然发红，伴异物感，痛痒交作，怕光流泪。检查见抱轮红赤，黑睛星点翳障。并伴口苦咽干，便秘溲赤；舌红，苔黄，脉弦数。

问题：根据该患者的临床表现，做出中西医诊断，判断证型，拟定治法及方药。

参考答案

一、填空题

1.白睛红赤；部分结膜；巩膜。

2.急性卡他性结膜炎；风重于热证；热重于风证；风热并重证；风热并重；防风通圣散。

3.疠气犯目证；热毒炽盛证；夏；秋；24。

4.疫疠之气；急发白睛红赤；继之黑睛生翳。

5.淋菌性角膜炎；最剧烈；清瘟败毒饮。

6.外感风热证；湿热夹风证；血虚生风证。

7.泡性结膜炎。

8.干眼。

9.结膜变性。

10.表层巩膜炎；前巩膜炎。

二、选择题

（一）A型题

1.A　2.A　3.B　4.C　5.D　6.E　7.B　8.C　9.B　10.A　11.B　12.B　13.E　14.B
15.C　16.A　17.C　18.B　19.D　20.A　21.D　22.E　23.D　24.C　25.B　26.C
27.A　28.C　29.D　30.A　31.C　32.A　33.E　34.E　35.B　36.D　37.A　38.B
39.C　40.C　41.C　42.A　43.B　44.A　45.B　46.D　47.D　48.D　49.E　50.B
51.D　52.E　53.B　54.A

（二）B 型题

1.A 2.C 3.B 4.B 5.D 6.A 7.A 8.E 9.D 10.A 11.B 12.C 13.B 14.D
15.C 16.C 17.B 18.D 19.D 20.E 21.A 22.B 23.E 24.D 25.B 26.E
27.E 28.A 29.C 30.A 31.E 32.D

（三）X 型题

1.ABC 2.ABC 3.BC 4.DE 5.ABCE 6.ABDE 7.ABC 8.ABCDE 9.ABCE
10.ABCD 11.AB 12.ACD 13.BCE 14.ACE 15.ACDE 16.BCD 17.BCE
18.ABCDE 19.ABC 20.ACDE 21.BDE 22.ABD 23.BCDE 24.ABCDE
25.ABCE 26.ABDE 27.ABDE 28.ABDE 29.ACE 30.ABC 31.CDE
32.AB 33.AC 34.ABD 35.ABDE

三、判断题

1.× 2.× 3.× 4.× 5.× 6.√ 7.× 8.× 9.× 10.× 11.×

四、名词解释

1. 风热赤眼：是指外感风热而猝然发病，以白睛红赤、眵多黏稠、痒痛交作为主要特征的眼病。

2. 天行赤眼：是指外感疫疠之气，白睛暴发红赤、点片状溢血，常累及双眼，能迅速传染并引起广泛流行的眼病。

3. 天行赤眼暴翳：是指因感受疫疠之气，急发白睛红赤，继之黑睛生翳的眼病。

4. 脓漏眼：是以发病急剧，胞睑及白睛高度红赤壅肿，眵多如脓，易引起黑睛生翳溃损为主要特征的眼病。

5. 时复目痒：是指发病时目痒难忍，白睛红赤，至期而发，呈周期性反复发作的眼病。

6. 金疳：是指白睛表层生玉粒样小泡，周围绕以赤脉的眼病。

7. 白涩症：是指白睛不赤不肿，而以自觉眼内干涩不适，甚则视物昏矇为主症的眼病。

8. 胬肉攀睛：是指眼眦部长赤膜如肉，其状如昆虫之翼，横贯白睛，攀侵黑睛，甚至遮盖瞳神的眼病。

9. 白睛溢血：是指白睛表层下出现片状出血斑，甚至遍及整个白睛的眼病。

10. 火疳：是指邪毒上攻白睛，导致白睛里层呈紫红色局限性隆起且疼痛的眼病。

五、简答题

1. 答：白睛疾病的治疗原则：①实证多用疏风清热、清热解毒、泻火通腑、除湿止痒、凉血退赤等法。②虚证则多用养阴润燥、益气生津等法。③局部治疗亦相当重要，不可忽视。④由于风热赤眼、天行赤眼、天行赤眼暴翳、脓漏眼等白睛疾患具有传染性、流行性，应注意预防隔离。

2. 答：风热赤眼的诊断依据：①起病急，双眼同时或先后发病。或有与本病患者的接触史。②患眼碜涩痒痛，灼热流泪，眵多黏稠，白睛及睑内面红赤。③结膜上皮刮片见多形核白细胞增多有助于诊断。

3. 答：天行赤眼暴翳的诊断依据：①发病迅速，双眼先后发病，常有相关接触史。②自觉碜涩疼痛，畏光流泪，泪多眵稀，耳前多伴有肿核，按之疼痛。③白睛红赤浮肿，黑睛出现星点翳障，多位于黑睛中部。

4. 答：时复目痒的诊断依据：①双眼奇痒难忍，周期性反复发作，一般春夏季发病，秋冬缓解。②睑内面有扁平颗粒，状如铺路卵石样排列；或见黑睛边缘出现黄白色胶样隆起结节，白睛呈污红或黄浊色；或两种情况同时存在。③结膜刮片可见嗜酸性粒细胞或嗜酸性颗粒。

5. 答：白睛溢血的证治原则：①因本病可自行消退，故临床用药应针对病因，避免复发，并促其早日消退。②热客肺经证治疗应清肺凉血散血，用退赤散加减。③阴虚火旺证治疗应滋阴降火，用知柏地黄汤加减。④由剧烈呛咳、呕吐、外伤、酗酒、逆经等所致者，应针对病因论治。⑤外治方面，本病初起宜冷敷，48小时后无继续出血者，则改为热敷，以促进瘀血吸收，缩短疗程。

6. 答：脓漏眼的诊断依据：①患者有淋病史或接触史，新生儿患者其母有淋菌性阴道炎。②胞睑及白睛高度红赤壅肿，大量脓性眼眵。③分泌物或结膜上皮细胞刮片发现淋球菌。

7. 答：脓漏眼的预防和调护：①宣传性病防治知识，严格控制性病传播，淋菌性尿道炎、阴道炎患者患病期间禁止到公共游泳池或浴池活动，饭前便后要洗手。②对淋菌性尿道炎、阴道炎患者要隔离、彻底治疗，与患眼接触的医疗器械须严格消毒，焚毁敷料等物；若单眼患病，应用透明眼罩保护健眼。③新生儿出生后，应及时用妥布霉素滴眼液或抗生素眼液滴眼以作预防。

六、论述题

1. 答：白睛红赤相当于西医学的结膜充血，抱轮红赤相当于西医学的睫状充血。

结膜充血属浅层充血，主要为表浅的结膜疾病的临床表现；睫状充血属深层充血，角膜、巩膜、虹膜、睫状体等任何一部分发炎或受到刺激，均可导致睫状血管系统的血管充血。

结膜充血与睫状充血的鉴别见表10-1。

表 10-1 结膜充血与睫状充血的鉴别要点

鉴别点	结膜充血（浅层充血）	睫状充血（深层充血）
颜色	赤红	紫红
较显著之部位	远角膜缘	近角膜缘
血管分支	清晰	不清晰
血管形态	粗大、弯曲	微细直行
按眼睑推结膜	血管随之移动	血管不移动
视力	不受影响	多有减退
睫状压痛	无	可有
结膜分泌物	有	无
眼病	结膜病	角膜、虹膜、睫状体、巩膜疾患及青光眼等
血行来源	结膜后动脉	睫状前动脉

2. 答：风热赤眼、天行赤眼及天行赤眼暴翳的鉴别见表 10-2。

表 10-2 风热赤眼、天行赤眼及天行赤眼暴翳的鉴别要点

鉴别点	风热赤眼	天行赤眼	天行赤眼暴翳
病因	感受风热之气	猝感疫疠之气	猝感疫疠之气，内兼肺火亢盛，内外合邪，肝肺同病
眵泪	眵多黏稠	泪多眵稀	泪多眵稀
白睛红赤	白睛红赤浮肿	白睛红赤浮肿，点状或片状白睛溢血	白睛红赤浮肿，或抱轮红赤
黑睛星翳	多无黑睛星翳	少有，在发病初出现，其星翳易消退	多有，以发病 1～2 周更多见，其星翳多位于中央，日久难消
分泌物涂片	多形核白细胞增多	单核细胞增多	单核细胞增多
预后	一般较好	一般较好	重者黑睛可留点状星翳，渐可消退
传染性	有传染性，但不引起流行	传染性强，易引起广泛流行	同天行赤眼

3. 答：（1）疠气犯目证。证候：患眼碜涩灼热，羞明流泪，眼眵稀薄，胞睑微红，白睛红赤、点片状溢血；发热头痛，鼻塞，流清涕，耳前、颌下可扪及肿核；舌质红，苔薄黄，脉浮数。治法：疏风清热，兼以解毒。方药：驱风散热饮子加减。宜去方中之羌活、当归尾、川芎，酌加金银花、黄芩、蒲公英、大青叶等，以增强清热解毒之力；若无便秘，可去方中大黄；若白睛红赤甚、溢血广泛者，加牡丹皮、紫草以清热凉血退赤。

（2）热毒炽盛证。证候：患眼灼热疼痛，热泪如汤，胞睑红肿，白睛红赤壅肿、弥漫溢血，黑睛星翳；口渴心烦，便秘溲赤；舌红，苔黄，脉数。治法：泻火解毒。方药：泻肺饮加减。若白睛溢血广泛者，酌加紫草、牡丹皮、生地黄以凉血止血；黑睛生

星翳者，酌加石决明、木贼、蝉蜕以散邪退翳；若便秘溲赤明显者，酌加生大黄、淡竹叶以清热通腑、利水渗湿。

4. 答：金疳与火疳的鉴别见表 10-3。

表 10-3　金疳与火疳的鉴别要点

	金疳	火疳
病位	小泡位于白睛表层	结节位于白睛里层
症状	小泡呈灰白色，界限明显，可以溃破；推之可移，按之不痛	结节较大，呈圆形或椭圆形隆起，界限不清，很少溃破；推之不移，按之痛甚
赤脉	小泡四周的赤脉多鲜红	结节四周的赤脉多紫红
病程	较短	较长
预后	较好，一般不波及瞳神，愈后多不留痕迹	较差，常波及瞳神，愈后多留痕迹

七、病案分析题

1. 答：（1）西医诊断：急性细菌性结膜炎（双眼）。

（2）中医诊断：风热赤眼（双眼）。

（3）证型：热重于风证。

（4）治法：清热疏风，凉血活血。

（5）方药：泻肺饮加减。药物组成：生石膏、赤芍、黄芩、桑白皮、枳壳、木通、连翘、荆芥、防风、栀子、白芷、羌活、甘草。

2. 答：（1）西医诊断：流行性角结膜炎（双眼）。

（2）中医诊断：天行赤眼暴翳（双眼）。

（3）证型：肺肝火炽证。

（4）治法：清肝泻火，退翳明目。

（5）方药：修肝散加减。药物组成：防风、羌活、薄荷、麻黄、菊花、栀子、连翘，大黄，赤芍，当归、苍术、木贼、蝉蜕、密蒙花、谷精草、甘草。

第十一章 黑睛疾病

习 题

一、填空题

1. 黑睛即西医学的 _____。

2. 黑睛属五轮学说中之 _____，内应于 _____。

3. 黑睛疾病的主要临床表现是 _____。

4. 黑睛疾病的治疗原则是 _____，_____，_____，_____。

5. 聚星障类似于西医学之 _____，临床多见 _____感染所致者。

6. 聚星障根据其病变的形态，可分为 _____、_____、_____三种类型。

7. 聚星障中医辨证论治分为 _____、_____、_____、_____四个证型。

8. 凝脂翳病名首载于《_____》。

9. 聚星障的治疗应分辨 _____。新起者以 _____为主；病情日久，迁延不愈，反复发作者，应 _____。

10. 凝脂翳相当于西医学的 _____，主要指 _____和 _____。

11. 凝脂翳中医辨证论治分为 _____、_____、_____三个证型。

12. 湿翳病名首载于《_____》。

13. 湿翳类似于西医学的 _____。

14. 湿翳外观似 _____。

15. 花翳白陷病名首载于《_____》。

16. 花翳白陷类似于西医学的 _____ 及 _____ 等多种角膜病。

17. 花翳白陷中医辨证论治分为 _____、_____、_____三个证型。

18. 混睛障病名首载于《_____》。

19.《医宗金鉴·眼科心法要诀》中认为，混睛障由"_____"所致。

20. 混睛障相当于西医学的 _____，常与 _____、_____、

_____、_____等有关。

21. 疳积上目相当于西医学的_____，是由_____缺乏而引起的角膜_____和_____。

22. 宿翳相当于西医学的_____。

23. 宿翳辨证首应分清_____。

24. 黑睛疾病的局部表现主要是_____，分_____和_____。

25. 黑睛病变的特点是有明显的碜涩_____、_____、_____、_____等自觉症状。

26. 治疗黑睛疾病，早期多以_____为主，病变后期常用_____法以缩小和减薄翳障。

27. 黑睛疾病易向纵深发展，应重视_____治疗。

28. 避免_____及_____等是预防聚星障的重要措施之一。

29. 凝脂翳应注意与_____、_____相鉴别。

30. 疳积上目应与_____相鉴别，两者早期均出现_____症状。

31. 黑睛呈现点状、树枝状等浅层病变者，禁用_____。

二、选择题

（一）A 型题（每道考题下面有 A、B、C、D、E 5 个备选答案。请从中选择 1 个最佳答案，并将答案写在题干后方的括号内。）

1. 黑睛疾病的治疗原则错误的是（　　　）
   A. 冲洗角膜　　　　　　B. 控制感染　　　　　　C. 促进溃疡愈合
   D. 减少瘢痕形成　　　　E. 增强抵抗力

2. 与黑睛疾病相关的脏腑是（　　　）
   A. 脾、胃　　　　　　　B. 肝、胆　　　　　　　C. 心、小肠
   D. 肾、膀胱　　　　　　E. 肺、大肠

3. 凝脂翳的病因与以下哪项有关（　　　）
   A. 角膜异物伤后　　　　B. 年老体弱　　　　　　C. 糖尿病
   D. 高血压　　　　　　　E. 长期用免疫抑制剂

4. 凝脂翳常在黑睛外伤多少小时后发病（　　　）
   A. 10～20　　　　　　　B. 5～10　　　　　　　　C. 24～48
   D. 48～72　　　　　　　E. 36～72

5. 治疗凝脂翳之里热炽盛证的主方是（　　　）
   A. 新制柴连汤　　　　　B. 龙胆泻肝汤　　　　　C. 四顺清凉饮子
   D. 驱风散热饮子　　　　E. 羌活胜风汤

6. 治疗聚星障之风热客目证的主方是（　　　）
   A. 新制柴连汤　　　　　B. 龙胆泻肝汤　　　　　C. 银翘散

D. 驱风散热饮子   E. 羌活胜风汤

7. 患者感冒两周后出现视物模糊、异物感、畏光、流泪，角膜荧光素染色出现树枝状形态，最可能的诊断是（   ）

A. 凝脂翳   B. 聚星障   C. 湿翳

D. 混睛障   E. 花翳白陷

8. 湿翳黑睛表面表现为（   ）

A. 灰白色垢状物，豆腐渣样，可刮下，可有"伪足"

B. 致密灰黄色浸润灶，病灶边界模糊，周围组织水肿

C. 黑睛表面粗糙，颗粒状水肿，基质层浸润水肿

D. 致密灰白色环行浸润，基质层浸润水肿

E. 角膜基质层灰黄色结节状浸润，伴不规则新生血管

9. 湿翳的诱因为（   ）

A. 一般性角膜外伤   B. 感冒或劳累后   C. 植物性角膜外伤

D. 角膜异物   E. 干眼状态

10. 湿翳的病名首见于（   ）

A.《一草亭目科全书》   B.《审视瑶函》   C.《证治准绳》

D.《目经大成》   E.《秘传眼科龙木论》

11. 真菌性角膜炎的主要病因病机是（   ）

A. 外感风热   B. 外感风湿   C. 角膜外伤，风热外袭

D. 角膜外伤，湿毒之邪侵入   E. 角膜外伤，热毒之邪侵入

12. 治疗湿翳之湿重于热证的主方是（   ）

A. 甘露消毒丹   B. 新制柴连汤   C. 龙胆泻肝汤

D. 驱风散热饮子   E. 三仁汤

13. 治疗凝脂翳之风热壅盛证的主方是（   ）

A. 羌活胜风汤   B. 银翘散   C. 驱风散热饮子

D. 新制柴连汤   E. 四顺清凉饮子

14. 角膜基质炎是致病微生物抗原与血液中的抗体在角膜发生以下哪项反应（   ）

A. 化脓反应   B. 免疫反应   C. 水肿反应

D. 浸润反应   E. 神经反应

15. 混睛障的治疗原则首先是（   ）

A. 抗生素治疗   B. 抗真菌治疗   C. 针对病因治疗

D. 激素治疗   E. 手术治疗

16. 治疗混睛障之阴虚火炎证的主方是（   ）

A. 百合固金汤   B. 银花解毒汤   C. 加减地黄汤

D. 杞菊地黄丸   E. 滋阴降火汤

17. 治疗混睛障之肝经风热证的主方是（   ）

A. 新制柴连汤   B. 龙胆泻肝汤   C. 归芍红花散

D. 驱风散热饮子　　　　　　E. 羌活胜风汤

18. 以下哪项不符合花翳白陷的特点（　　　）

　　A. 慢性　　　　　　　　　B. 进行性　　　　　　　C. 感染性

　　D. 边缘性　　　　　　　　E. 疼痛性

19. 蚕蚀性角膜溃疡属中医学的（　　　）

　　A. 黄液上冲　　　　　　　B. 花翳白陷　　　　　　C. 混睛障

　　D. 聚星障　　　　　　　　E. 凝脂翳

20. 免疫抑制剂用于治疗（　　　）

　　A. 混睛障　　　　　　　　B. 聚星障　　　　　　　C. 花翳白陷

　　D. 湿翳　　　　　　　　　E. 凝脂翳

21. 治疗花翳白陷属阳虚寒凝证的主方是（　　　）

　　A. 肾气丸　　　　　　　　B. 真武汤　　　　　　　C. 当归四逆汤

　　D. 补中益气汤　　　　　　E. 助阳活血汤

22. 治疗花翳白陷之热炽腑实证的主方是（　　　）

　　A. 银花复明汤　　　　　　B. 甘露消毒丹　　　　　C. 驱风散热引子

　　D. 加减地黄汤　　　　　　E. 加味修肝散

23. 治疗疳积上目之肝脾亏虚证的主方是（　　　）

　　A. 参苓白术散　　　　　　B. 肥儿丸　　　　　　　C. 附子理中汤

　　D. 补中益气汤　　　　　　E. 泻肝散

24. 治疗绿脓杆菌性角膜溃疡最有效的抗生素是（　　　）

　　A. 氧氟沙星　　　　　　　B. 链霉素　　　　　　　C. 妥布霉素

　　D. 青霉素　　　　　　　　E. 多黏菌素 B

25. 治疗凝脂翳选用抗生素滴眼液应根据（　　　）

　　A. 视力情况　　　　　　　B. 角膜溃疡大小　　　　C. 血常规检查

　　D. 刺激　　　　　　　　　E. 药敏试验结果

26. 治疗聚星障之肝胆火炽证的主方是（　　　）

　　A. 新制柴连汤　　　　　　B. 龙胆泻肝汤　　　　　C. 银翘散

　　D. 驱风散热饮子　　　　　E. 以上都不是

27. 黑睛疾病出现瞳神紧小者，须滴（　　　）

　　A. 抗生素药物　　　　　　B. 抗病毒药物　　　　　C. 扩瞳药物

　　D. 抗真菌药物　　　　　　E. 以上都不是

28. 治疗凝脂翳之风热壅盛证的主方是（　　　）

　　A. 四顺清凉饮子　　　　　B. 银翘散　　　　　　　C. 新制柴连汤

　　D. 龙胆泻肝汤　　　　　　E. 以上都不是

29. 下列哪一型聚星障可用激素（　　　）

　　A. 树枝状　　　　　　　　B. 圆盘状　　　　　　　C. 地图状

　　D. 点状　　　　　　　　　E. 以上都不是

30. 湿翳的治疗以下哪项是错误的（　　　）
    A. 用抗真菌药物　　　　　　B. 用清热化湿的中药　　　　C. 用糖皮质激素
    D. 瞳神紧小者扩瞳　　　　　E. 以上都不是

31. 治疗湿翳之热重于湿证的主方是（　　　）
    A. 三仁汤　　　　　　　　　B. 甘露消毒丹　　　　　　　C. 参苓白术散
    D. 龙胆泻肝汤　　　　　　　E. 以上都不是

32. 混睛障的局部治疗宜选用（　　　）
    A. 激素类眼药水　　　　　　B. 抗真菌类眼药水　　　　　C. 抗病毒类眼药水
    D. 抗生素类眼药水　　　　　E. 以上都不是

33. 治疗树枝状和地图状聚星障不能使用的药物是（　　　）
    A. 阿昔洛韦　　　　　　　　B. 环胞苷　　　　　　　　　C. 糖皮质激素
    D. 碘苷　　　　　　　　　　E. 妥布霉素

34. 某男性患者，有右眼植物外伤史，其后出现右眼红痛、视物模糊。检查：右眼视力 0.15，混合充血，角膜水肿，中央见一黄白色病灶，污秽有伪足，前房积脓 1mm。该患者诊断为（　　　）
    A. 聚星障　　　　　　　　　B. 凝脂翳　　　　　　　　　C. 湿翳
    D. 混睛障　　　　　　　　　E. 以上都不是

35. 患儿夜盲，干涩羞明，眼痛，畏光流泪，视力下降。眼部检查可见白睛干燥，污暗萎黄，可见三角形干燥斑。该患儿诊断为（　　　）
    A. 聚星障　　　　　　　　　B. 疳积上目　　　　　　　　C. 干眼症
    D. 混睛障　　　　　　　　　E. 以上都不是

36. 治疗聚星障属阴虚夹风证的主方是（　　　）
    A. 加减地黄丸　　　　　　　B. 六味地黄丸　　　　　　　C. 知柏地黄丸
    D. 滋阴降火汤　　　　　　　E. 羌活胜风汤

37. 聚星障的局部用药常选用（　　　）
    A. 抗生素眼药水　　　　　　B. 抗病毒眼药水　　　　　　C. 抗真菌眼药水
    D. 抗霉菌眼药水　　　　　　E. 激素类眼药水

38. 可以采用改良割烙术方法治疗的疾病是（　　　）
    A. 细菌性角膜溃疡　　　　　B. 真菌性角膜溃疡　　　　　C. 霉菌性角膜溃疡
    D. 蚕蚀性角膜溃疡　　　　　E. 病毒性角膜溃疡

39. 湿翳的角膜组织刮片常可找到（　　　）
    A. 真菌　　　　　　　　　　B. 病毒　　　　　　　　　　C. 细菌
    D. 霉菌　　　　　　　　　　E. 衣原体

40. 凝脂翳的翳障形态特征是（　　　）
    A. 状如腐渣，干燥、粗糙，易刮下
    B. 状如凝脂，表面湿润，不易刮下
    C. 状如凝脂，表面干燥，不易刮下

D. 状如凝脂，表面湿润，易刮下

E. 状如凝脂，表面干燥，易刮下

41. 混睛障的翳障形态特征是（　　）

A. 黑睛表层呈圆盘状灰白色混浊，荧光素染色阳性

B. 黑睛深层呈圆盘状灰白色混浊，荧光素染色阴性

C. 黑睛深层呈圆盘状灰白色混浊，荧光素染色阳性

D. 黑睛深层呈地图状灰白色混浊，荧光素染色阴性

E. 黑睛表层呈圆盘状灰白色混浊，荧光素染色阴性

42. 《原机启微》中羌活胜风汤的药物组成是（　　）

A. 柴胡、黄芩、茯苓、荆芥、薄荷、赤芍、防风、羌活、独活

B. 黄连、白芷、白术、木贼、枳壳、川芎、当归、羌活、独活

C. 柴胡、黄芩、白术、荆芥、枳壳、川芎、防风、羌活、独活

D. 柴胡、黄柏、茯苓、荆芥、枳壳、赤芍、防风、羌活、前胡

E. 以上都不是

43. 《审视瑶函》中十珍汤的药物组成是（　　）

A. 生地黄、当归、白芍、地骨皮、知母、枸杞、麦冬、党参

B. 生地黄、当归、赤芍、地骨皮、知母、防风、天冬、人参

C. 熟地黄、当归、赤芍、地骨皮、知母、黄连、麦冬、人参

D. 生地黄、当归、白芍、地骨皮、知母、牡丹皮、天冬、人参

E. 以上都不是

44. 滋阴退翳汤的药物组成是（　　）

A. 知母、生地黄、玄参、桔梗、蒺藜、白芷、木贼、菟丝子、青葙子

B. 知母、生地黄、玄参、麦冬、蒺藜、菊花、木贼、蝉蜕、青葙子

C. 知母、生地黄、人参、麦冬、蒺藜、菊花、枸杞、菟丝子、青葙子

D. 知母、熟地黄、玄参、麦冬、蒺藜、菊花、防风、蝉蜕、决明子

E. 以上都不是

45. 黑睛边缘骤生翳障，渐渐扩大，四周高起，中间低陷，抱轮红赤，畏光流泪；舌红苔薄黄，脉浮数。宜选用（　　）

A. 银翘散　　　　　　B. 加味修肝散　　　　　C. 龙胆泻肝汤

D. 新制柴连汤　　　　E. 以上都不是

46. 湿翳的局部治疗宜选用（　　）

A. 抗病毒类眼药水　　B. 抗生素类眼药水　　　C. 抗霉菌类眼药水

D. 抗真菌类眼药水　　E. 以上都不是

47. 凝脂翳的局部治疗宜选用（　　）

A. 抗病毒类眼药水　　B. 抗生素类眼药水　　　C. 抗真菌类眼药水

D. 激素类眼药水　　　E. 以上都不是

48. 黄液上冲常并发于（　　）

A. 瞳神紧小   B. 凝脂翳   C. 聚星障
D. 绿风内障   E. 以上都不是

（二）B 型题（以下提供若干组考题，每组考题共用在考题前列出的 A、B、C、D、E 5 个备选答案。请从中选择 1 个与问题关系最密切的答案，并将答案写在题干后方的括号内。某个备选答案可能被选择一次、多次或不被选择。）

A. 植物性角膜外伤 B. 戴角膜接触镜 C. 一般性角膜外伤
D. 戴框架眼镜   E. 感冒或劳累后

1. 聚星障的诱因是（ ）
2. 凝脂翳的诱因是（ ）
3. 湿翳的诱因是（ ）

A. 抗真菌类   B. 抗病毒类   C. 抗生素类
D. 免疫抑制剂类   E. 糖皮质激素类

4. 常用于治疗凝脂翳的滴眼液是（ ）
5. 常用于治疗聚星障的滴眼液是（ ）
6. 常用于治疗湿翳的滴眼液是（ ）
7. 常用于治疗混睛障的滴眼液是（ ）
8. 常用于治疗花翳白陷的滴眼液是（ ）

A. 灰白色，表面粗糙干燥，牙膏状，易刮下，周围有伪足
B. 树枝状、地图状或盘状浸润
C. 早期沿神经分布线状或分枝状，晚期环形浸润
D. 灰黄色浓密浸润，表面脓性坏死物，黏性不易刮下
E. 角膜实质灰黄色结节状浸润，表浅，扇形，周边性

9. 凝脂翳的黑睛形态是（ ）
10. 聚星障的黑睛形态是（ ）
11. 湿翳的黑睛形态是（ ）

A. 新制柴连汤   B. 三仁汤   C. 龙胆泻肝汤
D. 四顺清凉饮子 E. 泻肝散

12. 治疗聚星障属肝胆火炽证的主方是（ ）
13. 治疗湿翳属湿重于热证的主方是（ ）
14. 治疗凝脂翳属里热炽盛证的主方是（ ）

A. 新制柴连汤   B. 羌活胜风汤   C. 加味修肝散

D. 银翘散　　　　　　　　E. 驱风散热饮子

15. 治疗聚星障之风热客目证的主方是（　　）

16. 治疗凝脂翳之风热壅盛证的主方是（　　）

17. 治疗混睛障之肝经风热证的主方是（　　）

　　A. 托里消毒散　　　　　　B. 滋阴退翳汤　　　　　C. 杞菊地黄丸

　　D. 加减地黄丸　　　　　　E. 当归四逆汤

18. 治疗凝脂翳属阴虚者的主方是（　　）

19. 治疗聚星障之阴虚夹风证的主方是（　　）

20. 治疗花翳白陷之阳虚寒凝证的主方是（　　）

　　A. 常有前房积脓，黏稠

　　B. 常有前房积血

　　C. 大都有前房积脓，淡黄色

　　D. 大多无前房积脓

　　E. 以上都不是

21. 聚星障（　　）

22. 凝脂翳（　　）

23. 湿翳（　　）

　　A. 疳积上目　　　　　　　B. 花翳白陷　　　　　　C. 凝脂翳

　　D. 宿翳　　　　　　　　　E. 聚星障

24. 角膜瘢痕属中医学的（　　）

25. 病毒性角膜炎属中医学的（　　）

26. 角膜软化症属中医学的（　　）

27. 蚕蚀性角膜溃疡属中医学的（　　）

28. 细菌性角膜炎属中医学的（　　）

　　A. 三仁汤　　　　　　　　B. 甘露消毒丹　　　　　C. 银花解毒汤

　　D. 五味消毒饮　　　　　　E. 龙胆泻肝汤

29. 治疗混睛障证属肝胆热毒的主方是（　　）

30. 治疗湿翳证属热重于湿的主方是（　　）

31. 治疗混睛障证属湿热内蕴的主方是（　　）

　　A. 补中益气汤　　　　　　B. 参苓白术散　　　　　C. 托里消毒散

　　D. 滋阴降火汤　　　　　　E. 知柏地黄汤

32. 治疗疳积上目证属肝脾亏虚的主方是（　　）

33. 治疗混睛障证属阴虚火炎的主方是（   ）

34. 治疗凝脂翳证属气虚的主方是（   ）

    A. 蚕蚀性角膜溃疡   B. 细菌性角膜溃疡   C. 真菌性角膜溃疡

    D. 病毒性角膜溃疡   E. 角膜基质炎

35. 黑睛被树枝、树叶等刺伤后出现翳障，表面隆起，状如腐渣，干燥而粗糙，易刮下，眼眵呈黏液性，刮片有菌丝，培养有真菌。该病例属于西医学的眼病是（   ）

36. 剔除黑睛异物后，黑睛出现翳障，状如凝脂，表面湿润，不易刮下，眼眵呈脓性，刮片或培养可找到致病菌。该病例属于西医学的眼病是（   ）

    A. 风热壅盛证   B. 热盛腑实证   C. 肝胆火炽证

    D. 阴虚证   E. 气虚证

37. 黑睛生翳，状如凝脂，白睛混赤，神水混浊，黄液上冲，头眼疼痛，羞明流泪；口苦溲黄；舌红苔薄黄，脉弦数。可辨证为（   ）

38. 凝脂翳，黑睛溃陷，日久不敛，眼内干涩，羞明较轻；舌红，脉细数。可辨证为（   ）

39. 黑睛生翳，边缘不清，如覆薄脂，抱轮红赤，头目疼痛，羞明流泪；舌质红，苔薄黄，脉浮数。可辨证为（   ）

    A. 新制柴连汤   B. 羌活胜风汤   C. 四顺清凉饮子

    D. 银花解毒汤   E. 泻肝散

40. 黑睛深层混浊，抱轮红赤，眼痛，羞明流泪，头痛鼻塞；舌红，苔薄黄，脉浮数。可选用（   ）

41. 黑睛深层混浊肿胀，白睛混赤，眼刺痛，羞明流泪；口苦咽干，便秘溲黄；舌红苔黄，脉弦数。可选用（   ）

42. 黑睛翳陷，扩大加深，状如凝脂，黄液上冲量多，白睛混赤，头目剧痛，眼睑红肿，眵多浓稠；发热口渴，溺黄便秘；舌红苔黄厚，脉数有力。可选用（   ）

    A. 风热客目证   B. 肝胆火炽证   C. 肺肝风热证

    D. 热重于湿证   E. 湿重于热证

43. 黑睛生翳呈树枝状或地图状，白睛混赤，患眼碜涩疼痛，灼热畏光；口苦咽干，溺黄；舌红苔黄，脉弦数。可辨证为（   ）

44. 黑睛生翳，表面稍隆起，形圆而色灰白，抱轮微红，畏光流泪，疼痛较轻；口淡无味；舌苔白腻而厚，脉缓。可辨证为湿翳何证（   ）

45. 黑睛边缘骤生翳障，四周高起，中间低陷，抱轮红赤，碜痛，畏光流泪；舌红苔薄黄，脉浮数。可辨证为（   ）

A. 栀子胜奇散　　　　　　B. 泻肝散　　　　　　　C. 银翘散

D. 加味修肝散　　　　　　E. 甘露消毒丹

46. 黑睛浅层散在点状混浊，抱轮红赤，碜痛，羞明流泪；恶风发热，口干咽痛；苔薄黄，脉浮数。可选用（　　　）

47. 黑睛生翳溃陷，从四周蔓生，发展迅速，黄液上冲，白睛混赤，头目疼痛，热泪频流；溲黄便结；舌红苔黄，脉数有力。可选用（　　　）

48. 黑睛生翳，表面隆起，状如腐渣，白睛混赤，流泪黏稠；溺黄便秘；舌红苔黄腻，脉濡数。可选用（　　　）

A. 滋阴退翳汤　　　　　　B. 滋阴降火汤　　　　　C. 桃红四物汤

D. 加减地黄汤　　　　　　E. 归芍红花散

49. 黑睛宿翳日久，赤脉伸入翳中，视力下降；舌红，苔薄白，脉缓。可选用（　　　）

50. 聚星障之黑睛生翳日久，迁延不愈，抱轮微红，眼内干涩，羞明较轻；舌红少津，脉细。可选用（　　　）

51. 黑睛深层混浊，反复发作，轻度抱轮红赤，干涩隐痛；口干咽燥；舌红少津，脉细数。可选用（　　　）

A. 参苓白术散　　　　　　B. 补中益气汤　　　　　C. 十珍汤

D. 附子理中汤　　　　　　E. 四物汤

52. 黑睛、白睛失泽，白睛干涩，夜盲；食少纳差，面色萎黄；舌淡红，苔薄白，脉细。可选用（　　　）

53. 疳积上目出现黑睛溃烂，白睛干燥，抱轮微红，畏光流泪；面白无华，大便频泄；舌淡苔薄，脉细弱。可选用（　　　）

54. 黑睛干燥，有灰白色混浊，眼睑不闭，眼内涩痛，抱轮微红；舌红少苔，脉细。可选用（　　　）

A. 心脾湿热证　　　　　　B. 湿热犯目证　　　　　C. 热盛腑实证

D. 肝胆热毒证　　　　　　E. 以上都不是

55. 聚星障常见的病证有（　　　）

56. 凝脂翳常见的病证有（　　　）

57. 混睛障常见的病证有（　　　）

A. 气血凝滞证　　　　　　B. 阳虚寒凝证　　　　　C. 湿重于热证

D. 阴虚火炎证　　　　　　E. 以上都不是

58. 湿翳常见的证型有（　　　）

59. 宿翳常见的证型有（　　　）

60. 花翳白陷常见的证型有（　　　）

（三）Ｘ型题（每一道考题下面有 A、B、C、D、E 5 个备选答案。请从中选择 1 个或多个答案，并将答案写在题干后方的括号内。）

1. 凝脂翳的并发症和后遗症有（　　　）
    A. 前房积脓　　　　　　B. 角膜白斑　　　　　　C. 眼球萎缩
    D. 角膜葡萄肿　　　　　E. 眼内炎

2. 凝脂翳常见的证型为（　　　）
    A. 里热炽盛证　　　　　B. 湿重于热证　　　　　C. 气阴两虚证
    D. 虚火上炎证　　　　　E. 风热壅盛证

3. 凝脂翳的实验室检查包括（　　　）
    A. 角膜刮片、涂片检查　B. 角膜活检　　　　　　C. 药敏试验
    D. 共焦激光显微镜　　　E. 细菌培养

4. 聚星障的并发症和后遗症有（　　　）
    A. 虹膜睫状体炎　　　　B. 前房积脓　　　　　　C. 继发白内障
    D. 继发青光眼　　　　　E. 角膜基质炎

5. 聚星障常见的证型有（　　　）
    A. 风热客目证　　　　　B. 肾阴亏虚证　　　　　C. 肝胆火炽证
    D. 湿热犯目证　　　　　E. 阴虚夹风证

6. 湿翳的临床表现有（　　　）
    A. 发病急
    B. 畏光、流泪、视力障碍
    C. 角膜表面灰白色浸润，牙膏状
    D. 角膜上皮树枝状缺损
    E. 前房积脓黏稠

7. 聚星障的诊断依据有（　　　）
    A. 有感冒史
    B. 劳累后发作
    C. 黑睛出现星点状、树枝状或地图状混浊
    D. 2% 荧光素钠染色阳性
    E. 黑睛知觉减退

8. 凝脂翳的诊断依据有（　　　）
    A. 黑睛外伤或漏睛史　　B. 2% 荧光素钠染色阳性　C. 前房积脓
    D. 结核菌素试验阳性　　E. 黑睛知觉减退

9. 花翳白陷的诊断依据有（　　　）
    A. 慢性、进行性病史
    B. 难于控制的剧烈眼痛

C. 荧光素染色阳性

D. 角膜缘向中央扩展，具穿凿性的溃疡

E. 组织病理学改变

10. 混睛障通常与下列哪些因素有关（　　　）

A. 先天性梅毒　　　　　B. 结核　　　　　　C. 疱疹病毒感染

D. 麻风　　　　　　　　E. 以上都不是

11. 花翳白陷常见的证型为（　　　）

A. 脾虚肝热证　　　　　B. 肺肝风热证　　　　C. 肝阴不足证

D. 热炽腑实证　　　　　E. 阴虚火炎证

12. 湿翳常见的证型为（　　　）

A. 风热客目证　　　　　B. 湿邪犯目证　　　　C. 湿重于热证

D. 热重于湿证　　　　　E. 热毒上攻证

13. 混睛障常见的证型为（　　　）

A. 肺经风热证　　　　　B. 肺经风热证　　　　C. 肝胆热毒证

D. 脾虚肝热证　　　　　E. 湿热内蕴证

14. 疳积上目常见的证型为（　　　）

A. 肝脾亏虚证　　　　　B. 中焦虚寒证　　　　C. 肝胆火炽证

D. 脾虚肝热证　　　　　E. 阴虚火炎证

15. 黑睛疾病的治疗原则是（　　　）

A. 祛邪退翳　　　　　　B. 控制发展　　　　　C. 防止传变

D. 促进早愈　　　　　　E. 预防为主

三、判断题

1. 聚星障是指黑睛浅层骤生多个细小星翳，其形或联缀，或团聚，伴有沙涩疼痛、羞明流泪的眼病，通常由细菌感染所致。（　　　）

2. 凝脂翳是指黑睛生翳，状如凝脂，多伴有黄液上冲的急重眼病，常在感冒或劳累后发病。（　　　）

3. 湿翳是指黑睛生翳，翳形微隆，外观似豆腐渣样，干而粗糙的眼病，类似于西医学的真菌性角膜炎。（　　　）

4. 花翳白陷是指黑睛生白翳，四周高起，中间低陷，状如花瓣的眼病，病程顽固难愈，但疼痛不明显。（　　　）

5. 混睛障临床常见目珠疼痛，羞明流泪，视物模糊，黑睛混浊，2% 荧光素染色阳性。（　　　）

6. 混睛障病名首载于《证治准绳》。（　　　）

7. 疳积上目通常是由于缺乏维生素 B 所导致的角膜融解和坏死。（　　　）

8. 新翳的临床特征为翳障表面光滑，边缘清晰，无红赤疼痛。（　　　）

9. 宿翳是指黑睛疾患痊愈后遗留下的瘢痕翳障，其临床特征为翳障表面光滑，边缘

清晰，无红赤疼痛，荧光素染色阴性。（　　　）

　　10. 聚星障之风热客目证的主方为新制柴连汤。（　　　）

　　11. 黑睛疾病的病因多由外感六淫引起，其中更以肺经风热多见。（　　　）

　　12. 黑睛疾病的早、中期常出现白睛红赤。（　　　）

　　13. 黑睛边缘溃疡，有新生血管长入时，不可局部使用糖皮质激素滴眼液。（　　　）

　　14. 黑睛疾病的治疗原则是祛邪退翳，控制发展，防止传变，促进早愈。（　　　）

　　15. 聚星障、凝脂翳等黑睛疾病，为了防止黄仁后粘连，应局部滴用激素类眼药水。（　　　）

　　16. 混睛障的早期就应注意滴用缩瞳眼药水进行治疗。（　　　）

　　17. 湿翳应尽早使用糖皮质激素，以免加重病情。（　　　）

　　18. 混睛障之肝胆热毒证的主方为龙胆泻肝汤。（　　　）

　　19. 花翳白陷、凝脂翳等黑睛疾病经积极治疗，病愈后多不遗留宿翳。（　　　）

　　20. 聚星障、凝脂翳、花翳白陷等黑睛疾病发生后，应注意加压包扎患眼。（　　　）

　　21. 凝脂翳、花翳白陷等病情恶化，火毒上燔，灼伤黄仁，煎熬神水，可导致血灌瞳神。（　　　）

　　22. 白睛红赤是指白睛表层发红，色鲜红，越近黑睛周围越明显，推之不可移动。（　　　）

　　23. 抱轮红赤是指环抱风轮发红，颜色鲜红，其血络位于深层，推之可移动。（　　　）

　　24. 中医眼科根据翳的形态、范围、厚薄等，将宿翳分为冰瑕翳、云翳、厚翳和枣花翳。（　　　）

　　25. 黑睛呈现点状、树枝状、地图状等病变时，可以使用糖皮质激素。（　　　）

　　26. 蚕蚀性角膜溃疡可能是一种由细菌感染而引起的角膜疾病。（　　　）

　　27. 蚕蚀性角膜溃疡经辨证论治、局部用药和手术治疗等疗效不佳时，应全身禁用糖皮质激素进行治疗。（　　　）

　　28. 绿脓杆菌感染引起的角膜溃疡应首选妥布霉素滴眼及球结膜下注射进行治疗。（　　　）

　　29. 宿翳之阴虚津伤证主方为滋阴退翳汤。（　　　）

　　30. "初患之时，时时痒涩，拇眉咬甲揉鼻，致令翳生，赤肿疼痛，泪出难开。"指的是聚星障。（　　　）

四、名词解释

　　1. 聚星障

　　2. 凝脂翳

　　3. 湿翳

　　4. 花翳白陷

　　5. 混睛障

6. 新翳

7. 宿翳

8. 抱轮红赤

9. 白睛红赤

10.Fl（+）

11. 退翳明目法

12. 蟹睛

13. 疳积上目

五、简答题

1. 简述凝脂翳早期与聚星障的鉴别诊断。

2. 简述聚星障的诊断依据。

3. 简述花翳白陷的诊断要点。

4. 简述新翳与宿翳的鉴别要点。

5. 简述抱轮红赤与白睛红赤的鉴别要点。

6. 简述黑睛疾病的病变特点。

7. 简述黑睛疾病的治疗原则。

8. 简述疳积上目与高风内障的鉴别。

9. 简述湿翳的临床表现。

10. 简述混睛障眼部的临床表现。

11. 简述宿翳的分类及其临床表现。

12. 简述凝脂翳的诊断要点。

13. 简述湿翳的诊断要点。

六、论述题

1. 花翳白陷与湿翳、凝脂翳如何鉴别?

2. 试述黑睛疾病的临床特点及转归与预后。

3. 试述聚星障的病因病机、临床特点、治疗和代表方。

4. 试述花翳白陷的病因病机、临床表现及治疗。

5. 试述凝脂翳的病因病机、临床表现及治疗。

6. 试述湿翳的病因病机、临床表现及治疗。

7. 试述混睛障的病因病机、临床表现及治疗。

8. 试述宿翳的病因病机、临床表现及治疗。

七、病案分析题

1. 李某，男，25岁，工人。右眼异物溅入眼内，做异物剔除术后两天，感到眼痛、畏光、流泪、视力下降。检查：视力右0.08，左1.0；右眼眼睑红肿痉挛，结膜混合充血（++），角膜可见溃疡，溃疡下可见致密的灰黄色浸润灶，边界模糊，前房淡黄色积脓；左眼检查无明显异常。伴有头痛；舌红苔薄黄，脉浮数。

问题：根据该患者的临床表现，做出中西医诊断，判断证型，拟定治法及方药。

2.某患者，男，20岁。右眼涩痛、羞明流泪4天，1周前开始恶风发热、鼻塞、口干咽痛。检查视力：右眼0.8，左眼1.2；右眼胞睑痉挛，抱轮红赤，荧光素染色检查可见黑睛浅层散在点状着色。苔薄黄，脉浮数。

问题：根据该患者的临床表现，做出中西医诊断，判断证型，拟定治法及方药。

3.某患者，男，38岁。3天前被树枝刺伤右眼，现眼珠疼痛明显，眼睑难睁，强烈羞明，热泪如泉。检查视力：右眼0.15，左眼1.2；右眼白睛混赤，黑睛生翳，状如凝脂，荧光素染色检查阳性，神水混浊，黄液上冲。伴口苦溲黄；舌红苔薄黄，脉弦数。

问题：根据该患者的临床表现，做出中西医诊断，判断证型，拟定治法及方药。

4.某患者，女，35岁。左眼刺痛、羞明流泪、视物模糊5天。检查视力：右眼1.5，左眼0.1；左眼白睛混赤，黑睛深层混浊肿胀，角膜荧光素染色检查阴性，黑睛赤脉贯布，赤白混杂。伴口苦咽干，便秘溲黄；舌红苔黄，脉弦数。

问题：根据该患者的临床表现，做出中西医诊断，判断证型，拟定治法及方药。

5.某患者，男，45岁，农民。右眼不慎被麦芒刺伤3天，现患眼畏光流泪，疼痛较轻。检查视力：右眼光感（+），左眼1.0；抱轮红赤，黑睛生翳，呈椭圆形，与正常组织分界较清，翳色灰白，表面微隆而欠光泽，状如豆腐渣样堆积，外观干燥而粗糙，且易刮除。脘胀纳呆，口淡便溏；舌淡，苔白腻而厚，脉缓。

问题：根据该患者的临床表现，做出中西医诊断，判断证型，拟定治法及方药。

6.某患者，女，28岁。1个月前，化学性液体不慎溅入左眼，经治疗后左眼红消痛止，眼内干涩，视物较前好转但仍昏朦。检查视力：右眼1.2，左眼0.6；黑睛遗留瘢痕翳障，表面光滑，边缘清楚，2%荧光素钠溶液染色阴性。舌红，脉细。

问题：根据该患者的临床表现，做出中西医诊断，判断证型，拟定治法及方药。

参考答案

一、填空题

1.角膜。

2.风轮；肝。

3.黑睛翳障。

4.祛邪退翳；控制发展；防止传变；促进早愈。

5.病毒性角膜炎；单纯疱疹病毒。

6.树枝状；地图状；圆盘状。

7.风热客目证；肝胆火炽证；湿热犯目证；阴虚夹风证。

8.证治准绳·杂病·七窍门。

9. 患病之新久；祛邪；扶正祛邪。

10. 细菌性角膜炎；匐行性角膜溃疡；绿脓杆菌性角膜溃疡。

11. 风热壅盛证；里热炽盛证；气阴两虚证。

12. 一草亭目科全书。

13. 真菌性角膜炎。

14. 豆腐渣样。

15. 秘传眼科龙木论·花翳白陷外障。

蚕蚀性角膜溃疡；边缘性角膜溃疡。

17. 肺肝风热证；热炽腑实证；阳虚寒凝证。

18. 审视瑶函·混睛障症。

19. 肝脏毒风与瘀血上凝。

20. 角膜基质炎；先天性梅毒；结核；疱疹病毒感染；麻风。

21. 角膜软化症；维生素A；融解；坏死。

22. 角膜瘢痕。

23. 翳之新久。

24. 翳障，新翳，宿翳

25. 疼痛；畏光；流泪；视力下降。

26. 祛风清热；退翳明目。

27. 散瞳。

28. 感冒发热；过度疲劳。

29. 湿翳；花翳白陷。

30. 高风内障；夜盲。

31. 糖皮质激素。

二、选择题

（一）A 型题

1.A　2.B　3.D　4.C　5.C　6.C　7.B　8.A　9.C　10.A　11.D　12.E　13.D　14.B
15.C　16.E　17.E　18.C　19.B　20.C　21.C　22.A　23.A　24.E　25.E　26.B
27.C　28.C　29.B　30.C　31.B　32.A　33.C　34.C　35.B　36.A　37.B　38.D
395.A　40.B　41.B　42.C　43.D　44.B　45.B　46.D　47.B　48.B

（二）B 型题

1.E　2.C　3.A　4.C　5.B　6.A　7.E　8.D　9.D　10.B　11.A　12.C　13.B　14.D
15.D　16.A　17.B　18.B　19.D　20.E　21.D　22.C　23.A　24.D　25.E　26.A
27.B　28.C　29.C　30.B　31.B　32.B　33.D　34.C　35.C　36.B　37.C　38.D
39.A　40.B　41.D　42.C　43.B　44.E　45.C　46.C　47.B　48.E　49.C　50.D

51.B　52.A　53.D　54.C　55.B　56.C　57.D　58.C　59.A　60.B

（三）X 型题

1.ABCDE　2.ACE　3.ACE　4.ACDE　5.ACDE　6.BCE　7.ABCDE　8.ABC
9.ABCDE　10.ABCD　11.BD　12.CD　13.ACE　14.ABD　15.ABCD

三、判断题

1.×　2.×　3.√　4.×　5.×　6.×　7.×　8.×　9.√　10.×　11.×　12.×
13.×　14.√　15.×　16.×　17.×　18.×　19.×　20.×　21.×　22.×　23.×
24.×　25.×　26.×　27.×　28.×　29.√　30.×

四、名词解释

1. 聚星障：是指黑睛浅层骤生多个细小星翳，其形或联缀，或团聚，伴有沙涩疼痛、羞明流泪的眼病。类似于西医学之病毒性角膜炎，临床多见于单纯疱疹病毒感染所致。

2. 凝脂翳：是指黑睛生翳，状如凝脂，多伴有黄液上冲的急重眼病。相当于西医学的细菌性角膜炎，主要指匐行性角膜溃疡和绿脓杆菌性角膜溃疡。

3. 湿翳：是指黑睛生翳，翳形微隆，外观似豆腐渣样，干而粗糙的眼病。类似于西医学的真菌性角膜炎。

4. 花翳白陷：是指黑睛生白翳，四周高起，中间低陷，状如花瓣的眼病。类似于西医学的蚕蚀性角膜溃疡及边缘性角膜溃疡。

5. 混睛障：是指黑睛深层生翳，状若圆盘，其色灰白，混浊不清，漫掩黑睛，障碍视力的眼病。相当于西医学的角膜基质炎。

6. 新翳：是指黑睛疾患初期，其临床特征为翳障表面模糊，边缘不清晰，具有发展趋势，同时伴有红赤疼痛，荧光素染色阳性。

7. 宿翳：是指黑睛疾患痊愈后遗留下的瘢痕翳障，其临床特征为翳障表面光滑，边缘清晰，无红赤疼痛。相当于西医学的角膜瘢痕。

8. 抱轮红赤：指黑睛周围发红，颜色紫暗，其血络位于深层，呈放射状，推之不移动。即西医学的睫状充血。

9. 白睛红赤：指血络起自白睛周边，颜色鲜红，其血络位于浅层，呈树枝状，推之可以移动。即西医学的结膜充血。

10.Fl（＋）：即荧光素染色阳性，指用 2% 荧光素钠滴眼液滴眼后，角膜表面出现黄绿色着色，常见于角膜上皮受损等角膜疾病。

11. 退翳明目法：指以消障退翳为主要作用，用于治疗黑睛生翳，促进翳障的消散，减少瘢痕形成的一种中医眼科学独特的内治法。

12. 蟹睛：是指黑睛破损，黄仁突出如珠，形似蟹睛。相当于西医学的角膜穿孔。

13. 疳积上目：是指继发于小儿疳积，初起时夜盲、眼干涩，日久黑睛生翳糜烂，甚则溃破穿孔的眼病。相当于西医学的角膜软化症。是由维生素 A 缺乏而引起的角膜融解和坏死。

五、简答题

1. 答：凝脂翳早期与聚星障的鉴别见表 11-1。

表 11-1 凝脂翳早期与聚星障的鉴别要点

鉴别点	凝脂翳早期	聚星障
诱因	黑睛损伤后	感冒或劳累后
知觉	变化不明显	病变区知觉减退
眵泪	眵泪呈脓性	泪多眵少或无眵
翳形	初起为单个米粒样混浊，色灰白，边缘不清，表面污浊，如覆薄脂	初起为多个针尖样细小星点混浊，继则融合成树枝状或地图状
复发	无复发	可反复发作
化脓	常化脓，易穿孔，伴黄液上冲	一般不化脓，不穿孔，多无黄液上冲

2. 答：聚星障的诊断依据：①常有感冒史，或在劳累后发病。②不同程度视力下降，沙涩疼痛，畏光流泪，胞睑难睁。③抱轮红赤，黑睛可见星点状或树枝状或地图状混浊，2% 荧光素钠溶液染色阳性；或黑睛深层混浊状如圆盘。病变区知觉减退。

3. 答：花翳白陷的诊断要点：①患眼疼痛剧烈，羞明流泪，视物模糊。②抱轮红赤或白睛混赤，黑睛生翳，四周高起，中间低陷，2% 荧光素钠溶液染色呈阳性。③病变部位刮片做病原体培养有助于诊断。

4. 答：新翳与宿翳的鉴别要点：①新翳是指黑睛疾患初期，其临床特征为翳障表面模糊，边缘不清晰，具有发展趋势，同时伴有红赤疼痛，荧光素染色阳性。②宿翳是指黑睛疾患痊愈后遗留下的瘢痕翳障，其临床特征为翳障表面光滑，边缘清晰，无发展趋势，无红赤疼痛，荧光素染色阴性。

5. 答：抱轮红赤与白睛红赤的鉴别要点：①抱轮红赤：指黑睛周围发红，颜色紫暗，其血络位于深层，呈放射状，推之不移动，即西医学的睫状充血。②白睛红赤：指血络起自白睛周边，颜色鲜红，其血络位于浅层，呈树枝状，推之可以移动，即西医学的结膜充血。

6. 答：黑睛疾病的病变特点：①自觉症状：有明显的磣涩、疼痛、畏光、流泪、视力下降等。②眼部检查：可见抱轮红赤或白睛混赤，黑睛生翳，荧光素染色检查阳性。③并发及后遗症：黑睛病变病程长，恢复慢；严重者可波及黄仁，出现黄液上冲、瞳神紧小、瞳神干缺、蟹睛等；病愈后多遗留宿翳，视力可受到不同程度的影响。

7. 答：黑睛疾病的治疗原则：①内治：早期多以祛风清热为主；中期常用清肝泻火、通腑泄热、清热利湿等法；病变后期常用退翳明目法，以缩小和减薄瘢痕翳障。②外治：用滴眼药水、涂眼药膏、熏洗等外治方法以提高疗效。此外，黑睛疾病易向纵深发展，应重视散瞳治疗。

8. 答：疳积上目与高风内障相同的是早期出现夜盲。两者不同点：①疳积上目为外障眼病，其病外显证候明显，可见白睛和黑睛干燥无光泽，甚至黑睛混浊溃烂等症；②高风内障者眼外观端好，为内障眼病，眼底可见视网膜血管旁有骨细胞样色素沉着，血管变细，视野逐渐缩窄。

9. 答：湿翳的临床表现：①自觉症状：因眼表浅外伤，眼部逐渐出现磣涩不适，继而疼痛，畏光流泪，有黏性分泌物，视力下降。病程较长。②眼部检查：抱轮红赤或白睛混赤，黑睛生翳，呈圆形或椭圆形或不规则形，翳色灰白而欠光泽，表面微隆起，状如腐渣样堆积，外观干而粗糙且易刮除，边缘呈纤曲状，与正常组织分界较清楚；向四周逐渐发展，黑睛后壁出现斑块状沉着物，常伴有黄液上冲，其质大多黏稠，脓量较多，可遮盖大部分瞳神；甚则黑睛溃破，黄仁绽出，形成蟹睛。③实验室及特殊检查可寻找到真菌等。

10. 答：混睛障眼部的临床表现：①自觉症状：目珠疼痛，羞明流泪，视物模糊，严重者视力明显下降。②眼部检查：可见胞睑难睁，抱轮红赤，或白睛混赤，黑睛深层圆盘状混浊，逐渐蔓延至整个黑睛，表面粗糙，外观如毛玻璃状，不形成溃疡；常伴黑睛后壁沉着物，神水混浊。赤脉从黑睛边缘逐渐侵入黑睛深层，呈毛刷状排列，可延及整个黑睛，形成赤白混杂的翳障，严重障碍视力；多合并瞳神紧小，或可出现瞳神干缺或瞳神闭锁。结核性者，黑睛翳多呈扇形、周边性，不蔓延整个黑睛，常单侧患病；病毒感染引起者，常表现为黑睛深层圆盘状混浊，易反复发作。

11. 答：宿翳依据其厚薄、形状不一等，分为冰瑕翳、云翳、厚翳和斑脂翳。

宿翳的临床表现：冰瑕翳是在集光灯下察见翳菲薄；云翳是在自然光线下可见翳稍厚，似浮云；厚翳是一望则见翳较厚，色白光滑如瓷；斑脂翳是见其色白中带棕黑，或有细小赤脉伸入，瞳神不圆，翳与黄仁粘连。以上宿翳均表面光滑，边缘清楚，荧光素染色阴性。可不同程度影响视力。

12. 答：凝脂翳的诊断要点：①常有黑睛外伤史，或同时伴有漏睛病史。②黑睛生翳如米粒样，表面浮嫩，边缘不清，继则扩大溃陷，上覆凝脂；2% 荧光素钠溶液染色阳性；常伴黄液上冲。若眵泪、凝脂及黄液上冲呈黄绿色者，疑为绿脓杆菌所致。③角膜刮片涂片及细菌培养有助于诊断。

13. 答：湿翳的诊断要点：①多有稻谷、麦芒、树枝、树叶等植物性黑睛外伤史。②黑睛生翳，表面微隆，外观似豆腐渣样，干而粗糙，眵泪黏稠。③眼部检查所见严重而自觉症状较轻。④病变部位刮片涂片或培养更有助于诊断。

六、论述题

1. 答：花翳白陷与湿翳、凝脂翳的鉴别见表 11-2。

表 11–2　花翳白陷与湿翳、凝脂翳的鉴别

鉴别点	湿翳	凝脂翳	花翳白陷
病因	植物性黑睛外伤后，湿热毒邪侵袭	为黑睛外伤或异物剔除术后，风热邪毒袭入，常有漏睛史	多多无外伤史，多系风热外袭
病势	起病缓，发展慢	起病急，发展快	发展缓，病程长
自觉症状	轻	重	随病情发展而加重
眼眵	黏液性	脓性	眵少
翳障形态	状如豆腐渣，干而粗糙，易刮下	状如凝脂，表面湿润，不易刮下	状如花瓣，形似新月，不易刮下
病原检查	涂片有菌丝，培养有真菌	刮片或培养常可找到致病菌	可找到细菌，或为自身免疫性疾病

2. 答：黑睛疾病的主要临床表现是黑睛翳障。新翳者常伴有抱轮红赤或白睛混赤，及明显的碜涩、疼痛、畏光、流泪、视物模糊等症状，常见的病变如聚星障、凝脂翳、湿翳、花翳白陷、混睛障、疳积上目等。因黑睛无血脉，营养供应较差，抵抗力偏低，一旦发生病变则病程长，恢复慢，严重者可波及黄仁而出现黄液上冲、瞳神紧小、瞳神干缺等变证。若治不及时或治不得当，则可致黑睛溃破，黄仁脱出，形成蟹睛等恶候。疾病痊愈后多遗留宿翳，视力可受到不同程度的影响。

3. 答：（1）病因病机：①外感风热，上犯于目，邪客黑睛，致生翳障。②外邪入里，邪遏化热，或素体阳盛，肝经伏火，内外合邪，肝胆火炽，灼伤黑睛。③恣食肥甘，脾胃受损，酿蕴湿热，土反侮木，熏蒸黑睛。④素体阴虚，正气不足，或热病之后，津液耗伤，则阴津亏乏，复感风邪致病。

（2）临床表现：①自觉症状：轻者眼内沙涩，微痛不适，畏光流泪；重者碜涩疼痛，灼热羞明，热泪频流，多无眵。视力可有不同程度下降。②眼部检查：可见胞睑难睁，抱轮红赤或白睛混赤，黑睛知觉减退。初期黑睛生翳，状如针尖或秤星，色灰白，少则数颗，多则数十颗，或同时而起，或先后逐渐而生；继则相互融合成树枝状；若病情继续发展，病灶扩大加深，则呈现边缘不齐且表面凸凹的地图状；2% 荧光素钠溶液染色阳性。也有病变位于黑睛深层，肿胀混浊，其形如圆盘状，黑睛后壁可有皱褶，但其表面光滑，2% 荧光素钠溶液染色阴性。病变区知觉减退。本病严重者多波及黄仁，引起黄仁肿胀，瞳神紧小，神水混浊，甚则黄仁与晶珠粘连，还可发生绿风内障。其病位较深者，愈后黑睛遗留瘢痕翳障，可影响视力，甚或失明。

（3）治疗：①辨证论治：风热客目证，治宜疏风清热、退翳明目，方用银翘散加减；肝胆火炽证，治宜清肝泻火、退翳明目，方用龙胆泻肝汤加减；湿热犯目证，治宜清热除湿、退翳明目，方用三仁汤加减；阴虚夹风证，治宜滋阴祛风、退翳明目，方用加减地黄丸加减。②外治：选用清热解毒类中药制剂滴眼液或抗病毒眼药水滴眼，并散瞳；若仅黑睛深层呈现圆盘状病变，在抗病毒药物治疗的同时，可短期慎重而合理地局部使用糖皮质激素进行治疗。另外，还可配合涂抗病毒眼药膏、湿热敷、结膜下注

射等。

4.答：（1）病因病机：①风热外袭，肺先受之，金盛克木，肺疾犯肝，邪热循经而上攻黑睛。②脏腑积热，复感外邪，入里化热，邪热炽盛，内外相搏而上冲于目，导致黑睛溃陷。③素体羸弱，脏腑阳虚，或过用凉药，阳气不足，寒邪凝结足厥阴肝经，导致黑睛生翳。

（2）临床表现：①自觉症状：患眼疼痛，碜涩不适，畏光流泪，视物模糊；严重者常伴头目剧痛。②眼部检查：抱轮红赤或白睛混赤，初起黑睛四周边际生翳，色灰白或微黄，略微隆起，后逐渐向黑睛中央侵蚀，翳处日益宽阔溃陷，而黑睛中部尚清，可见瞳神，整个黑睛四周高、中间低，状似花瓣；或溃陷从黑睛一边开始，如蚕蚀之状，形如新月，渐侵中央。溃陷向中央部蔓延的同时，周边部溃陷区逐渐修复，并有赤脉伸入，终成广泛瘢痕翳障，遮掩瞳神。复感毒邪者，溃陷也可向深层进展，引起黄液上冲、瞳神紧小，甚或黑睛穿孔、黄仁脱出，变生蟹睛等恶候。

（3）治疗：①辨证论治：肺肝风热证，治宜疏风清热，方用加味修肝散加减；热炽腑实证，治宜通腑泄热，方用银花复明汤加减；阳虚寒凝证，治宜温阳散寒，方用当归四逆汤加减。②外治：滴用清热解毒及退翳眼药水；细菌感染者，滴用抗生素眼药水；并同时滴用散瞳药，以防瞳孔粘连。黑睛缘溃疡，有新生血管长入时，可局部使用糖皮质激素滴眼液。还可配合熏眼、湿热敷及球结膜下注射。对角膜已穿孔或角膜即将穿孔的患者，可行羊膜覆盖或行角膜移植手术。蚕蚀性角膜溃疡患者，如果对局部治疗无反应，可全身应用糖皮质激素进行治疗。

5.答：（1）病因病机：①黑睛外伤，风热邪毒乘伤袭入，黑睛被染；或素有漏睛，邪毒已伏，更易乘伤客目而发病。②外邪入里，蕴遏化热，或嗜食辛煿，脏腑热盛，肝胆热毒上灼黑睛，壅滞蓄腐。③久病之后气虚阴伤，正气不足，外邪滞留，致黑睛溃陷，缠绵不愈。

（2）临床表现：①自觉症状：发病急，常在黑睛外伤后 24～48 小时发病。初起时眼内涩痛，或灼热刺痛，畏光流泪，眵黄黏稠，视物模糊。病情进展，严重者症见头目剧痛，羞明难睁，热泪如汤，视力剧降。②眼部检查：初病时胞睑稍微肿胀，抱轮红赤或白睛混赤，黑睛生翳，大如米粒或绿豆，色灰白，表面混浊，边缘不清，中部凹陷，上覆薄脂；病重者胞睑红肿，白睛混赤浮肿，黑睛如覆一片凝脂，色黄白，肥浮脆嫩，凹陷扩大加深，甚至可延及整个黑睛；常兼黑睛后壁沉着物、神水混浊或黄液上冲，黄液量多时可遮掩整个瞳神。若病情继续发展，可引起黑睛变薄，甚或穿孔，致黄仁绽出而成蟹睛症。若初起眵泪及凝脂即为黄绿色者，则其病势更为凶险，可于数日内导致黑睛全部毁坏而溃破，或脓攻全珠，眼珠塌陷而失明。③实验室检查：角膜病变组织刮片涂片检查和病原体培养可发现致病菌，如金黄色葡萄球菌、肺炎链球菌、链球菌、肠道杆菌或绿脓杆菌。

（3）治疗：①辨证论治：风热壅盛证，治宜祛风清热、退翳明目，方用新制柴连汤加减。里热炽盛证，治宜泻火解毒、退翳明目，方用四顺清凉饮子加减。气阴两虚证偏于阴虚者，治宜滋阴退翳，用滋阴退翳汤或海藏地黄散加减；偏于气虚者，治宜益气退翳，用托里消毒散加减。②外治：可选用清热解毒类中药制剂眼药水或抗生素眼药水滴眼，并散瞳；睡前涂抗生素类眼膏。还可用清热解毒祛风药洗眼及湿热敷；球结膜下注射妥布霉素注射液等，若为绿脓杆菌所致者，首选多黏菌素 B 做球结膜下注射。有角膜穿破的危险时，可以采取板层角膜移植或穿透性角膜移植术治疗；如角膜已穿孔，眼球内容物脱出，并继发眼内感染者，则需行眼内容物剜出术。

6. 答：（1）病因病机：多因稻谷、麦芒、植物枝叶擦伤黑睛，或角膜接触镜戴取不慎损伤黑睛，或黑睛手术造成轻度黑睛外伤等，均可使湿毒之邪乘伤侵入，湿遏化热，熏灼黑睛而致病。

（2）临床表现：①自觉症状：眼内渐觉砂涩，继而疼痛不适，畏光流泪，眵泪黏稠，视物模糊。病程较长，可达 2～3 个月。②眼部检查：抱轮红赤或白睛混赤，黑睛生翳，呈圆形或椭圆形或不规则形，与正常组织分界较清，翳色灰白，表面微隆而欠光泽，状如豆腐渣样堆积，外观干燥而粗糙，且易刮除。病变常向四周及纵深逐渐发展，溃腐周围可见星状及丝状混浊，黑睛后壁出现斑块状沉着物，并伴有黄液上冲，其质大多黏稠而量多，可遮盖大部分瞳神；甚至可黑睛溃破，黄仁绽出，形成蟹睛。③实验室检查：角膜病变组织刮片涂片可查到真菌菌丝，病原体培养可发现真菌生长；角膜共焦显微镜检查可显示角膜感染组织的超微结构，辅助真菌性角膜炎的诊断。

（3）治疗：①辨证论治：湿重于热证，治宜化湿清热，方用三仁汤加减；热重于湿证，治宜清热祛湿，方用甘露消毒丹加减。②外治：点用抗真菌类滴眼液并散瞳。可配合清热解毒化湿中药水煎熏眼。对黑睛溃破或即将溃破者，可及时行结膜瓣遮盖术或角膜移植术。

7. 答：（1）病因病机：①风热外袭，肝经受邪，邪热扰目，黑睛乃病。②脏腑积热，肝胆热毒循经上攻，黑睛被灼，气血壅滞。③素体虚弱，脾运乏力，湿热内生，熏蒸于目，损伤黑睛。④邪毒久伏，阴液耗伤，阴虚火旺，虚火炎目，导致黑睛病发。

（2）临床表现：①自觉症状：目珠疼痛，羞明流泪，视物模糊，严重者视力明显下降。②眼部检查：胞睑难睁，抱轮红赤，或白睛混赤，黑睛深层生翳，状若圆盘，其色灰白，混浊不清，逐渐漫掩黑睛，似磨砂玻璃样，表面粗糙，但不溃陷。久则赤脉从黑睛边际侵入深层中央，呈毛刷状排列，可延及整个黑睛，终成赤白混杂的翳障而严重影响视力。其间常伴黑睛后壁沉着物，神水混浊，瞳神缩小，甚或出现瞳神干缺或瞳仁闭锁。③实验室及特殊检查：血清学检查康 – 华氏反应、荧光素螺旋体抗体吸附试验（FTA-ABS）或微量血清梅毒螺旋体试验（TPHA）多呈阳性。结核菌素（OT）试验可呈阳性。胸部 X 线拍片可发现肺部结核病灶。

（3）治疗：①辨证论治：肝经风热证，治宜祛风清热，方用羌活胜风汤加减；肝胆热毒证，治宜清肝解毒、凉血化瘀，方用银花解毒汤加减；湿热内蕴证，治宜清热化湿，方用甘露消毒丹加减；阴虚火炎证，治宜滋阴降火，方用滋阴降火汤加减。②外治：点用激素类滴眼液并散瞳，清热解毒类中药滴眼液或抗生素类或抗病毒类滴眼液。可配合湿热敷。病变较重可用糖皮质激素做球结膜下注射。热毒较重者口服牛黄解毒丸，湿热明显者口服甘露消毒丸，阴虚者口服知柏地黄丸。针对原发病因进行治疗。

8.答：（1）病因病机：宿翳系由黑睛疾病或黑睛外伤痊愈后遗留瘢痕翳障所致。黑睛生翳多由外感风热或脏腑热炽所致，火热易伤阴液，且火邪易郁脉络，故瘢痕翳障的形成往往与阴津不足、气血瘀滞有关。

（2）临床表现：①自觉症状：眼无红赤疼痛、羞明流泪，但可有视力下降。②眼部检查：黑睛上有翳障，部位不定，形状不一，厚薄不等，或为冰瑕翳、云翳、厚翳、斑脂翳等不同，表面光滑，边缘清楚，2%荧光素钠溶液染色阴性。位于黑睛周边者多不影响视力或影响较小；位于黑睛中部且翳厚而遮掩瞳神者，则可严重影响视力。

（3）治疗：①辨证论治：阴虚津伤证，治宜滋阴退翳，方用滋阴退翳汤加减。②外治：可滴用障翳散滴眼液，或用障翳散粉剂点眼。若黑睛翳厚且遮挡瞳神，可行光学虹膜切除术或角膜移植术。可配合针刺治疗。

七、病案分析题

1.答：（1）西医诊断：细菌性角膜炎（右眼）。

（2）中医诊断：凝脂翳（右眼）。

（3）证型：风热壅盛证。

（4）治法：祛风清热，退翳明目。

（5）方药：新制柴连汤加减。药物组成：柴胡、黄连、黄芩、赤芍、蔓荆子、栀子、木通、荆芥、防风、龙胆草、甘草。

2.答：（1）西医诊断：单纯疱疹病毒性角膜炎（右眼）。

（2）中医诊断：聚星障（右眼）。

（3）证型：风热客目。

（4）治法：疏风清热。

（5）方药：银翘散加减。药物组成：金银花、连翘、桔梗、薄荷、竹叶、荆芥、牛蒡子、甘草。

3.答：（1）西医诊断：细菌性角膜炎（右眼）。

（2）中医诊断：凝脂翳（右眼）。

（3）证型：肝胆火炽证。

（4）治法：清肝泻火，退翳明目。

（5）方药：龙胆泻肝汤加减。药物组成：龙胆草、生地黄、当归、柴胡、木通、泽泻、车前子、栀子、黄芩、甘草。

4.答：（1）西医诊断：角膜基质炎（左眼）。

（2）中医诊断：混睛障（左眼）。

（3）证型：肝胆热毒证。

（4）治法：清肝解毒，凉血化瘀。

（5）方药：银花解毒汤加减。药物组成：金银花、蒲公英、生大黄、龙胆草、黄芩、蔓荆子、桑白皮、天花粉、枳壳、甘草。

5.答：（1）西医诊断：真菌性角膜炎（右眼）。

（2）中医诊断：湿翳（右眼）。

（3）证型：湿重于热证。

（4）治法：化湿清热。

（5）方药：三仁汤加减。药物组成：杏仁、滑石、通草、蔻仁、竹叶、薏苡仁、厚朴、半夏。

6.答:（1）西医诊断：角膜瘢痕（左眼）。

（2）中医诊断：宿翳（左眼）。

（3）证型：阴虚津伤证。

（4）治法：滋阴退翳。

（5）方药：滋阴退翳汤加减。药物组成：生地黄、当归、白芍、麦冬、知母、天花粉、木贼、谷精草、玄参。

第十二章 瞳神疾病 ▷▷▷

习 题

一、填空题

1. 中医学的瞳神又称为 _____、_____、_____、_____ 等。

2. 瞳神属五轮学说中之 _____，内应于 _____。

3. 狭义的瞳神指黄仁中央能展缩之圆孔，相当于西医学之 _____。

4. 广义的瞳神是指 _____ 及 _____。

5. 瞳神疾病主要包括西医学的 _____、_____、_____、_____、_____、_____ 及 _____ 等疾病。

6. 西医学之 _____、_____、_____ 等病变过程或可出现与瞳神紧小相类似的症候。

7. 西医学之 _____，_____ 或可出现与瞳神干缺相类似的症候。

8. 瞳神紧小的病名首见于《_____》，但早在《_____》中就有"瞳子渐渐细小如簪脚，甚则小如针"的描述。

9. 视衣脱离类似于西医学之 _____。

10. 视衣脱离应与 _____、_____ 等疾病相鉴别。

11. 现代中医医家将暴盲分为 _____、_____、_____ 及 _____ 等多种暴盲。

12. 血溢神膏类似于西医学的 _____。

13. 云雾移睛类似于西医学的 _____。

14. 云雾移睛又称为 _____、_____、_____ 及 _____ 等。

15. 消渴内障类似于西医学的 _____。

16. 瞳神紧小又称为 _____、_____、_____ 等。

17. 圆翳内障即西医学的 _____。

18. 圆翳内障根据晶体混浊程度可以分为 _____、_____、_____、_____ 四期。

19. 最早提出"金针拨内障"概念的是 _____ 时期 _____ 所著的

《＿＿＿＿＿＿》。

20. 白内障针拨术的适应证为＿＿＿＿＿＿，具体操作有＿＿＿＿和＿＿＿＿两种。

21. 圆翳内障是指随＿＿＿＿＿＿增长而晶珠＿＿＿＿＿＿，视力＿＿＿＿＿＿，终至失明的眼病。

22. 圆翳内障根据混浊的部位进行分类，可分为＿＿＿＿＿、＿＿＿＿＿、＿＿＿＿＿三种类型。

23. 圆翳内障中医辨证论治分为＿＿＿＿＿、＿＿＿＿＿、＿＿＿＿＿三个证型。

24. 五风内障为＿＿＿＿＿、＿＿＿＿＿、＿＿＿＿＿、＿＿＿＿＿之合称。

25. 绿风内障是以＿＿＿＿＿＿＿＿＿＿＿，伴有恶心呕吐、头目剧痛为主要临床特征的眼病。

26. 绿风内障类似于西医学之＿＿＿＿＿＿＿＿＿。

27. 绿风内障急救治疗中，眼局部使用＿＿＿＿＿、＿＿＿＿＿，或糖皮质激素类滴眼液等，全身用药使用＿＿＿＿＿、＿＿＿＿＿等。

28. 疑为急性闭角型青光眼前驱期而各症状不典型时，可行暗室试验、＿＿＿＿＿、＿＿＿＿＿等辅助诊断。试验前后眼压升高超过＿＿＿mmHg者为阳性。可进一步做青光眼排除试验。

29. 绿风内障急性发作期常伴有＿＿＿＿、＿＿＿＿等全身症状，易被误诊为＿＿＿＿疾病。

30. 青风内障类似于西医学之＿＿＿＿＿＿＿＿。

31. 典型青风内障患者视盘生理凹陷加深扩大，杯盘比 C/D ＞＿＿＿或双眼视盘比值不等，双眼 C/D 差值＞＿＿＿；最后视盘色＿＿＿＿，视盘血管向＿＿＿侧移位，在视盘缘呈＿＿＿＿状。

32. 青风内障局部滴滴眼液，可首选＿＿＿＿＿＿或＿＿＿＿＿。

33. 原发性青光眼可分为＿＿＿＿＿、＿＿＿＿＿二大类。

34. 高风内障是以＿＿＿＿和＿＿＿＿＿为特征的眼病。

35. 青盲是指眼外观正常，视盘＿＿＿＿，视力＿＿＿＿，甚至＿＿＿＿＿＿的内障眼病。相当于西医学的＿＿＿＿＿＿。

36. 高风内障相当于西医学的＿＿＿＿＿＿＿病。

37. 晶珠又名＿＿＿＿、＿＿＿＿。

38. 广义瞳神疾病属＿＿＿＿眼病范畴，对＿＿＿＿影响明显。

39. 瞳神紧小是黄仁受邪，以＿＿＿＿＿、＿＿＿＿＿为主要临床症状的眼病。

40. 瞳神干缺是＿＿＿＿＿失治、误治所致。

41. 一般将青光眼分为＿＿＿＿＿、＿＿＿＿＿及＿＿＿＿＿三大类。

42. 青风内障是指眼 _____ 不适，或时有轻度眼胀及 _____，_____，终致失明的内障眼病。

43. 原发性闭角型青光眼分 _____ 青光眼和 _____ 青光眼。

44. 原发性开角型青光眼有 _____ 青光眼和 _____ 青光眼。

45. 瞳神疾病的主要证候特点为 _____ 异常和 _____ 改变。

46. 瞳神疾病的内治法中，虚证一般多从 _____、_____、_____ 方面着手；实证常用 _____、_____、_____、_____、_____ 等法。

47. 青风内障和绿风内障发病因素虽然复杂，但局部均与 _____ 有关。

48. 治疗络阻暴盲时，为及时抢救视力，可配合应用血管扩张剂，如 _____ 吸入，或 _____ 舌下含化等。

49. 《外台秘要》所载"绿翳青盲"颇似绿风内障，并认为是由 _____、_____ 所致。

50. 绿风内障的临床过程西医眼科学分为 _____、_____、_____、_____、_____、_____ 六期。

51. 青盲病名首见于《_____》。

52. 络瘀暴盲证候分类主要有 _____、_____、_____ 三种证型。

53. 络阻暴盲证候分类主要有 _____、_____、_____、_____ 四种证型。

54. 络损暴盲证候分类主要有 _____、_____、_____ 三种证型。

55. 消渴内障证候分类主要有 _____、_____、_____、_____ 四型。

56. 目系暴盲类似于西医学的 _____、_____ 等引起视力突降的视神经病。

57. 视瞻有色类似于西医学的 _____。

58. 视瞻昏渺是指眼外观无异常，_____，随年龄增长视力渐减，终致失明的眼病。该病名始见于《_____》。视瞻昏渺类似于西医眼科学的 _____，又称 _____。

59. 视瞻昏渺的辨证分型主要有 _____、_____、_____、_____ 四型。

60. 高风内障的辨证分型主要有 _____、_____、_____ 等三型。

61. 青盲的辨证分型主要有 _____、_____、_____、_____ 等四型。

二、选择题

（一）A 型题（每道考题下面有 A、B、C、D、E 5 个备选答案。请从中选择 1 个最佳答案，并将答案写在题干后方的括号内。）

1. 瞳神疾病实证常用治疗原则错误的是（　　　）
　　A. 清热泻火　　　　　　　B. 疏肝理气　　　　　　C. 益精明目
　　D. 淡渗利湿　　　　　　　E. 芳香开窍

2. 瞳神疾病虚实兼夹证常用的治疗原则错误的是（　　　）
　　A. 滋阴降火　　　　　　　B. 健脾渗湿　　　　　　C. 柔肝息风
　　D. 化痰散结　　　　　　　E. 温阳利水

3. 与瞳神疾病相关的脏腑是（　　　）
　　A. 脾、胃　　　　　　　　B. 肝、胆　　　　　　　C. 心、小肠
　　D. 肾、膀胱　　　　　　　E. 肺、大肠

4. 治疗瞳神紧小之肝胆火炽证的主方是（　　　）
　　A. 新制柴连汤　　　　　　B. 龙胆泻肝汤　　　　　C. 四顺清凉饮子
　　D. 驱风散热饮子　　　　　E. 羌活胜风汤

5. 治疗瞳神紧小之肝经风热证的主方是（　　　）
　　A. 新制柴连汤　　　　　　B. 龙胆泻肝汤　　　　　C. 四顺清凉饮子
　　D. 驱风散热饮子　　　　　E. 羌活胜风汤

6. 治疗云雾移睛之湿热蕴蒸证的主方是（　　　）
　　A. 加味温胆汤　　　　　　B. 六君子汤　　　　　　C. 二陈汤
　　D. 参苓白术散　　　　　　E. 三仁汤

7. 治疗云雾移睛之气血亏虚证的主方是（　　　）
　　A. 加味温胆汤　　　　　　B. 六君子汤　　　　　　C. 八珍汤
　　D. 参苓白术散　　　　　　E. 三仁汤

8. 治疗云雾移睛常用的滴眼液是（　　　）
　　A. 布林佐胺滴眼液　　　　B. 色苷酸钠滴眼液　　　C. 阿托品滴眼液
　　D. 氨碘肽滴眼液　　　　　E. 妥布霉素滴眼液

9. 治疗目系暴盲之肝经实热证的主方是（　　　）
　　A. 归脾汤　　　　　　　　B. 宁血汤　　　　　　　C. 桃红四物汤
　　D. 龙胆泻肝汤　　　　　　E. 丹栀逍遥散

10. 治疗络损暴盲之血热伤络证的主方是（　　　）
　　A. 归脾汤　　　　　　　　B. 宁血汤　　　　　　　C. 桃红四物汤
　　D. 十灰散　　　　　　　　E. 丹栀逍遥散

11. 治疗络瘀暴盲之气滞血瘀证的主方是（　　　）
　　A. 归脾汤　　　　　　　　B. 血府逐瘀汤　　　　　C. 龙胆泻肝汤

D. 补中益气汤　　　　　　　E. 丹栀逍遥散

12. 治疗络阻暴盲之气虚血瘀证的主方是（　　　）

A. 通窍活血汤　　　　B. 十全大补丸　　　　C. 镇肝息风汤
D. 补阳还五汤　　　　E. 涤痰汤

13. 治疗络阻暴盲属气血瘀阻证的主方是（　　　）

A. 通窍活血汤　　　　B. 十全大补丸　　　　C. 镇肝息风汤
D. 补阳还五汤　　　　E. 涤痰汤

14. 治疗血溢神膏之热伤血络证的主方是（　　　）

A. 百合固金汤　　　　B. 银花解毒汤　　　　C. 加减地黄汤
D. 宁血汤　　　　　　E. 滋阴降火汤

15. 治疗血溢神膏之虚火灼络证的主方是（　　　）

A. 百合固金汤　　　　B. 银花解毒汤　　　　C. 加减地黄汤
D. 杞菊地黄丸　　　　E. 知柏地黄汤

16. 消渴内障证见视力下降，或眼前黑影飘动，眼底可见视网膜水肿、棉绒斑、出血；形体消瘦或虚胖，头晕耳鸣，形寒肢冷，面色萎黄或浮肿，阳痿，夜尿频、量多清长或混浊如脂膏，严重者尿少而面色，舌苔白；舌质淡胖，脉沉弱。辨证属（　　　）

A. 气阴两虚证　　　　B. 阴虚燥热证　　　　C. 瘀血内阻证
D. 脾肾两虚证　　　　E. 痰瘀阻滞证

17. 消渴内障证见视力下降，眼前有黑影飘动，眼底可见视网膜新生血管，反复发生大片出血、视网膜增殖膜；兼见口渴多饮，心烦失眠，头昏目眩，肢体麻木；舌质暗红有瘀斑，脉细弦或细涩。辨证属（　　　）

A. 气阴两虚证　　　　B. 阴虚燥热证　　　　C. 阴虚夹瘀证
D. 脾肾两虚证　　　　E. 痰瘀阻滞证

18. 消渴内障证见视力下降，眼前有黑影飘动，眼底视网膜水肿、渗出，视网膜有新生血管、出血，玻璃体可有灰白增殖条索或牵拉视网膜、视网膜增殖膜；形盛体胖，头身沉重，身体某部位固定刺痛，口唇或肢端紫暗；舌紫有瘀斑，苔厚腻，脉弦滑。辨证属（　　　）

A. 气阴两虚证　　　　B. 阴虚燥热证　　　　C. 瘀血内阻证
D. 脾肾两虚证　　　　E. 痰瘀阻滞证

19. 消渴内障证见视力下降，或眼前有黑影飘动，眼底可见视网膜、黄斑水肿，视网膜渗出、出血等；面色少华，神疲乏力，少气懒言，咽干，自汗，五心烦热；舌淡，脉虚无力。辨证属（　　　）

A. 气阴两虚证　　　　B. 阴虚燥热证　　　　C. 瘀血内阻证
D. 脾肾两虚证　　　　E. 痰瘀阻滞证

20. 消渴内障证见眼底查见微血管瘤、出血、渗出等；兼见口渴多饮，消谷善饥，或口干舌燥，腰膝酸软，心烦失眠；舌红苔薄白，脉细数。辨证属（　　　）

A. 气阴两虚证　　　　B. 阴虚燥热证　　　　C. 瘀血内阻证

D. 脾肾两虚证　　　　　　　E. 痰瘀阻滞证

21. 治疗视衣脱离之脉络瘀滞证的主方是（　　　）

　　A. 归脾汤　　　　　　　B. 明目地黄汤　　　　　　C. 桃红四物汤

　　D. 丹栀逍遥散　　　　　E. 以上都不是

22. 治疗视衣脱离之脾虚湿泛证的主方是（　　　）

　　A. 人参养荣汤　　　　　B. 明目地黄汤　　　　　　C. 杞菊地黄丸

　　D. 驱风散热饮子　　　　E. 以上都不是

23. 治疗目系暴盲之气血两虚证的主方是（　　　）

　　A. 人参养荣汤　　　　　B. 明目地黄汤　　　　　　C. 杞菊地黄丸

　　D. 驱风散热饮子　　　　E. 以上都不是

24. 治疗目系暴盲之阴虚火旺证的主方是（　　　）

　　A. 四顺清凉饮子　　　　B. 银翘散　　　　　　　　C. 知柏地黄汤

　　D. 龙胆泻肝汤　　　　　E. 以上都不是

25. 治疗目系暴盲之肝郁气滞证的主方是（　　　）

　　A. 四顺清凉饮子　　　　B. 银翘散　　　　　　　　C. 新制柴连汤

　　D. 龙胆泻肝汤　　　　　E. 以上都不是

26. 治疗视衣脱离属肝肾阴虚证的主方是（　　　）

　　A. 归脾汤　　　　　　　B. 丹栀逍遥散　　　　　　C. 桃红四物汤

　　D. 驻景丸加减方　　　　E. 以上都不是

27. 目系暴盲见视力急降甚至失明，伴眼球胀痛或转动时作痛，眼底可见视盘充血肿胀，边界不清，视网膜静脉扩张，迂曲，颜色紫红，视盘周围水肿、渗出、出血，或眼底无异常；全身症见头胀耳鸣，胁痛口苦；舌红苔黄，脉弦数。辨证属（　　　）

　　A. 肝经实热证　　　　　B. 阴虚火旺证　　　　　　C. 肝郁气滞证

　　D. 气血两虚证　　　　　E. 以上都不是

28. 目系暴盲见病久体弱，或失血过多，或产后哺乳期发病；视物模糊，兼面白无华或萎黄，爪甲唇色淡白，少气懒言，倦怠神疲；舌淡嫩，脉细弱。辨证属（　　　）

　　A. 肝经实热证　　　　　B. 阴虚火旺证　　　　　　C. 肝郁气滞证

　　D. 气血两虚证　　　　　E. 以上都不是

29. 目系暴盲见患眼自觉视力骤降，眼球后隐痛或眼球胀痛，眼部检查同前；患者平素情志抑郁或妇女月经不调，喜叹息，胸胁疼痛，头晕目眩，口苦咽干；舌质暗红，苔薄白，脉弦细。辨证属（　　　）

　　A. 肝经实热证　　　　　B. 阴虚火旺证　　　　　　C. 肝郁气滞证

　　D. 气血两虚证　　　　　E. 以上都不是

30. 目系暴盲见眼症同前；全身症见头晕目眩，五心烦热，颧赤唇红，口干；舌红苔少，脉细数。辨证属（　　　）

　　A. 肝经实热证　　　　　B. 阴虚火旺证　　　　　　C. 肝郁气滞证

　　D. 气血两虚证　　　　　E. 以上都不是

31. 瞳神紧小证见突感轻微的眼珠疼痛，畏光、流泪，视物稍模糊；轻度抱轮红赤，黑睛后壁可见少量尘状物附着，神水轻度混浊，瞳神缩小，展缩不灵；舌苔薄黄，脉浮数。辨证属（   ）

    A. 肝经风热证   B. 虚火上炎证   C. 肝胆火炽证

    D. 脾肾阳虚证   E. 风湿夹热证

32. 瞳神紧小证见眼珠疼痛，眉棱骨痛，畏光、流泪，视力下降；胞睑红肿，白睛混赤，黑睛后壁可见点状或羊脂状沉着物，神水混浊，或黄液上冲，黄仁肿胀，纹理不清，瞳神缩小，展缩不灵，或瞳神干缺，或可见神膏内细尘状混浊；口苦咽干，大便秘结；舌红苔黄，脉弦数。辨证属（   ）

    A. 肝经风热证   B. 虚火上炎证   C. 肝胆火炽证

    D. 脾肾阳虚证   E. 风湿夹热证

33. 瞳神紧小证见发病较缓，病情缠绵，反复发作。眼珠坠胀疼痛，眉棱骨胀痛，畏光、流泪，视力缓降，抱轮红赤或白睛混赤，黑睛后壁有点状或羊脂状物沉着，神水混浊，黄仁肿胀，纹理不清；瞳神缩小，展缩失灵，或瞳神干缺，或瞳神区有灰白膜样物覆盖，或可见神膏内有细尘状、絮状混浊；常伴肢节肿胀，酸楚疼痛；舌红苔黄腻，脉濡数或弦数。辨证属（   ）

    A. 肝经风热证   B. 虚火上炎证   C. 肝胆火炽证

    D. 脾肾阳虚证   E. 风湿夹热证

34. 瞳神紧小证见病势较缓，时轻时重，眼干不适，视物昏花，或见抱轮红赤，黑睛后壁可有粉尘状物沉着，可见神水混浊，黄仁干枯不荣，瞳神干缺，晶珠混浊；可兼烦热不眠，口干咽燥；舌红少苔，脉细数。辨证属（   ）

    A. 肝经风热证   B. 虚火上炎证   C. 肝胆火炽证

    D. 脾肾阳虚证   E. 风湿夹热证

35. 瞳神紧小证见白睛红赤不甚，瞳神紧小或干缺，黄仁晦暗，视物昏花，黑睛后壁可有棕灰色沉着物，可兼见四肢不温，形寒气怯，口泛清涎。或长期应用糖皮质激素体胖乏力，动则心悸气短。舌质淡舌苔薄，脉细。辨证属（   ）

    A. 肝经风热证   B. 虚火上炎证   C. 肝胆火炽证

    D. 脾肾阳虚证   E. 风湿夹热证

36. 提出金针内障八法的医家及医籍是（   ）

    A. 王焘撰《外台秘要》

    B. 傅仁宇著《审视瑶函》

    C. 黄庭镜著《目经大成》

    D. 孙思邈著《银海精微》

    E. 王肯堂著《证治准绳》

37. 中医眼科"胎患内障"是指（   ）

    A. 老年性白内障   B. 先天性白内障   C. 后发性白内障

    D. 代谢性白内障   E. 中毒性白内障

38. 圆翳内障常见的病因为（　　　）

  A. 时邪   B. 饮食不节   C. 七情所伤

  D. 外伤   E. 年老体衰

39. 圆翳内障中医传统手术"针拨术"的最佳手术时期是（　　　）

  A. 患者自觉视力下降时

  B. 晶珠灰白肿胀，电筒侧照，可见黄仁阴影呈新月形投射于晶珠表面时

  C. 晶珠全混，电筒侧照，黄仁阴影消失时

  D. 晶珠混浊早期

  E. 药物治疗难以奏效时

40. 中医眼科"圆翳内障"是指（　　　）

  A. 年龄相关性白内障 B. 先天性白内障   C. 外伤性白内障

  D. 后发性白内障   E. 以上都不是

41. 治疗圆翳内障之肝肾不足证的主方是（　　　）

  A. 杞菊地黄丸   B. 新制柴连汤   C. 龙胆泻肝汤

  D. 四君子汤   E. 三仁汤

42. 治疗圆翳内障之脾气虚弱证的主方是（　　　）

  A. 杞菊地黄丸   B. 新制柴连汤   C. 龙胆泻肝汤

  D. 四君子汤   E. 四物汤

43. 治疗圆翳内障之肝热上扰证的主方是（　　　）

  A. 杞菊地黄丸   B. 新制柴连汤   C. 龙胆泻肝汤

  D. 四君子汤   E. 石决明散

44. 以眼珠变硬，瞳神散大，瞳色淡绿，视力锐减，伴有恶心呕吐、头目剧痛为主要临床特征的眼病是（　　　）

  A. 络阻暴盲   B. 风热赤眼   C. 绿风内障

  D. 瞳神紧小   E. 青风内障

45. 类似于西医学之急性闭角型青光眼急性发作期的眼病是（　　　）

  A. 黄风内障   B. 青风内障   C. 绿风内障

  D. 乌风内障   E. 黑风内障

46. 类似于西医学之原发性开角型青光眼的眼病是（　　　）

  A. 绿风内障   B. 黄风内障   C. 青风内障

  D. 青盲   E. 胎患内障

47. 起病隐伏，自觉症状不明显，或时有轻度眼胀及视物昏朦，视野渐窄，终致失明的慢性内障眼病是（　　　）

  A. 青盲   B. 青风内障   C. 绿风内障

  D. 视瞻昏渺   E. 圆翳内障

48. 起病急骤，眼胀欲脱，患眼同侧头痛如劈，视灯光如彩虹，视物不清或视力骤降，常伴有恶心、呕吐等全身症状，为闭角型青光眼的（　　　）

A. 前驱期　　　　　　　B. 急性发作期　　　　　C. 间隙期

D. 慢性期　　　　　　　E. 绝对期

49. 青风内障晚期可出现的视野改变为（　　　）

A. 旁中心暗点　　　　　B. 弓形暗点　　　　　　C. 环形暗区

D. 鼻侧阶梯　　　　　　E. 管状视野

50. 绿风内障急救治疗首选滴眼液为（　　　）

A. 缩瞳类　　　　　　　B. 散瞳类　　　　　　　C. 抗病毒类

D. 抗生素类　　　　　　E. 清热解毒类

51. 青风内障滴眼液首选（　　　）

A. 毛果芸香碱　　　　　B. 阿托品　　　　　　　C. 噻吗心安

D. 酒石酸溴莫尼定　　　E. 派立明

52. 高风内障相当于西医学的（　　　）

A. 原发性视网膜色素变性　B. 原发性视神经萎缩　C. 原发性开角型青光眼

D. 视网膜中央动脉阻塞　　E. 急性球后视神经炎

53. 青盲相当于西医学的（　　　）

A. 原发性视神经萎缩　　B. 视神经萎缩　　　　　C. 下行性视神经萎缩

D. 继发性视神经萎缩　　E. 急性球后视神经炎

54. 高风内障见夜盲，视野进行性缩窄，眼底骨细胞样色素沉着；伴头晕耳鸣；舌质红，少苔，脉细数。方用（　　　）

A. 左归饮　　　　　　　B. 补中益气汤　　　　　C. 明目地黄丸

D. 小柴胡汤　　　　　　E. 右归饮

55. 青盲见视物昏朦，视盘色淡白，视盘生理凹陷扩大，血管向鼻侧移位；兼见情志抑郁，胸胁胀痛；舌红，苔薄白，脉弦。其证型是（　　　）

A. 肝气郁结证　　　　　B. 肝肾不足证　　　　　C. 气血瘀滞证

D. 气血两虚证　　　　　E. 气滞痰阻证

56. 视瞻有色相当于西医学的（　　　）

A. 黄斑变性

B. 色素膜炎

C. 中心性浆液性脉络膜视网膜病变

D. 色觉异常

E. 黄斑区特发性 CNV

57. 广义的瞳神不包括（　　　）

A. 肝气郁结证　　　　　B. 肝肾不足证　　　　　C. 气血瘀滞证

A. 乌睛　　　　　　　　B. 神水　　　　　　　　C. 黄仁

D. 视衣　　　　　　　　E. 目系

58. 关于瞳神紧小的临床表现，下面哪项是错误的（　　　）

A. 眼珠疼痛或胀痛　　　B. 眉棱骨痛　　　　　　C. 畏光流泪

D. 视物模糊　　　　　　　　E. 白睛红赤

59. 关于绿风内障下面哪项不正确（　　　）

A. 50 岁以上女性多见

B. 仅单眼患病

C. 发病急且危重，极易失明

D. 应尽早及时治疗

E. 宜中西医结合治疗

60. 下述关于"云雾移睛"的病名，不正确的是（　　　）

A. 玻璃体混浊　　　　　B. 蝇翅黑花　　　　　C. 眼风黑花

D. 飞蚊症　　　　　　　E. 视直如曲

61. "瞳神紧小"的病名最早见于（　　　）

A.《秘传眼科龙木论》

B.《审视瑶函》

C.《证治准绳·杂病·七窍门》

D.《一草亭目科全书》

E.《原机启微》

62. 络阻暴盲者，外眼端好，骤然盲无所见；兼情志抑郁，胸胁胀满，头痛眼胀；舌有瘀点，脉弦。治宜（　　　）

A. 行气活血，通窍明目　　B. 补气养血，化瘀通络　　C. 清热疏肝，降逆和胃

D. 滋阴养血，柔肝息风　　E. 滋阴降火，平肝息风

63. 在消渴内障及络瘀暴盲的鉴别诊断上，有重要意义的是（　　　）

A. 年龄　　　　　　　　B. 性别　　　　　　　　C. 视力变化速度

D. 眼别　　　　　　　　E. 眼底病变

64. 视衣脱离中医辨证治疗的适应证是（　　　）

A. 患者自觉视力下降

B. 未发现裂孔，或术后视衣虽复位，但残存积液

C. 周边视衣干性裂孔

D. 球形的视衣脱离

E. 脱离未达到黄斑区

65. 目系暴盲者，自觉头昏目眩，视力急降，检查眼底可见视盘充血，边界不清；伴头晕耳鸣，五心烦热，口干唇红；舌红少苔，脉弦细数。应选用下列何方治疗（　　　）

A. 人参养荣汤　　　　　B. 血府逐瘀汤加减　　　C. 宁血汤加减

D. 通窍活血汤加减　　　E. 知柏地黄汤加减

66. 瞳神疾病不包括下列哪项组织的病变（　　　）

A. 晶珠　　　　　　　　B. 神膏　　　　　　　　C. 视衣

D. 目系　　　　　　　　E. 黑睛

67. 抢救络阻暴盲的首选药物是（　　　）

    A. 抗生素   B. 血管扩张剂   C. 激素类药物

    D. 缩瞳剂   E. 散瞳剂

68. 以下哪个疾病不属于内障眼病（　　　）

    A. 混睛障   B. 圆翳内障   C. 青风内障

    D. 青盲   E. 视瞻昏渺

69. 以下哪项不是视网膜脱离的病理病机（　　　）

    A. 眼部外伤，视衣受损

    B. 劳瞻竭视，肝肾两虚，神膏变性，目失所养

    C. 脾胃气虚，运化失司，固摄无权，水湿潴留，上泛目窍

    D. 头部外伤，视衣受损

    E. 心肺风热，上犯眼眦

70. 荧光素眼底血管造影对哪种瞳神病的诊断有重要意义（　　　）

    A. 视衣脱离   B. 视瞻有色   C. 高风内障

    D. 青风内障   E. 绿风内障

71. 消渴内障增殖期的标志性眼底变化是（　　　）

    A. 微动脉瘤   B. 斑片状出血   C. 视网膜新生血管

    D. 视网膜棉絮状白斑   E. 黄斑水肿

72. 目系暴盲者见眼球后隐痛；胸胁疼痛，头昏目眩，口苦咽干；舌质暗红，脉弦细。宜选用（　　　）

    A. 逍遥散或柴胡疏肝散   B. 知柏地黄丸加减   C. 人参养荣汤加减

    D. 龙胆泻肝汤加减   E. 将军定痛丸加减

73. 视瞻昏渺之肝肾两虚证治疗的主方是（　　　）

    A. 人参养荣汤   B. 知柏地黄丸   C. 血府逐瘀汤

    D. 四物五子丸   E. 金匮肾气丸

74. 青盲之气血瘀滞证治疗的主方是（　　　）

    A. 血府逐瘀汤   B. 丹栀逍遥散   C. 通窍活血汤

    D. 桃红四物汤   E. 除风益损汤

75. 属瞳神紧小辨证分型的有（　　　）

    A. 肝经风热证   B. 风火攻目证   C. 痰火郁结证

    D. 痰湿血郁证   E. 以上都不是

76. 关于绿风内障的发病，下面哪项是错误的（　　　）

    A. 头眼剧烈胀痛   B. 瞳神中度散大   C. 前房深浅正常

    D. 瞳神展缩失灵   E. 以上都不是

77. 以下哪项是"云雾移睛"的诊断依据（　　　）

    A. 自感眼前有云雾或蚊蝇样物飘浮，且随目珠转动而呈无规律飘动

    B. 检眼镜彻照法下可见固定不动之阴影

C. 检眼镜下见视衣火焰状出血

D. 检眼镜下见黄斑区水肿浮起

E. 以上都不是

78. 络阻暴盲主要是指（　　）

A. 眼前突然出现飘动黑影，视力昏朦

B. 患眼剧痛，其硬如石，视力明显下降

C. 眼底脉络出血，视力急降

D. 眼前出现固定黑影，视物弯曲变形，视力突降

E. 以上都不是

79. 从西医眼科而言，所谓"视衣脱离"应是（　　）

A. 视网膜从脉络膜脱离

B. 视网膜的色素上皮层与玻璃膜脱离

C. 视网膜内九层与色素上皮层脱离

D. 视网膜的神经纤维层与内界膜分离

E. 以上都不是

80. 视瞻有色的发病特点是（　　）

A. 多见于青年女性　　　B. 多见于老年女性　　　C. 多见于青少年

D. 多见于老年男性　　　E. 以上都不是

81. 历代中医眼科并无"消渴内障"之名，本病眼部症状曾归属于历代中医眼病中的（　　）

A. 暴盲　　　　　　　　B. 绿盲　　　　　　　　C. 青盲

D. 雀目　　　　　　　　E. 以上都不是

82. 突发络阻暴盲者的典型眼底变化应是（　　）

A. 骨细胞样色素沉着　　B. 视盘充血水肿　　　C. 黄斑樱桃红斑

D. 视网膜出血　　　　　E. 以上都不是

83. 青盲之肝郁气滞证的主方是（　　）

A. 丹栀逍遥散　　　　　B. 血府逐瘀汤　　　　C. 舒肝丸

D. 通窍活血汤　　　　　E. 以上都不是

（二）B 型题（以下提供若干组考题，每组考题共用在考题前列出的 A、B、C、D、E 5 个备选答案。请从中选择 1 个与问题关系最密切的答案，并将答案写在题干后方的括号内。某个备选答案可能被选择一次、多次或不被选择。）

A. 视神经乳头颜色苍白　　B. 视神经乳头颜色蜡黄　　C. 视神经乳头颜色正常

D. 视神经乳头充血水肿　　E. 视神经乳头颜色生理凹陷扩大

1. 视神经萎缩的主要特征是（　　）

2. 视神经乳头炎的主要特征是（　　）

3. 球后视神经炎早期的主要特征是（　　　）

    A. 眼压升高　　　　　　B. 视网膜脱离　　　　C. 瞳孔缩小

    D. 视力下降　　　　　　E. 结膜充血

4. 瞳神紧小常见的症状是（　　　）

5. 天行赤眼常见的症状是（　　　）

6. 绿风内障常见的症状是（　　　）

7. 目系暴盲常见的症状是（　　　）

8. 消渴内障常见的症状是（　　　）

    A. 知柏地黄丸　　　　　B. 龙胆泻肝汤　　　　C. 明目地黄汤

    D. 四顺清凉饮子　　　　E. 滋阴降火汤

9. 治疗瞳神紧小之虚火上炎证的主方是（　　　）

10. 治疗云雾移睛之肝肾亏损证的主方是（　　　）

11. 治疗络损暴盲之阴虚火旺证的主方是（　　　）

    A. 新制柴连汤　　　　　B. 血府逐瘀汤　　　　C. 龙胆泻肝汤

    D. 四顺清凉饮子　　　　E. 泻肝散

12. 治疗瞳神紧小之肝经风热证的主方是（　　　）

13. 治疗目系暴盲之肝经实热证的主方是（　　　）

14. 治疗消渴内障之瘀血内阻证的主方是（　　　）

    A. 涤痰汤　　　　　　　B. 羌活胜风汤　　　　C. 三仁汤

    D. 抑阳酒连散　　　　　E. 驱风散热饮子

15. 治疗瞳神紧小之风湿夹热证的主方是（　　　）

16. 治疗云雾移睛之湿热蕴蒸证的主方是（　　　）

17. 治疗络阻暴盲之痰热上壅证的主方是（　　　）

    A. 托里消毒散　　　　　B. 滋阴退翳汤　　　　C. 丹栀逍遥散

    D. 龙胆泻肝汤　　　　　E. 新制柴连汤

18. 治疗瞳神紧小之肝经风热证的主方是（　　　）

19. 治疗络损暴盲之肝经郁热证的主方是（　　　）

20. 治疗目系暴盲之肝经实热证的主方是（　　　）

    A. 晶状体　　　　　　　B. 视网膜　　　　　　C. 玻璃体

    D. 视神经　　　　　　　E. 以上都不是

21. 云雾移睛的病变部位主要在（　　　）

22. 目系暴盲的病变部位主要在（　　　）
23. 消渴内障的病变部位主要在（　　　）

　　A. 视衣脱离　　　　　　　B. 络损暴盲　　　　　　C. 目系暴盲
　　D. 云雾移睛　　　　　　　E. 消渴内障

24. 缺血性视神经病变属中医学的（　　　）
25. 急性视神经炎属中医学的（　　　）
26. 玻璃体混浊属中医学的（　　　）
27. 糖尿病视网膜病变属中医学的（　　　）
28. 视网膜脱离属中医学的（　　　）

　　A. 通窍活血汤　　　　　　B. 天麻钩藤饮　　　　　C. 温胆汤
　　D. 桃红四物汤　　　　　　E. 血府逐瘀汤

29. 治疗云雾移睛之气滞血瘀证的主方是（　　　）
30. 治疗消渴内障之痰瘀阻滞证的主方是（　　　）
31. 治疗视衣脱离之脉络瘀滞证的主方是（　　　）

　　A. 年老体衰　　　　　　　B. 眼外伤　　　　　　　C. 先天因素
　　D. 其他眼病　　　　　　　E. 感冒或劳累后

32. 圆翳内障的诱因是（　　　）
33. 胎患内障的诱因是（　　　）
34. 惊振内障的诱因是（　　　）

　　A. 杞菊地黄丸　　　　　　B. 四君子汤　　　　　　C. 加味修肝散
　　D. 石决明散　　　　　　　E. 驱风散热饮子

35. 治疗圆翳内障之肝肾不足证的主方是（　　　）
36. 治疗圆翳内障之脾气虚弱证的主方是（　　　）
37. 治疗圆翳内障之肝热上扰证的主方是（　　　）

　　A. 圆翳内障　　　　　　　B. 胎患内障　　　　　　C. 惊振内障
　　D. 金花内障　　　　　　　E. 聚星障

38. 年龄相关性白内障属中医学的（　　　）
39. 先天性白内障属中医学的（　　　）
40. 外伤性白内障属中医学的（　　　）
41. 并发性白内障属中医学的（　　　）

　　A. 晶珠　　　　　　　　　B. 神膏　　　　　　　　C. 黑睛

D. 目系　　　　　　　　　E. 黄仁

42. 瞳神紧小的病变部位在（　　　）

43. 圆翳内障的病变部位在（　　　）

A. 白睛红赤或有黑睛星翳

B. 白睛红赤，黑睛后壁有灰白色沉着物

C. 白睛红赤，黑睛雾状水肿

D. 白睛混赤，黑睛后壁有灰白色沉着物

E. 抱轮红赤，黑睛雾状水肿

44. 绿风内障可出现（　　　）

45. 瞳神紧小可出现（　　　）

46. 天行赤眼可出现（　　　）

A. 温胆汤合五苓散　　　B. 绿风羚羊饮　　　　　C. 逍遥散合五苓散

D. 加减驻景丸　　　　　E. 将军定痛丸

47. 治疗绿风内障之痰火郁结证的主方是（　　　）

48. 治疗青风内障之肝肾亏虚证的主方是（　　　）

49. 治疗青风内障之痰湿泛目证的主方是（　　　）

A. 视盘颜色苍白　　　　B. 视盘颜色蜡黄　　　　C. 视盘颜色正常

D. 视盘充血水肿　　　　E. 视盘生理凹陷扩大

50. 青盲的主要特征是（　　　）

51. 目系暴盲的主要特征是（　　　）

52. 青风内障的主要特征是（　　　）

A. 视瞻昏渺　　　　　　B. 高风内障　　　　　　C. 青风内障

D. 青盲　　　　　　　　E. 络阻暴盲

53. 以患眼外观正常，猝然一眼或双眼视力急剧下降，视衣可见典型的缺血性改变为特征的致盲眼病称为（　　　）

54. 眼外观无异常，视物昏朦，随年龄增长而视力日渐减退，终致失明的眼病为（　　　）

55. 以夜盲和视野逐渐缩窄为特征的眼病是（　　　）

A. 视网膜静脉充盈、怒张、迂曲，视网膜出血

B. 视盘充血隆起

C. 视物昏朦，眼前黑影漂浮或飞舞

D. 视网膜动脉细小，黄斑呈樱桃红

E. 视网膜赤道部有骨细胞样色素斑附着

56. 高风内障常见（　　　）

57. 络阻暴盲常见（　　　）

58. 络瘀暴盲常见（　　　）

A. 熏洗　　　　　　　　　B. 散瞳　　　　　　　　C. 使用抗病毒眼药水

D. 药物热敷　　　　　　　E. 抗生素眼药水

59. 瞳神紧小重要的外治法是（　　　）

60. 瞳神干缺重要的外治法是（　　　）

A. 瞳神展缩失灵　　　　　B. 抱轮红赤或白睛混赤　　C. 黄仁纹理不清

D. 眼压正常或偏低　　　　E. 眼压增高

61. 瞳神紧小多无（　　　）

62. 绿风内障无（　　　）

A. 视网膜渗出　　　　　　B. 视网膜脱离　　　　　　C. 黄斑区樱桃红斑

D. 视网膜出血　　　　　　E. 玻璃体混浊

63. 络瘀暴盲的主要特征是（　　　）

64. 络阻暴盲的主要特征是（　　　）

65. 云雾移睛的主要特征是（　　　）

A. 归脾汤加减　　　　　　B. 四物五子丸　　　　　　C. 舒肝解郁益阴汤加减

D. 龙胆泻肝汤　　　　　　E. 新制柴连汤

66. 视瞻有色患者，视物模糊，眼前可见暗灰色阴影，视物变小，黄斑区色素紊乱，中心凹光反射减弱；全身症见头晕耳鸣，梦多滑遗，腰膝酸软；舌红少苔，脉细。宜用（　　　）

67. 络瘀暴盲，视网膜静脉出血，颜色较淡；见面白神疲，怠惰懒言，心悸健忘，纳差便溏；舌淡，脉弱。宜用（　　　）

A. 桃红四物汤合温胆汤　　B. 补阳还五汤　　　　　　C. 桂附八味丸

D. 知柏地黄汤加减　　　　E. 驻景丸加减方加减

68. 视衣脱离复位术后，出现眼内干涩；头晕耳鸣，腰膝酸软，失眠健忘；脉细数。宜选用（　　　）

69. 络瘀暴盲，迁延日久，眼底水肿渗出明显及黄斑囊样水肿；头重眩晕，胸闷脘胀；舌现瘀斑，苔腻，脉弦或滑。宜选用（　　　）

A. 丹栀逍遥散　　　　　　B. 绿风羚羊饮　　　　　　C. 新制柴连汤

    D. 龙胆泻肝汤   E. 以上都不是

70. 绿风内障之风火攻目证的主方是（　　）
71. 绿风内障之气火上逆证的主方是（　　）

    A. 弓形暗点及周边视野向心性缩小

    B. 孤立的旁中心暗点和鼻侧阶梯

    C. 管状视野

    D. 象限性缺损

    E. 以上都不是

72. 青风内障的早期视野改变为（　　）
73. 青风内障的中期视野改变为（　　）
74. 青风内障的晚期视野改变为（　　）

    A. 气虚血瘀证   B. 湿热蕴蒸证   C. 肝胆湿热证

    D. 风热上扰证   E. 以上都不是

75. 云雾移睛常见的证型有（　　）
76. 络阻暴盲常见的证型有（　　）

    A. 急性者常有瞳孔改变

    B. 虽有视力下降，但一般不低于 0.2

    C. 初发时常有"飞蚊症"或伴神光自现

    D. 多见于青壮年男性

    E. 以上都不是

77. 络损暴盲的诊断依据之一是（　　）
78. 目系暴盲的诊断依据之一是（　　）
79. 视瞻有色的诊断依据之一是（　　）

    A. 疫疠之气上犯，内外合邪发病

    B. 风湿热邪阻滞经络

    C. 心气亏虚，推动乏力，血行滞缓，脉道瘀阻

    D. 肝肾亏损，目窍失养

    E. 以上都不是

80. 视衣脱离主要的病因病机有（　　）
81. 消渴内障主要的病因病机有（　　）
82. 络阻暴盲主要的病因病机有（　　）

    A. 肾阳不足证   B. 痰瘀互结证   C. 气郁化火证

D. 风痰上逆证　　　　　E. 以上都不是

83. 高风内障常见的证型有（　　　）

84. 视瞻昏渺常见的证型有（　　　）

A. 参苓白术散　　　　B. 明目地黄丸　　　　C. 右归丸

D. 左归丸　　　　　　E. 以上都不是

85. 高风内障肾阳不足证治疗的主方是（　　　）

86. 视瞻昏渺痰瘀互结证治疗的主方是（　　　）

（三）X 型题（每一道考题下面有 A、B、C、D、E 5 个备选答案。请从中选择 1 个或多个答案，并将答案写在题干后方的括号内。）

1. 瞳神紧小的并发症和后遗症有（　　　）

A. 前房积脓　　　　　B. 角膜白斑　　　　　C. 眼球萎缩

D. 青光眼　　　　　　E. 白内障

2. 瞳神紧小常见的证型有（　　　）

A. 里热炽盛证　　　　B. 湿重于热证　　　　C. 肝胆火炽证

D. 风湿夹热证　　　　E. 肝经风热证

3. 瞳神紧小的实验室检查包括（　　　）

A. 梅毒血清学测定　　B. 角膜组织活检　　　C. 血沉检查

D. 共焦激光显微镜　　E. 类风湿因子检查

4. 瞳神紧小常用的滴眼液有（　　　）

A. 阿托品滴眼液　　　B. 0.1% 地塞米松滴眼液　C. 色苷酸钠滴眼液

D. 奈敏维滴眼液　　　E. 妥布霉素滴眼液

5. 云雾移睛常见的证型有（　　　）

A. 肝经风热证　　　　B. 肝肾亏损证　　　　C. 气血亏虚证

D. 湿热蕴蒸证　　　　E. 脾肾阳虚证

6. 符合瞳神紧小的临床表现有（　　　）

A. 起病可感眼珠疼痛拒按，痛连眉骨颞部

B. 畏光，流泪，视力障碍

C. 黑睛后壁可见粉尘状或小点状、羊脂状沉着物

D. 角膜上皮树枝状缺损

E. 前房积脓

7. 瞳神紧小的诊断依据有（　　　）

A. 眼珠疼痛，畏光流泪，视力下降

B. 黑睛出现星点状、树枝状或地图状混浊

C. 抱轮红赤或白睛混赤

D. 黑睛后壁可见尘状或小点状、羊脂状物沉着

E. 黑睛知觉减退

8. 血溢神膏的诊断依据有（　　　）

　　A. 黑睛外伤或漏睛史

　　B. 大量玻璃体积血需要进行眼部超声检查证实

　　C. 用裂隙灯显微镜检查可发现前房积血及其程度

　　D. 结核菌素试验阳性

　　E. 少量玻璃体积血经眼底检查即可确诊，部分可发现原发病

9. 云雾移睛的诊断依据有（　　　）

　　A. 自觉眼前有云雾或蚊蝇样物飘浮，且随目珠转动而呈无规律飘动

　　B. 难于控制的剧烈眼痛。

　　C. 荧光素染色阳性

　　D. 角膜缘向中央扩展，具穿凿性的溃疡

　　E. 检眼镜、前置镜或眼部 B 型超声检查可见玻璃体有混浊灶

10. 络阻暴盲的诊断依据有（　　　）

　　A. 突然视力急剧下降或丧失

　　B. 视网膜动脉极细，血柱呈节段状

　　C. 视网膜中央动脉阻塞时，后极部广泛灰白色水肿混浊，出现黄斑樱桃红斑

　　D. 或可有典型荧光素眼底血管造影的荧光形态，如臂 – 视网膜循环时间或视网膜动 – 静脉回流时间延缓、视网膜动脉充盈迟缓或充盈不良，或视网膜动脉呈节段性充盈或呈串珠状充盈等

　　E. 检眼镜、前置镜或眼部 B 型超声检查可协助诊断

11. 络瘀暴盲的诊断依据有（　　　）

　　A. 早期诊断根据不同的静脉阻塞部位导致不同程度的视力下降

　　B. 检眼镜下见受累部位视网膜静脉充盈、扩张、变形，视网膜浅层出血，严重缺血合并视网膜棉絮斑

　　C. 可有荧光素眼底血管造影典型的荧光形态

　　D. 视网膜动脉极细，血柱呈节段状

　　E. 检眼镜、前置镜或眼部 B 型超声检查可协助诊断

12. 络阻暴盲常见的证型有（　　　）

　　A. 肝阳上亢证　　　　　B. 肝肾亏损证　　　　　C. 气血瘀阻证

　　D. 湿热蕴蒸证　　　　　E. 痰热上壅证

13. 络瘀暴盲常见的证型有（　　　）

　　A. 痰瘀互结证　　　　　B. 肝肾亏损证　　　　　C. 气血亏虚证

　　D. 气滞血瘀证　　　　　E. 阴虚阳亢证

14. 络损暴盲常见的证型有（　　　）

　　A. 肝经郁热证　　　　　B. 阴虚火旺证　　　　　C. 血热伤络证

　　D. 湿热蕴蒸证　　　　　E. 脾肾阳虚证

15. 目系暴盲常见的证型有（　　　）

　　A. 肝经实热证　　　　　　B. 阴虚火旺证　　　　　C. 肝郁气滞证

　　D. 湿热蕴蒸证　　　　　　E. 气血两虚证

16. 视衣脱离常见的证型有（　　　）

　　A. 肝经风热证　　　　　　B. 脉络瘀滞证　　　　　C. 气血亏虚证

　　D. 脾虚湿泛证　　　　　　E. 肝肾阴虚证

17. 消渴内障常见的证型有（　　　）

　　A. 阴虚夹瘀证　　　　　　B. 痰瘀阻滞证　　　　　C. 气阴两虚证

　　D. 湿热蕴蒸证　　　　　　E. 脾肾两虚证

18. 络阻暴盲的诊断依据有（　　　）

　　A. 突然视力急剧下降或丧失

　　B. 视网膜动脉极细，血柱呈节段状

　　C. 视网膜中央动脉阻塞时，后极部广泛灰白色水肿混浊，出现黄斑樱桃红斑

　　D. 或可有典型荧光素眼底血管造影的荧光形态，如臂 – 视网膜循环时间或视网膜动 – 静脉回流时间延缓、视网膜动脉充盈迟缓或充盈不良，或视网膜动脉呈节段性充盈或呈串珠状充盈等

　　E. 检眼镜下见受累部位视网膜静脉充盈、扩张、变形，视网膜浅层出血，严重缺血合并视网膜棉絮斑

19. 络瘀暴盲的诊断依据有（　　　）

　　A. 中老年发病者常有高血压等病史，单眼突然视力障碍或眼前黑影飘动

　　B. 检眼镜下见受累部位视网膜静脉充盈、扩张、变形，视网膜浅层出血，严重缺血合并视网膜棉絮斑

　　C. 荧光素眼底血管造影对诊断及分型有重要参考价值

　　D. 多见于青壮年男性，常为双眼先后发病，容易复发

　　E. 反复出现眼前黑影飘动及视力下降

20. 络损暴盲应与以下哪些疾病相鉴别（　　　）

　　A. 视网膜血管炎　　　　　B. 视网膜中央动脉阻塞　　　C.Coats 病

　　D. 视神经炎　　　　　　　E. 视网膜中央静脉阻塞

21. 络瘀暴盲应与以下哪些疾病相鉴别（　　　）

　　A. 视网膜血管炎　　　　　B. 糖尿病视网膜病变　　　C. 高血压性视网膜病变

　　D. 视网膜静脉周围炎　　　E. 视盘血管炎

22. 络阻暴盲应与以下哪些疾病相鉴别（　　　）

　　A. 脉络膜缺血　　　　　　B. 糖尿病视网膜病变　　　C. 眼动脉阻塞

　　D. 视网膜静脉周围炎　　　E. 缺血性视神经病变

23. 急性视神经视盘炎应与以下哪些疾病相鉴别（　　　）

　　A. 视盘水肿　　　　　　　B. 糖尿病视网膜病变　　　C. 有髓神经纤维

　　D. 假性视神经炎　　　　　E. 缺血性视神经病变

24. 急性球后视神经炎应与以下哪些疾病相鉴别（　　　　）

    A. 伪盲

    B. 癔病性黑蒙

    C. 视交叉肿瘤

    D. 屈光不正

    E. 中心性浆液性脉络膜视网膜病变

25. 视衣脱离应与以下哪些疾病相鉴别（　　　）

    A. 脉络膜缺血　　　　　　B. 糖尿病视网膜病变　　　C. 脉络膜渗漏

    D. 屈光不正　　　　　　　E. 视网膜劈裂症

26. 消渴内障的诊断依据有（　　　）

    A. 已确诊为糖尿病

    B. 视力突然下降

    C. 眼底检查见视网膜微血管瘤、出血、渗出、水肿、新生血管形成，或发生增
       生性玻璃体视网膜病变、视网膜新生血管

    D. 多为单眼发病

    E. 视网膜电图振荡电位异常。或荧光素眼底血管造影出现微血管瘤样高荧光、
       遮蔽荧光、毛细血管无灌注区、毛细血管扩张、荧光渗漏、黄斑区荧光积存
       等异常荧光形态

27. 圆翳内障的病因病机有（　　　）

    A. 肝肾亏虚，精血不足　　B. 脾失健运，精气不荣　　C. 素体阴虚，兼夹湿热

    D. 肝郁化火，上扰目窍　　E. 气血亏虚，目失濡养

28. 圆翳内障常见的证型为（　　　）

    A. 肝热上扰证　　　　　　B. 肝肾不足证　　　　　　C. 脾气虚弱证

    D. 虚火上炎证　　　　　　E. 风热壅盛证

29. 符合圆翳内障的临床表现有（　　　　）

    A. 视物模糊

    B. 或视近尚清而视远模糊

    C. 或视一为二

    D. 或眼前可见固定不动的黑影

    E. 或可有虹视

30. 圆翳内障的诊断依据有（　　　）

    A. 年龄在 50 岁以上，视力渐进性下降

    B. 晶珠有不同部位、不同形态及不同程度的混浊

    C. 排除引起晶珠混浊的其他眼病和全身性疾病

    D. 2% 荧光素钠染色阳性

    E. 黑睛知觉减退

31. 前驱期各症状多不典型，若疑为绿风内障可进行以下哪些检查（　　　）

A. 视野检查　　　　　　B. 暗室俯卧试验　　　　C. 饮水试验

D. 视觉电生理　　　　　E. 散瞳试验

32. 绿风内障急性发作期临床表现可见（　　　）

A. 起病急骤，视力急降

B. 黄仁晦暗，展缩失灵，瞳神缩小

C. 头眼胀痛，恶心呕吐

D. 眼压高，白睛混赤，黑睛上皮水肿

E. 前房深，神水混浊或黄液上冲

33. 青光眼可继发于（　　　）

A. 晶状体膨胀　　　　　B. 眼外伤　　　　　　　C. 瞳神干缺

D. 激素类药物使用不当　E. 消渴内障

34. 绿风内障急救治疗采用（　　　）

A. 散瞳剂

B. 碳酸酐酶抑制剂

C. β - 肾上腺素能受体阻滞剂

D. 高渗脱水剂

E. 前房穿刺术

35. 绿风内障的诱发因素有（　　　）

A. 暗处久留或工作

B. 情志过激及情志抑郁

C. 急性胃肠炎

D. 大量饮水

E. 误点散瞳药或使用颠茄类药物

36. 青盲的诊断依据包括（　　　）

A. 单眼或双眼视力渐降，直至不辨人物

B. 视盘颜色变淡或苍白

C. 视野检查鼻侧阶梯或视野缺损

D. 瞳孔对光反射迟钝或消失

E. 眼电生理或头颅 CT 检查可有视野和视觉诱发电位的异常

37. 高风内障的诊断依据包括（　　　）

A. 夜盲，暗适应阈值升高

B. 视野对称性进行性缩小，晚期呈管状

C. 视网膜可见骨细胞样色素沉着

D. 眼眶 CT 见视神经粗大

E. 瞳孔对光反射迟钝或消失

38. 与家族史相关的眼病有（　　　）

A. 青风内障　　　　　　B. 绿风内障　　　　　　C. 惊震内障

　　　　D. 圆翳内障　　　　　　　　E. 高风内障

39. 高风内障又称为（　　　）

　　　A. 青风内障　　　　　　　B. 惊震内障　　　　　C. 高风雀目

　　　D. 乌风内障　　　　　　　E. 阴风障

40. 瞳神疾病涉及眼组织广泛，除包括西医学的葡萄膜疾病外，还包括下列哪些疾
病（　　　）

　　　A. 青光眼　　　　　　　　B. 晶状体疾病　　　　C. 玻璃体疾病

　　　D. 视网膜疾病　　　　　　E. 视神经及视路疾病

41. 属于瞳神紧小的病因病机的是（　　　）

　　　A. 肝经风热，上犯黄仁

　　　B. 肝胆火邪循径上犯黄仁

　　　C. 罹患风湿或风湿郁而化热，熏蒸黄仁

　　　D. 肺经燥邪上犯黄仁

　　　E. 脾不升清，胃不降浊，浊气上犯黄仁

42. 消渴内障的主要眼底病变有（　　　）

　　　A. 视网膜出血　　　　　　B. 微动脉瘤　　　　　C. 视网膜新生血管

　　　D. 骨细胞样色素　　　　　E. 椒盐样眼底

43. 云雾移睛证属气滞血瘀者当治以行气活血，可以选用的方药是（　　　）

　　　A. 补中益气汤加减　　　　B. 复方血栓通胶囊　　C. 宁血汤加减

　　　D. 血府逐瘀汤加减　　　　E. 生蒲黄汤加减

44. 目系暴盲的病因病机主要有（　　　）

　　　A. 外伤后气滞血瘀　　　　B. 脾失健运，精气不荣　　C. 素体阴虚，虚火内生

　　　D. 五志过极，肝火内盛　　E. 气血亏虚，目系失养

45. 视瞻有色的诊断依据有（　　　）

　　　A. 多见于老年女性　　　　B. 多见于青年男性　　C. 视力急剧下降

　　　D. 视力轻度下降　　　　　E. 黄斑区有出血

46. 下列证型中属视瞻有色的证型有（　　　）

　　　A. 气血上逆证　　　　　　B. 湿浊上泛证　　　　C. 肝经郁热证

　　　D. 肝肾不足证　　　　　　E. 脉络瘀滞证

47. 视瞻有色的特殊检查中可见（　　　）

　　　A. Amsler 方格表检查可见中心暗点及方格变形

　　　B. 视野检查可见鼻侧偏盲

　　　C. 视野检查可见中心暗点

　　　D. 视野检查可见颞侧偏盲

　　　E. 荧光素眼底血管造影可见新生血管

48. 青盲的主要证型有（　　　）

　　　A. 肝肾不足证　　　　　　B. 气血两虚证　　　　C. 肝郁气滞证

D. 气血瘀滞证　　　　　E. 脾气虚弱证

49. 高风内障的主要证型有（　　　　）

A. 肝气郁结证　　　　　B. 气血瘀滞证　　　　　C. 脾气虚弱证

D. 肾阳不足证　　　　　E. 肝肾阴虚证

三、判断题

1. 瞳神紧小的记载最早见于《秘传眼科龙木论》。（　　　）

2. 按五轮学说，瞳神为水轮，内应于肾。因为肝肾同源，故瞳神疾病的治疗着手于肝肾就可以了。（　　　）

3. 眼内出血者当以血府逐瘀汤活血化瘀。（　　　）

4. 急性瞳神紧小症都有眼压升高，凡眼压升高者不能用扩瞳剂。（　　　）

5. 退翳明目法主要适用于瞳仁发生病变而现色白圆翳者。（　　　）

6. 眼内出血经用止血法后已止，无再出血趋势，当继续使用凉血止血法。（　　　）

7. 清肝、平肝、舒肝药无退翳明目作用，清肝泻火药不可用于治内障眼病。（　　　）

8. 眼底出血所形成的瘀血是引起再出血的原因之一，故不宜活血化瘀。（　　　）

9. 菟丝子、楮实子、枸杞子、芜蔚子用于肾不足所致的内障眼病。（　　　）

10. 球后视神经炎晚期，视神经乳头无变化。（　　　）

11. 瞳神干缺的记载最早见于《证治准绳·七窍门》。（　　　）

12. 宁血汤与生蒲黄汤用于治疗虚火伤络之眼内出血作用完全一样。（　　　）

13. 云雾移睛的记载最早见于《秘传眼科龙木论》。（　　　）

14. 暴盲的记载最早见于《秘传眼科龙木论》。（　　　）

15. 络损暴盲的记载最早见于《秘传眼科龙木论》。（　　　）

16. 目系暴盲的记载最早见于《临床必读》。（　　　）

17. 视衣脱离的记载最早见于《临床必读》。（　　　）

18. 云雾移睛都以药物治疗。（　　　）

19. 络瘀暴盲都以药物治疗。（　　　）

20. 血溢神膏病名的记载最早见于《秘传眼科龙木论》。（　　　）

21. 血溢神膏相当于西医学的前房积血。（　　　）

22. 西医学的视网膜静脉周围炎，又称为视网膜血管炎。（　　　）

23. 退翳明目法主要适用于瞳仁发生病变而出现色白圆翳者。（　　　）

24. 圆翳内障患者手术前了解视网膜和视神经情况，一般行图形视网膜电图和图形视觉诱发电位的检查。（　　　）

25. 圆翳内障病程较长，故需要长期的药物治疗方可奏效。（　　　）

26. 圆翳内障是指随年龄增长而晶珠逐渐混浊，视力突然下降，终致失明的眼病。（　　　）

27. 圆翳内障之肝肾不足证的主方为杞菊地黄丸。（　　　）

28. 眼球局部解剖结构变异被公认为闭角型青光眼的主要发病因素，包括眼轴较短，

角膜较小，前房浅，房角狭窄，且晶状体较厚、位置相对靠前等。（　　）

29. 误点散瞳药或使用颠茄类药物，可引起绿风内障。（　　）

30. 青风内障治疗滴眼液首选缩瞳剂，可单用或联合运用作用机制不同的药物，并定期复查。（　　）

31. 高风内障是以夜盲和视力减退为主症的眼病。（　　）

32. 青盲可有视野和视觉诱发电位的异常。（　　）

33. 视物易色眼外观如常，多有家族史。（　　）

34. 高风内障可由络阻暴盲、目系暴盲等失治或演变而成，亦可由其他全身疾病或头眼外伤引起。（　　）

35. 广义的瞳神疾病是指外障眼病和内障眼病。（　　）

36. 瞳神紧小的外治首先应局部点滴 1% 匹罗卡品眼药水散瞳治疗。（　　）

37. 圆翳内障的病位在西医解剖学的玻璃体。（　　）

38. 绿风内障发病时，瞳孔散大者可用 1% 阿托品眼药水缩瞳。（　　）

39. 络阻暴盲是指眼底脉络受损出血致视力突然下降的眼病。（　　）

40. 视瞻昏渺多见于青壮年男性。（　　）

41. 继发性视衣脱离好发于近视，特别是高度近视眼中。（　　）

42. 目系暴盲特殊检查中主要观察视觉电生理的 EOG。（　　）

43. 视瞻昏渺的病因病机之一是肝肾亏虚，肝阳上亢，目失濡养。（　　）

44. 视瞻昏渺类似于西医学的中心性浆液性脉络膜视网膜病变。（　　）

四、名词解释

1. 瞳神紧小

2. 瞳神干缺

3. 云雾移睛

4. 暴盲

5. 视衣脱离

6. 血溢神膏

7. 消渴内障

8. 目系暴盲

9. 络阻暴盲

10. 络损暴盲

11. 络瘀暴盲

12. 圆翳内障

13. 绿风内障

14. 青风内障

15. C/D

16. 高风内障

17. 青盲

18. 视物易色

五、简答题

1. 简述瞳神紧小的预防与调护。

2. 简述瞳神紧小的诊断依据。

3. 简述云雾移睛的诊断要点。

4. 简述瞳神紧小的预后与转归。

5. 简述消渴内障的预后与转归。

6. 简述血灌瞳神的病因病机。

7. 简述视衣脱离的诊断依据。

8. 简述络瘀暴盲的诊断依据。

9. 简述络损暴盲的诊断依据。

10. 简述消渴内障的诊断依据。

11. 简述络阻暴盲的诊断依据。

12. 简述视衣脱离的病因病机。

13. 简述络瘀暴盲的病因病机。

14. 简述络损暴盲的病因病机。

15. 简述络阻暴盲的病因病机。

16. 简述目系暴盲的诊断依据。

17. 简述络阻暴盲的抢救措施。

18. 简述消渴内障的病因病机。

19. 首次详述金针拨内障法的眼科医籍是哪一本？

20. 简述核性白内障与老年性核硬化的鉴别诊断。

21. 简述囊膜下白内障与并发性白内障的鉴别诊断。

22. 简述老年性白内障与先天性白内障的鉴别诊断。

23. 简述老年性白内障与外伤性白内障的鉴别诊断。

24. 简述圆翳内障的病因病机。

25. 简述圆翳内障的诊断依据。

26. 简述绿风内障的诊断依据。

27. 简述青风内障的诊断依据。

28. 视物易色的定义是什么？

29. 简述高风内障的诊断依据。

30. 高风内障的主要临床特征是什么？

31. 简述瞳神疾病的内、外治疗原则。

32. 简述瞳神干缺的瞳神特征。

33. 简述青风内障可行的实验室及特殊检查项目。

34. 目系暴盲的预防与调护要点有哪些？

35. 视瞻昏渺眼底的形态分为哪几种类型？

36. 简述青盲的预防与调护。

六、论述题

1. 试述广义瞳神疾病的主要证候特点。

2. 试述瞳神紧小、瞳神干缺的外治方法。

3. 试述暴盲的预防与调护。

4. 论述瞳神紧小、天行赤眼与绿风内障的鉴别诊断。

5. 试述消渴内障的预防与调护。

6. 白内障的术前眼部常规检查包括哪些？

7. 白内障的术前全身常规检查包括哪些？

8. 试述视瞻昏渺与视瞻有色如何鉴别？

9. 试述绿风内障如何急救治疗？

10. 从自觉症状、眼部检查及眼特殊检查三个方面叙述绿风内障的临床表现。

11. 青盲的自觉症状和眼科检查有哪些？

12. 高风内障病有什么特点？其病因病机是什么？

13. 何谓青盲？其辨证分型有几型？

七、病案分析题

1. 梁某，女，60岁。初诊日期：2004年3月9日。住院号：171358。

主诉：右眼视力突然下降4天。

现病史：患者于3月5日晚右眼视力突然下降至眼前手动。先后到两所三级甲等医院眼科诊治，诊断及用药欠详，症状无改善。兼见气短心悸，纳呆疲倦。

既往史：患高血压病10余年。

体格检查：血压180/102mmHg。形体消瘦。形体消瘦，面色㿠白；舌质暗红，苔薄白，脉细。双肺呼吸音清晰，未闻及啰音；心界不大，心率78次/分，心律整齐，各瓣膜听诊区无病理性杂音；肝脾不大。四肢无异常。

检查右眼：视力指数/30cm（未能矫正）。眼压：17.5mmHg。外眼无明显阳性体征。晶状体轻度混浊。眼底用0D见视盘，颜色稍淡，边缘清晰，视网膜动静脉比例≈1:2。后极部视网膜灰白色水肿，黄斑部呈樱桃红点。

辅助检查：荧光素眼底血管造影臂–视网膜循环时间为43.5秒。视网膜中央动静脉充盈时间迟缓，静脉逆行充盈。图形视觉诱电位 P_{100} 潜时延长，振幅下降。中心视野呈象限性缺损。

问题：根据该患者的临床表现，做出中西医诊断，判断证型，拟定治法及方药。

2. 李某，女，31岁。初诊日期：2009年1月9日。住院号：245913。

主诉：右眼视力突然下降1周。

现病史：患者自诉1周前无任何诱因右眼视力突然下降，伴眼球转动时有牵引样胀痛不适。因工作原因未到医院诊治，近2天视物模糊加剧，且觉眼前似有暗影遮挡。但无眼部刺激症状，无视物变形等。目前自觉右眼视物模糊，眼球转动时有牵引样胀痛不适，眼前似有暗影遮挡；兼见头痛昏胀、烦躁易怒、胁痛耳鸣、口苦咽干、小便黄短、大便硬结。

既往史：否认有传染病及遗传性疾病病史。

体格检查：血压112/72mmHg。体形正常，五官端正，自动体位。双肺呼吸音清晰，未闻及啰音；心界不大，心率82次/分，心律整齐，各瓣膜听诊区无病理性杂音；肝脾不大；四肢正常。舌质红，舌苔黄，脉弦数。

眼科检查：右眼视力：0.1（未能矫正）。眼压：14.2mmHg。眼位居中，眼球运动正常。眼前段无充血，屈光间质透明。眼底用0D见视盘明显充血，边界模糊，盘周视网膜水肿、视网膜血管扩张，少量片状鲜红色出血灶。黄斑凹中心光反射可见。

辅助检查：荧光素眼底血管造影早期视盘表面毛细血管扩张、荧光渗漏，随造影时间渗漏荧光逐渐增加，边界模糊，后期脉络膜背景荧光减弱后视盘仍保持高荧光。中心视野为生理盲点扩大。图形视觉诱发电位显示 P_{100} 潜时明显延长。

问题：根据该患者的临床表现，做出中西医诊断，判断证型，拟定治法及方药。

3.患者凌某，女，55岁。2009年10月4日初诊。住院号：139145。

主诉：左眼前有暗影飘荡，遮挡5天。

现病史：患者自诉近半年生活压力大，时感胸胁胀满，急躁易怒。5天前突然感觉左眼眼前有团块状暗影遮挡，且随眼球转动而飘荡，视物如隔烟雾，时清时朦。无眼部刺激症状，无视物变形。

既往史：否认有传染病、遗传性疾病、高血压、糖尿病等病史。

常规体格检查未见明显异常体征。舌质暗红、有瘀点，脉弦涩。

眼科检查（左眼）：视力0.7。眼前段无充血，角膜、前房、晶状体透明。玻璃体有暗红色团块状浑浊。眼底视神经乳头表面见小片状鲜红色出血灶。荧光素眼底血管造影显示视神经乳头表面见片状出血性荧光遮蔽灶，后期见荧光素弥散至玻璃体腔内。

问题：根据该患者的临床表现，做出中西医诊断，判断证型，拟定治法及方药。

4.麦某，男，77岁。2009年7月22日就诊。住院号：239972。

主诉：左眼视力逐渐下降2年，加重2天。

现病史：患者自觉左眼视力逐渐下降2年余，时有眼前闪光或暗影飘荡，但无视物变形及眼部刺激症状。2天前左眼视力明显下降，眼前飘荡的暗影增大增多。目前自觉左眼视物模糊不清，眼前暗影飘荡，甚至遮挡眼前物体。头身沉重，口唇及四肢末端紫暗；舌质色紫暗且有瘀斑，舌苔厚腻，脉弦滑。

既往史：患高血压病15年，糖尿病18年。吸烟近50年。

体格检查：血压132/90mmHg，偏瘦体型，半斜卧位；双肺呼吸音清晰，未闻及啰音；心界不大，心率69次/分，心律整齐，各瓣膜听诊区无病理性杂音；肝脾不大；双下肢无浮肿。

眼科检查（左眼）：视力 0.1（未能矫正）。眼压：15.4mmHg。眼前段无充血。角膜透明，前房、瞳孔正常。晶状体皮质轻度混浊。玻璃体团块状混浊，眼底视网膜水肿、黄白色软性渗出、片状出血灶。荧光素眼底血管造影显示全视网膜多量微血管瘤样高荧光，片状出血性荧光遮蔽灶，大片脉络膜毛细血管无灌注区，后极部多处视网膜血管异常吻合，弥漫性荧光渗漏，后期黄斑区呈花瓣样荧光积存。

辅助检查：①血脂：甘油三酯 8.2mmol/L，胆固醇 14.1mmol/L，高密脂蛋白胆固醇 3.2mmol/L。②空腹血糖 9.8mmol/L。

问题：根据该患者的临床表现，做出中西医诊断，判断证型，拟定治法及方药。

5. 李某，男，70 岁。

主诉：右眼视物逐渐模糊 3 年，视物不见 2 个月。

现病史：自觉右眼视物逐渐模糊 3 年，视物不见 2 个月。时有眼前闪光或暗影飘荡，但无视物变形及眼部刺激症状。目前自觉右眼视物模糊不清，眼前暗影飘荡，甚至遮挡眼前物体；伴头昏耳鸣、口干、少寐健忘、腰酸腿软；舌红，苔少，脉细弦数。

既往史：无特殊病史记录。

体格检查：血压 126/84mmHg，偏瘦体型，双肺呼吸音清晰，未闻及啰音；心界不大，心率 78 次/分，心律整齐，各瓣膜听诊区无病理性杂音；肝脾不大；双下肢无浮肿。

眼部检查：右眼远、近视力均为 0.02，不能矫正；左眼视力 0.8。双眼角膜透明，前房正常；右晶状体呈灰白色均匀混浊，左晶体呈灰白色楔状混浊；右眼底无法窥见，左眼底正常。

问题：根据该患者的临床表现，做出中西医诊断，判断证型，拟定治法及方药。

6. 李某，女，45 岁，工人。右眼突发红痛，视物不见 1 天。近 2 日曾与同事争吵，情绪异常。右眼目珠痛硬，患侧头痛如劈；伴有胸闷嗳气、恶心、呕吐、口苦。眼部检查：右眼视力 0.08，左眼视力 1.0；右眼胞睑红肿痉挛，白睛混合充血（++），黑睛雾状水肿，前房极浅，黄仁晦暗，瞳神中度散大，展缩不灵，眼压 50mmHg。舌红苔黄，脉弦数。

问题：根据该患者的临床表现，做出中西医诊断，判断证型，拟定治法方药及急救治疗。

7. 李某，男，55 岁，教师。双眼视物不清，时有胀痛 3 年。患者近 3 年常感眼疲劳，视物不清，时有眼球胀痛。曾做视野检查，见有缺损。平素时有头晕失眠、腰膝无力。眼部检查：右眼视力 0.2，左眼视力 0.6；双眼白睛无充血，黑睛透明，瞳神稍大，眼底视盘苍白；C/D 右眼 0.8，左眼 0.7；视盘血管向鼻侧移位，呈屈膝状；眼压右眼 30mmHg，左眼 28mmHg。舌淡苔薄，脉细沉无力。

问题：根据该患者的临床表现，做出中西医诊断，判断证型，拟定治法方药、眼局部治疗及其他治疗。

8. 王某，男，患夜盲 5 年，视野进行性缩窄，眼底检查：可见赤道部视网膜血管旁出现骨细胞样色素沉着，视盘呈蜡黄色萎缩，血管变细，视网膜呈青灰色，黄斑色暗；

伴头晕耳鸣；舌质红少苔，脉细数。

问题：根据该患者的临床表现，做出中西医诊断，判断证型，拟定治法及方药。

9. 王某，男，视物昏朦 5 年。眼科检查：视盘色淡，视盘生理凹陷扩大，加深如杯状，血管向鼻侧移位，动静脉变细；兼见情志抑郁，胸胁胀痛，口干口苦；舌红，苔薄白，脉弦。

问题：根据该患者的临床表现，做出中西医诊断，判断证型，拟定治法及方药。

10. 张某，男，43 岁。自觉右眼珠疼痛 5 天，眉棱骨痛，畏光流泪，视力下降。检查眼部可见白睛混赤，黑睛后壁可见点状及羊脂状沉着物，瞳神缩小，黄仁纹理不清，神水混浊，黄液上冲。口苦咽干，大便秘结；舌红苔黄，脉弦数。

问题：根据该患者的临床表现，做出中西医诊断，判断证型，拟定治法及方药。

11. 朱某，女，65 岁。生气教训孙子后突然头眼剧烈胀痛，视力骤降，眼压升高，白睛混赤，黑睛雾状混浊，前房极浅，黄仁晦暗，纹理模糊，瞳神中等度散大，展缩不灵，房角有粘连；伴有胸闷嗳气，恶心，呕吐，口苦；舌红苔黄，脉弦数。

问题：根据该患者的临床表现，做出中西医诊断，判断证型，拟定治法及方药。

12. 田某，女，61 岁。患头眼胀痛，视力锐减。眼部检查：眼压升高，抱轮红赤或白睛混赤，黑睛雾状混浊，前房较浅，瞳神稍有散大，展缩不灵，房角有粘连；伴动辄眩晕，呕吐痰涎；舌红苔黄，脉弦滑。

问题：根据该患者的临床表现，做出中西医诊断，判断证型，拟定治法及方药。

13. 赵某，女，35 岁。自述左眼前中央有一团灰黄阴影，视物变形 2 周。眼部检查：视力右眼 1.2，左眼 0.4；外眼及眼前节正常，眼底视网膜黄斑区水肿模糊，色暗，外围有一圆形反光晕轮，中心凹反光消失，黄斑区可见黄白色细点状渗出。全身症见头晕耳鸣，失眠多梦，腰膝酸软；舌红少苔，脉细。

问题：根据该患者的临床表现，做出中西医诊断，判断证型，拟定治法及方药。

14. 何某，男，25 岁，干部。右眼视力急剧下降 1 周。1 周前患者觉右眼前蝇飞蚊舞，继之视力急剧下降，在当地中医院诊断为"云雾移睛"，内服猪苓散加味治疗，症状未见好转。现觉右眼视物不清，胸胁胀痛，烦躁失眠。眼部检查：右眼视力 0.06，眼底视网膜鼻下支静脉怒张迂曲，并见大量火焰状出血，颜色鲜红。舌红有瘀斑，脉弦细。

问题：根据该患者的临床表现，做出中西医诊断，判断证型，拟定治法及方药。

15. 刘某，男，30 岁，工人。主诉：右眼视力急降 4 天。患者 4 天前无明显诱因视力急剧下降，曾在当地医院治疗，内服逍遥散加味等，病情无明显好转。现左眼视物不清，眼球胀痛，头胀耳鸣，胁痛口苦，兼有口苦咽干。眼部检查：右眼视力 0.02，眼底视盘充血，轻度隆起，边界模糊，附近视网膜反光增强，视网膜静脉扩张。舌红，苔黄，脉弦数。

问题：根据该患者的临床表现，做出中西医诊断，判断证型，拟定治法及方药。

16. 王某，女，68 岁。主诉左眼视物昏朦 6 年，逐年加重。检查左眼视力 0.3，眼底检查可见后极部视网膜有散在、边界欠清的玻璃膜疣，黄斑区色素紊乱，呈现色素脱失的浅色斑点和色素沉着小点如椒盐状，中心凹光反射消失；伴胸膈胀满，眩晕心悸，神疲乏力，食少纳呆；舌淡苔白，脉细无力。

问题：根据该患者的临床表现，做出中西医诊断，判断证型，拟定治法及方药。

参考答案

一、填空题

1. 瞳子；瞳仁；眸子；金井。

2. 水轮；肾和膀胱。

3. 瞳孔。

4. 瞳孔；瞳孔后眼内各部组织的总称。

5. 葡萄膜；青光眼；晶状体；玻璃体；视网膜；视神经；视路。

6. 急性前葡萄膜炎；Behcet 氏病；Vogt- 小柳 – 原田综合征。

7. 慢性前葡萄膜炎；或急性前葡萄膜炎病程迁延或失治。

8. 证治准绳·杂病·七窍门；外台秘要。

9. 视网膜脱离。

10. 视网膜劈裂症；脉络膜渗漏；渗出性视网膜脱离。

11. 络阻暴盲；络瘀暴盲；络损暴盲；目系暴盲。

12. 玻璃体积血。

13. 玻璃体混浊。

14. 眼见黑花；蝇翅黑花；蝇影飞起；黑花飞蝇；珠中气动。

15. 糖尿病视网膜病变。

16. 瞳神紧小；瞳神焦小；瞳神缩小；肝决。

17. 年龄相关性白内障。

18. 未成熟期；肿胀期；成熟期；过熟期。

19. 晚唐；王焘；外台秘要。

20. 成熟期或近成熟期；扁针法；圆针法。

21. 年龄；逐渐混浊；缓慢下降。

22. 皮质性白内障；核性白内障；囊膜下白内障。

23. 肝肾不足证；脾气虚弱证；肝热上扰证。

24. 绿风内障；青风内障；黄风内障；黑风内障；乌风内障。

25. 眼珠变硬；瞳神散大；瞳色淡绿；视力锐减。

26. 急性闭角型青光眼急性发作期。

27. 缩瞳剂；β – 肾上腺素能受体阻滞剂；高渗脱水剂；碳酸酐酶抑制剂。

28. 暗室俯卧试验；饮水试验；散瞳试验；8。

29. 恶心；呕吐；胃肠。

30. 原发性开角型青光眼。

31. 0.6；0.2；苍白；鼻侧移位；屈膝状。

32. β-肾上腺素能受体阻滞剂；前列腺素衍生物。

33. 原发性闭角型青光眼；原发性开角型青光眼。

34. 夜盲；视野进行性缩窄。

35. 色淡；渐降；盲无所见为特征；视神经萎缩。

36. 原发性视网膜色素变性。

37. 黄精；睛珠。

38. 内障；视力。

39. 瞳神持续缩小；展缩不灵。

40. 瞳神紧小。

41. 原发性青光眼；继发性青光眼；先天性青光眼。

42. 无明显；视物昏朦；视野渐窄。

43. 急性闭角型，慢性闭角型

44. 慢性单纯性；正常眼压性。

45. 瞳神形色；视觉。

46. 滋养肝肾，补益气血；益精明目；清热泻火；疏肝理气；利湿祛痰；凉血止血；活血化瘀；芳香开窍。

47. 神水瘀滞。

48. 亚硝酸异戊酯；硝酸甘油。

49. 内肝管缺；眼孔不通。

50. 临床前期；前驱期；急性发作期；间歇期；慢性期；绝对期。

51. 神农本草经。

52. 气滞血瘀；阴虚阳亢；痰瘀互结。

53. 气血瘀阻；痰热上壅；肝阳上亢；气虚血瘀。

54. 血热伤络；肝经郁热；阴虚火旺。

55. 气阴两虚；脾肾两虚；阴虚夹瘀；痰瘀阻滞。

56. 急性视神经炎；前部缺血性视神经病变。

57. 中心性浆液性脉络膜视网膜病变。

58. 视物昏朦；证治准绳·杂病·七窍门；年龄相关性黄斑变性；老年性黄斑变性。

59. 脾虚湿困；阴虚火旺；痰瘀互结；肝肾两虚。

60. 肾阳不足证；肝肾阴虚证；脾气虚弱证。

61. 肝肾不足证；气血两虚；肝郁气滞；气血瘀滞证。

二、选择题

(一) A 型题

1.C　2.D　3.D　4.B　5.A　6.E　7.C　8.D　9.D　10.B　11.B　12.D　13.A　14.D

15.E　16.D　17.C　18.E　19.A　20.B　21.C　22.E　23.A　24.C　25.E　26.D
27.A　28.D　29.C　30.B　31.A　32.C　33.E　34.B　35.D　36.A　37.B　38.E
39.C　40.A　41.A　42.D　43.E　44.C　45.C　46.C　47.B　48.B　49.E　50.A
51.C　52.A　53.B　54.C　55.A　56.D　57.A　58.E　59.B　60.E　61.C　62.A
63.E　64.B　65.E　66.E　67.B　68.A　69.E　70.B　71.C　72.A　73.D　74.C
75.A　76.C　77.A　78.E　79.C　80.E　81.A　82.C　83.A

(二) B 型题

1.A　2.D　3.C　4.C　5.E　6.A　7.D　8.D　9.A　10.C　11.E　12.A　13.C　14.B
15.D　16.C　17.A　18.E　19.C　20.D　21.C　22.D　23.B　24.C　25.C　26.D
27.E　28.A　29.E　30.C　31.D　32.A　33.C　34.B　35.A　36.B　37.D　38.A
39.B　40.C　41.D　42.E　43.A　44.E　45.D　46.A　47.E　48.D　49.A　50.A
51.D　52.E　53.E　54.A　55.B　56.E　57.D　58.A　59.B　60.B　61.E　62.D
63.D　64.C　65.E　66.B　67.A　68.E　69.A　70.B　71.A　72.B　73.A　74.C
75.B　76.A　77.D　78.A　79.B　80.E　81.E　82.C　83.A　84.B　85.C　86.E

(三) X 型题

1.ACDE　2.CDE 3.ACE　4.ABE　5.CD　6.ABCE　7.ACD　8.BCE　9.AE
10.ABCD　11.ABC　12.ACE　13.ADE　14.ABC　15.ABCE　16.BDE
17.ABCE　18.ABCD　19.ABC　20.ACE　21.BCDE　22.ACE　23.ACDE
24.ABCDE　25.CE　26.ACE　27.ABD　28.ABC　29.ABCDE　30.ABC
31.BCE　32.ACD　33.ABCDE　34.BCDE　35.ABDE　36.ABDE　37.ABC
38.ABE　39.BCE　40.ABCDE　41.ABC　42.ABC　43.BD　44.CDE　45.BD
46.BCD　47.AC　48.ABCD　49.CDE

三、判断题

1.×　2.×　3.×　4.×　5.×　6.×　7.×　8.×　9.×　10.×　11.×　12.×
13.×　14.×　15.×　16.×　17.√　18.×　19.×　20.×21.×　22.×　23.×
24.×　25.×　26.× 27.√ 28.√　29.√ 30.×　31.×　32.√　33.√　34.×　35.×
36.×　37.×　38.×　39.×　40.×　41.×　42.×　43.×　44.×

四、名词解释

1.瞳神紧小：是黄仁受邪，以瞳神持续缩小、展缩不灵，伴有目赤疼痛、畏光流泪、黑睛内壁沉着物、神水混浊、视力下降为主要临床症状的眼病。

2.瞳神干缺：瞳神紧小失治、误治，或病情迁延，可致黄仁与晶珠黏着，瞳神边缘参差不齐，失去正圆，黄仁干枯不荣，则称为瞳神干缺。

3.云雾移睛：是指患眼外观端好，自觉眼前有蚊蝇蛛丝或云雾样飘浮物的眼病。本病相当于西医学的玻璃体混浊。

4.暴盲：是指眼外观正常，一眼或双眼视力骤然急剧下降，甚至盲而不见的内障眼病。属眼科的急症之一，若不及时治疗则可导致视力永久损害。

5.视衣脱离：是指眼内视衣呈灰白色隆起，血络爬行其上，导致视功能障碍的内障眼病。本病类似于西医学的视网膜脱离。是色素上皮层与视网膜内九层之间分离而引起视功能障碍的眼病。有原发性与继发性两大类。

6.血灌瞳神：又名血溢神膏，是指目中之血，不循经而行，流溢进入瞳神之内神膏中，障碍目力的内障眼病。本病相当于西医学之玻璃体积血。

7.消渴内障：是指由消渴病引起晶体、神膏及眼内血络受损，容易致盲的一类内障眼病。本病类似于西医学的糖尿病视网膜病变。

8.目系暴盲：是指目系因六淫外感、情志内伤或外伤等致患眼倏然盲而不见的眼病。本病类似于西医学之急性视神经炎、外伤性视神经病变、前部缺血性视神经病变等引起视力突然下降的视神经病变。

9.络阻暴盲：是指患眼外观正常，猝然一眼或双眼视力急剧下降，以视衣可见典型的缺血性改变为特征的致盲眼病。本病相当于西医学视网膜动脉阻塞、视网膜分支动脉阻塞、睫状视网膜动脉阻塞、视网膜毛细血管前小动脉阻塞、脉络膜缺血和眼动脉阻塞等。

10.络损暴盲：是指因眼底脉络受损出血致视力突然下降的眼病。西医学之视网膜静脉周围炎、视网膜血管炎、急性坏死性视网膜综合征等病变过程或可出现与络损暴盲类似的症候。

11.络瘀暴盲：是指因眼底脉络瘀阻，血液不循常道外溢致视力突然下降的眼病。类似于西医学之视网膜中央静脉阻塞、视网膜分支静脉阻塞、视网膜半侧静脉阻塞、中心性渗出性脉络膜视网膜病变、年龄相关性黄斑变性（湿性）等引起出血而致视力骤降的眼病。

12.圆翳内障：是指随年龄增长而晶珠逐渐混浊，视力缓慢下降，终致失明的眼病。

13.绿风内障：是以眼珠变硬，瞳神散大，瞳色淡绿，视力锐减，伴有恶心呕吐、头目剧痛为主要临床特征的眼病。本病类似于西医学之急性闭角型青光眼急性发作期。

14.青风内障：是指起病隐伏，自觉症状不明显，或时有轻度眼胀及视物昏朦，视野渐窄，终致失明的慢性内障眼病本病类似于西医学之原发性开角型青光眼。

15.C/D：视乳头凹陷（杯，cup）与视乳头（视盘，disc）之间的比例即为杯盘比（C/D）。正常的杯盘比（C/D）一般小于和等于0.6，大于0.6或两眼相差大于0.2也为异常。

16.高风内障：是以夜盲和视野逐渐缩窄为特征的内障眼病。本病类似于西医学的原发性视网膜色素变性。

17.青盲：是以视盘色淡、视力渐降，甚至盲无所见为特征的内障眼病。本病类似于西医学的视神经萎缩，可分为原发性视神经萎缩和继发性视神经萎缩两类。

18.视物易色：是指眼外观无异常人，但明辨颜色能力降低，或不能辨认某种颜色，只能辨别物体明暗及形态的眼病。本病类似于西医学的色觉异常。

五、简答题

1. 答：瞳神紧小的预防与调护：①本病早期应及时散瞳，防止瞳神后粘连，减少或减轻并发症的发生。②注意应用糖皮质激素药物的不良反应，避免并发症的发生。③节制房事，安心调养。调节情志，保持乐观心态。④积极治疗原发病，定期复查。⑤避免辛辣炙煿之品，戒烟酒，饮食宜清淡，以防助湿生热。⑥外出可戴有色眼镜，避免光线刺激。

2. 答：瞳神紧小的诊断依据：①眼珠疼痛，畏光流泪，视力下降。②抱轮红赤或白睛混赤。③黑睛后壁可见尘状、点状或羊脂状物沉着。④神水混浊。⑤黄仁纹理不清。⑥瞳神紧小或瞳神干缺，瞳神闭锁或瞳神膜闭，瞳神展缩不灵。

3. 答：云雾移睛的诊断要点：①自觉眼前有云雾或蚊蝇样物飘浮，且随目珠转动而呈无规律飘动。②检眼镜、前置镜或眼部 B 型超声检查可见玻璃体有混浊灶。

4. 答：瞳神紧小若治疗不及时，可导致瞳神闭锁、瞳神膜闭，或早期未能及时扩大瞳孔，以致瞳神边缘与晶珠粘连，或瞳神被晶珠表面所结灰白膜障完全封闭，均能阻断神水由瞳神后方向前流出，以致神水瘀滞在内，压迫黄仁，向前膨隆，眼珠肿痛，眼压增高，继发绿风内障而失明。此外，黄仁神水之变，常导致晶珠日渐混浊，并发白内障，终至盲而不见。病情凶险或迁延日久，还可导致神水枯竭，眼珠萎软（低眼压、眼球萎缩）而失明。

5. 答：消渴内障的预后很大程度上取决于糖尿病是否积极有效的治疗及眼底病变的早期发现、早期治疗。消渴内障是造成失明的主要原因。在未有激光治疗前，消渴内障，特别是增殖期消渴内障，不但视功能的预后极差，绝大部分因牵拉性视网膜脱离、新生血管性青光眼而失明。如能早期发现并行有效的中西医结合治疗，则大多能保持有用视力。

6. 答：血灌瞳神的病因病机：①撞击伤目，损伤目络，或手术不慎，眼络受损，血溢络外，致血灌瞳神。②七情内伤，肝失调达，肝气郁结，血行不畅，脉络瘀滞，血不循经，灌于瞳神。③劳瞻竭视，致脾虚气弱，血失统摄，溢于络外，灌入瞳神。④嗜食肥甘厚味，痰湿内生，痰凝气滞，血脉瘀阻，痰瘀互结，迫血妄行，灌入瞳神。

7. 答：视衣脱离的诊断依据：①突然视力下降或视野缺损。②眼底检查可见视网膜灰白色隆起及裂孔。

8. 答：络瘀暴盲的诊断依据：①早期诊断根据不同的静脉阻塞部位导致不同程度的视力下降。②眼镜下见受累部位视网膜静脉充盈、扩张、变形，视网膜浅层出血，严重缺血合并视网膜棉絮斑。③可有荧光素眼底血管造影典型的荧光形态。

9. 答：络损暴盲的诊断依据：①多见于青壮年男性，常为双眼先后发病，易复发。②反复出现眼前黑影飘动及视力下降。③检眼镜下周边部视网膜有出血、渗出、机化及血管旁白鞘，合并或不合并玻璃体积血，或有新生血管形成。④荧光素眼底血管造影病变视网膜静脉出现曲张，血管壁荧光素着染、渗漏，或见毛细血管无灌注区、视网膜血管异常吻合、视网膜新生血管等改变。

10. 答：消渴内障的诊断依据：①有糖尿病病史。②眼底查见视网膜微血管瘤、出血、渗出、水肿、新生血管形成，或发生增生性玻璃体视网膜病变。③荧光素眼底血管造影显示微血管瘤、脉络膜毛细血管无灌注等。

11. 答：络阻暴盲的诊断依据：①突然视力下降或丧失。②视网膜中央动脉阻塞时，视网膜后极部出现灰白色水肿混浊，黄斑呈樱桃红斑。③早期患者荧光素眼底血管造影显示臂－视网膜循环时间或静脉充盈时间迟缓。

12. 答：视衣脱离的病因病机：①禀赋不足或劳瞻竭视，精血暗耗，肝肾两虚，神膏变性，目失所养。②脾胃气虚，运化失司，固摄无权，水湿停滞，上泛目窍。③头眼部外伤导致视衣受损。

13. 答：络瘀暴盲的病因病机：①情志内伤，肝气郁结，肝失条达，气滞血郁，血行不畅，瘀滞脉内，血溢络外。②肝肾阴亏，水不涵木，肝阳上亢，气血上逆，血不循经而外溢。③过食肥甘厚味，痰湿内生，痰凝气滞，血行不畅，痰瘀互结，血脉瘀阻，血不循经，血溢脉外。

14. 答：络损暴盲的病因病机：①心肝火旺，循经上攻目窍，灼伤脉络，血溢络外。②七情内郁，肝失疏泄，五志化火，火郁脉络，脉络受损，血溢络外。③瘀热伤阴，阴虚火旺，虚火上炎，灼伤脉络，血不循经而外溢。

15. 答：络阻暴盲的病因病机：①忿怒暴悖，气机逆乱，气血上壅，血络瘀阻。②偏食肥甘燥腻，或恣酒嗜辣，痰热内生，血脉闭塞。③年老阴亏，肝肾不足，肝阳上亢，气血并逆，瘀滞脉络。④心气亏虚，推动乏力，血行滞缓，血脉瘀塞。

16. 答：目系暴盲的诊断依据：①视神经炎者视力急剧下降，伴眼球深部疼痛或眼球转动痛；缺血性视神经病变者视力突然减退常发生在晨起或睡眠后，不伴眼球转动痛。②单眼患病或双眼受损程度严重眼可有相对性瞳孔传入障碍。③视盘炎及缺血性视神经病变者眼底视盘有相应改变。④视野检查视神经炎多有中心或旁中心暗点，缺血性视神经病变为与生理盲点相连的象限性视野缺损。⑤视觉诱发电位 P_{100} 波潜时延迟，振幅下降。

17. 答：络阻暴盲的抢救措施包括：①亚硝酸异戊酯 0.2mL 吸入，每隔 1～2 小时再吸 1 次，连用 2～3 次。②间歇性按摩眼球以降低眼压。③吸入 95% 氧及 5% 二氧化碳混合气体。④眼部直流电药物离子导入。可选用川芎嗪液、丹参液或三七液导入，每日 1 次，每次 15 分钟，10 次为 1 个疗程。⑤川芎嗪注射液，适用于络阻暴盲兼有血瘀者。静脉滴注，每次 80mg，加入 0.9%氯化钠注射液 250mL，每日 1 次，连续 7～14 天。⑥醒脑静注射液，适用于络阻暴盲属玄府闭塞、气血瘀滞者。静脉滴注，每次 20mL，加入 0.9%氯化钠注射液 250mL，每日 1 次，连续 7～14 天。⑦黄芪注射液，适用于络阻暴盲属气虚者。静脉滴注，每次 20mL，加入 5% 葡萄糖注射液 250mL，每日 1 次，连续 7～14 天。⑧辨证应用中药煎剂。

18. 答：消渴内障的病因病机：①气阴两亏，目失所养，或因虚致瘀，血络不畅而成内障。②禀赋不足，脏腑柔弱，或劳伤过度，伤耗肾精，脾肾两虚，目失濡养。③病久伤阴或素体阴亏，阴虚血燥，脉络瘀阻，损伤目络。④饮食不节，脾胃受损，或情志伤肝，肝郁犯脾，致脾虚失运，痰湿内生，上蒙清窍。

19. 答：首次详述金针拨内障法的眼科医籍是《龙树菩萨眼论》

20. 答：核性白内障眼底镜彻照法检查眼底时有遮光现象，对视力有影响；老年性核硬化多不影响视力，眼底镜彻照法检查眼底时，核硬化无遮光现象。

21. 答：并发性白内障早期在面包屑样混浊中有彩色光泽，混浊沿视轴区向前发展，边界模糊。有眼部其他疾病病史。

22. 答：先天性白内障晶珠混浊为与生俱来，可以伴发或不伴发其他眼部异常或遗传性和系统性疾病，以儿童或青少年多见。老年性白内障以老年人为主，视力逐渐下降至失明，无其他眼部异常或遗传性和系统性疾病。

23. 答：外伤性白内障有眼部钝挫伤、穿通伤、眼内异物或物理因素外伤的病史，大多数视力骤降。老年性白内障视力缓慢下降，没有眼外伤病史。

24. 答：圆翳内障的病因病机是：①年老体弱，肝肾不足，精血亏损，不能滋养晶珠而混浊；或可阴血不足，虚热内生，上灼晶珠，致晶珠混浊。②年老脾虚气弱，运化失健，精微输布乏力，不能濡养晶珠而混浊；或水湿内生，上泛晶珠而混浊。③肝热上扰目窍，致晶珠逐渐混浊。

25. 答：圆翳内障的诊断依据：①年龄在50岁以上，视力渐进性下降。②晶珠有不同部位、不同形态及不同程度的混浊。③排除引起晶珠混浊的其他眼病和全身性疾病。

26. 答：绿风内障的诊断依据：①发病急骤，视力急降。②头眼胀痛，恶心呕吐，目珠胀硬，眼压明显升高。③抱轮红赤或白睛混赤、肿胀，黑睛雾状水肿。④瞳神中度散大，展缩不灵。⑤前房极浅，房角部分或全部关闭。

27. 答：青风内障的诊断依据：①眼压＞21mmHg。②高眼压时前房角开放。③青光眼性视盘改变和（或）有视网膜神经纤维层缺损。④青光眼性视野缺损。

28. 答：视物易色是指眼外观无异常人，但明辨颜色能力降低，或不能辨认某种颜色，只能辨别物体明暗及形态的眼病。

29. 答：高风内障的诊断依据：①夜盲。②视野呈双眼对称性、进行性缩小，晚期呈管状视野。③眼底视盘呈蜡黄色萎缩，视网膜血管普遍狭窄，视网膜呈青灰色，有骨细胞样或不规则状色素沉着，或视网膜上出现黄色、结晶样闪光点或白色圆形小点。④视网膜电图及暗适应检查异常。

30. 答：高风内障的主要临床特征是夜盲和视野逐渐缩窄，相当于西医学的原发性视网膜色素变性。

31. 答：在瞳神疾病的治疗中，内治虚证多以滋养肝肾、补气血、益精明目等法为主，实证常用清热泻火、疏肝理气、淡渗利湿、化痰散结、凉血止血、活血化瘀、芳香开窍等治疗方法，虚实兼夹证宜以滋阴降火、柔肝息风、益气活血、健脾渗湿、温阳利水等法治疗。在外治方面，局部用药及必要的手术治疗亦十分重要。

32. 答：瞳神干缺的瞳神特征：瞳神与其后晶珠粘着，边缘参差不齐，失去正圆。

33. 答：青风内障可行的实验室及特殊检查项目有视野检查、对比敏感度检查、房角检查、视觉电生理检查、共焦激光扫描检眼镜检查及激光扫描偏振仪检查等。

34. 答：目系暴盲的预防与调护要点：①避免悲观和急躁情绪，以免因病而郁，因郁而影响疗效或加重病情。②病后应静心养息，惜视缄光，以免阴血耗损。③要坚持系统及时的治疗。

35. 答：视瞻昏渺根据其眼底的形态分为干性和湿性两种类型。

36. 答：青盲的预防与调护要点：①慎用对视神经有毒害作用的药物，如乙胺丁醇、奎宁等。②积极治疗原发疾病。③养成良好的生活习惯，起居有时，避免过度疲劳，戒烟慎酒。④预防头部或眼部损伤。⑤定期检查，注意视力和视野的变化。

六、论述题

1. 答：广义瞳神疾病的主要证候特点：①瞳神形色的异常，如瞳神缩小、散大，以及变形、变色等。②视觉改变，如视物模糊、变形、变色，眼前有物飞动，夜盲，视野缺损，视力骤降，甚至失明。

2. 答：瞳神紧小、瞳神干缺的外治方法主要包括：

（1）滴滴眼液：①扩瞳是治疗本病重要而必不可少的措施。发病之初即应快速、充分散瞳。重症者可滴用 1%～2% 阿托品滴眼液（或眼药膏，或眼用凝胶），每日 2～3 次。扩瞳的作用主要是防止虹膜后粘连、瞳孔膜闭及由此产生严重并发症；减轻或解除虹膜括约肌和睫状肌的痉挛，缓解疼痛及扩张血管，减轻虹膜睫状体的充血，改善局部血液循环，抑制炎症渗出。若不能拉开瞳孔后粘连，可用散瞳合剂（1% 阿托品注射液 0.3mL、1% 可卡因注射液 0.3mL、0.1% 肾上腺素注射液 0.3mL 的混合液）0.1～0.3mL，球结膜下注射。有严重心血管疾病者忌用。症轻或阿托品过敏者可用 2% 后马托品滴眼液（或眼药膏）。恢复期一般用 0.5%～1% 的托品酰胺滴眼液扩瞳，每日 1～2 次。②糖皮质激素滴眼液，如 0.5% 可的松滴眼液或 0.1% 地塞米松滴眼液，每日 4～6 次。病情重者，每 30 分钟 1 次，好转后改为每 1 小时 1 次。③配合抗生素滴眼液滴眼，如妥布霉素滴眼液等。

（2）涂眼药膏：睡前涂 0.5% 四环素可的松眼药膏或妥布霉素可的松眼药膏。

（3）药物熨敷：将内服方之药渣布包，在温度适宜时即可进行眼部药物熨敷，以利退赤止痛。

（4）其他治疗：地塞米松注射液 2.5～5mg，结膜下注射，每日 1 次或视病情而定。

3. 答：暴盲的预防与调护主要包括：①出血期间应适当休息，减少活动，取半坐卧位。②饮食宜低盐、低脂肪、低胆固醇，以清淡、容易消化、升血糖指数低的食物为主。忌食辛辣炙煿、烙焙烘烤及肥甘厚味腥发之品，戒烟慎酒。③本病可能出现反复出血，应坚持长期治疗和观察，当病情反复时，切忌急躁、悲观、忿怒，保持心情舒畅，积极配合治疗。④注意有无高血压、高脂血症、高血糖及心脑血管等疾病，消除可能发生本病的不良因素。

4. 答：瞳神紧小与天行赤眼、绿风内障的鉴别诊断见表 12-1。

表 12-1　天行赤眼、瞳神紧小、绿风内障的鉴别表

鉴别点	天行赤眼	瞳神紧小	绿风内障
疼痛	眼灼热痛痒	眼及眉骨疼痛或胀痛	头眼剧烈胀痛
视觉	视力正常	视力下降	视力锐降、虹视
胞睑	重者胞睑红肿	重者胞睑红肿	胞睑肿胀
白睛	白睛红赤，或有点状、片状白睛溢血	抱轮红赤或白睛混赤	抱轮红赤或白睛混赤
黑睛	或有星翳	黑睛后壁有灰白色沉着物	黑睛雾状水肿
前房	深浅正常	深浅正常	浅或极浅
神水	清晰	混浊或黄液上冲	混浊
黄仁	纹理清	纹理不清	晦暗、纹理不清
瞳神	正圆	缩小或干缺	散大
晶珠	透明	透明或黄仁色素附着	灰白色混浊斑或黄仁色素附着
眼压	正常	正常或偏低	增高
全身症状	多无不适	或有头痛	患眼同侧头痛，多伴恶心、呕吐

5. 答：消渴内障的预防与调护包括：①合理控制血糖、血压、血脂，防治糖尿病视网膜病变的发生发展。②宣传糖尿病的防治知识和长期坚持饮食疗法的必要性及具体措施。饮食应清淡低盐，宜缓宜暖，适当多喝温开水，宜多吃低热量、生糖指数低、高容积的蔬菜，如菠菜、大白菜、黄瓜、苦瓜、茄子、西红柿等。减少细粮摄入，多吃荞麦面、燕麦面、高粱米、玉米面、绿豆、韭菜、芹菜、海带等食物纤维多的食品。忌食使血糖或血脂升高之品，戒烟慎酒。饮食应严格控制摄入的总热量，均衡膳食，定时、定量、少食多餐。并认真坚持执行已建立的饮食方案。③积极参加适当的体育运动，达到理想的健身效果。④保持心理平衡，建立战胜疾病的信心。⑤避免寒冷刺激，节制性生活，如有梦遗、滑精等要及时治疗。⑥根据医嘱坚持药物治疗，包括合理应用口服药物或胰岛素等。⑦做好糖尿病的健康教育。⑧做好血糖和糖化血红蛋白的监测。⑨每年进行全面检查，主要了解血脂及心、颅脑、肾、神经和眼底情况，及时发现大血管、微血管并发症，并给予相应治疗。⑩对未出现消渴内障的糖尿病患者，应每半年至1年检查一次眼底。对单纯期消渴内障患者应每月至2个月到眼科检查眼底并根据条件进行预防性治疗。对增殖前期患者应每半个月至1个月到眼科诊治1次，而增殖期患者则每周至半月一次。要让患者清楚知道：要控制消渴内障，必须在专科医师制定的治疗方案下，循序渐进，进行有效治疗。目前无论应用中西医药物、激光光凝治疗都不可能"药到病除""彻底治愈"。切不可急于求成，乱求医求药，否则其结果必定事与愿违。⑪消渴

病患者应根据眼科医师的意见及时进行荧光素眼底血管造影检查，以确定糖尿病视网膜的程度及治疗方案。

6. 答：白内障的术前眼部检查包括：

（1）视力：0.5 以下。若仅有手动 / 眼前或光感者，应检查光定位是否准确，色觉是否正常。若光定位不准确及色觉不正常者，术后视力难以评估。

（2）眼前段检查：无泪囊炎、结膜无充血、角膜透明、房水闪光阴性、虹膜无炎症者方可行手术治疗。若有泪囊炎者必先行泪囊手术。

（3）晶状体核硬度的分级：一般核为白色或浅黄色为 1 度硬化，称 1 级核；核为黄色为 2 度硬化，称 2 级核；核为琥珀色为 3 度硬化，称 3 级核；核为棕黄或棕黑色为 4 度硬化，称 4 级核。

（4）眼压：在正常范围。

（5）角膜曲率及 A 型超声波检查眼轴长度，计算人工晶状体度数。

（6）视觉电生理检查：初步评估术后视力的恢复情况。

7. 答：白内障的术前全身常规检查包括：

（1）血压：在正常范围内。若长期患高血压者不宜降得太低，但亦应在 180/90mmHg 以下。

（2）血常规、尿常规及出、凝血时间检查。

（3）血糖：血糖应在正常范围（6.1mmol/L 以下）。糖尿病患者应在其所适应的范围内尽可能地控制血糖，最好在 8.3mmol/L（150mg%）以下。

（4）心电图、胸部 X 光透视、肝肾功能等检查以确定是否适应手术，必要时请相关科室会诊或术中监护。

8. 答：视瞻昏渺与视瞻有色的鉴别见表 12-2。

表 12-2 视瞻昏渺与视瞻有色的鉴别

鉴别点	视瞻昏渺（年龄相关性黄斑变性）	视瞻有色（中心性浆液性脉络膜视网膜病变）
视力	初期轻度下降，后期明显下降而不能矫正	中度下降，能用凸透镜部分矫正视力
年龄	50 岁以上中老年多见	青壮年多见
眼底	黄斑区可见出血、水肿、机化物或玻璃膜疣样改变	黄斑区水肿、渗出，中心凹光反射消失
FFA	可见玻璃膜疣或有视网膜下新生血管	色素上皮及神经上皮脱离荧光表现
OCT	可见玻璃膜疣、萎缩的色素上皮和神经上皮，或在色素上皮与神经上皮间见出血、水肿、渗出等	可见神经上皮浆液性脱离或合并色素上皮脱离

9. 答：绿风内障的急救治疗包括：

（1）滴滴眼液：①缩瞳剂：用 1% ～ 2% 毛果芸香碱滴眼液，急性发作时每 3 ～ 5 分钟滴 1 次，共 3 次；然后每 30 分钟滴 1 次，共 4 次；以后改为每小时滴 1 次，待眼压下降至正常后改为每日 3 ～ 4 次。② β - 肾上腺素能受体阻滞剂：可以抑制房水生成，但患有心传导阻滞、窦房结病变、支气管哮喘者忌用。如 0.25%～0.5% 马来酸噻吗洛尔或盐酸倍他洛尔，每日 2 次。③碳酸酐酶抑制剂：如 1% 布林佐胺滴眼液，每日 2～3 次，全身副作用较少。④糖皮质激素类滴眼液：可用 1% 醋酸泼尼松龙滴眼液滴眼，每日 3 次，急性发作时每小时 1 次。

（2）全身用药：①高渗脱水剂：可选用甘露醇、山梨醇及甘油等，如用 20% 甘露醇溶液静脉快速滴注。②碳酸酐酶抑制剂：能抑制房水分泌，可选用乙酰唑胺（醋氮酰胺）或醋甲唑胺等口服，注意磺胺类过敏、肾功能及肾上腺皮质功能严重减退者禁用。如用药后眼压下降不明显，可行前房穿刺术以降低眼压。

（3）手术治疗：经上述治疗后，根据眼压恢复情况及房角粘连的范围来选择手术方式。若眼压恢复在正常范围，房角开放或粘连不超过 1/3 者，可行周边虹膜切除术或 YAG 激光虹膜切开术；若眼压不能恢复到正常范围，房角广泛粘连者，可行小梁切除术或其他滤过性手术。

10. 答：绿风内障的临床表现包括：

（1）自觉症状：①前驱期：发病前常在情志刺激或过用目力后自觉眼珠微胀，鼻根酸痛，患眼同侧额部疼痛，傍晚视物昏朦，视灯光如彩虹，经休息后症状缓解或消除。②急性发作期：起病急骤，眼胀欲脱，患眼同侧头痛如劈，视灯光如彩虹，视物不清或视力骤降。常伴有恶心、呕吐等全身症状，易被误诊为胃肠疾病。

（2）眼部检查：①前驱期：眼压升高，眼部可有轻度充血或不充血，角膜轻度雾状水肿，瞳孔稍扩大，对光反射迟钝，前房角部分关闭。休息后可缓解，可反复多次发作。②急性发作期：胞睑肿胀，抱轮红赤或白睛混赤，黑睛雾状水肿，黑睛后壁可有黄仁色素附着；前房极浅，黄仁晦暗，纹理模糊，展缩失灵，瞳神中度散大，瞳色淡绿；视力急降，常为指数或手动，严重时仅存光感；房角关闭，甚或粘连；目珠胀硬，眼压升高，多在 50mmHg 以上，甚者可达 80mmHg 左右。

（3）实验室及特殊检查：①前驱期各症状多不典型，若疑为本病者可行暗室试验、暗室俯卧试验、饮水试验、散瞳试验等辅助诊断。试验前后眼压升高超过 8mmHg 者为阳性。可进一步做青光眼排除试验。②房角镜检查：观察高、低眼压时前房角是否有狭窄（判断房角属窄Ⅰ、窄Ⅱ、窄Ⅲ、窄Ⅳ）、粘连及粘连的程度，对诊断和治疗均有重要意义。③视野检查：早期视野可正常，反复发作后可致视野缺损。

11. 答：青盲的自觉症状和眼科检查有：

（1）自觉症状：视力渐降，或视野窄小，逐渐加重，终致失明。

（2）眼部检查：原发性视神经萎缩可见视盘色淡或苍白，边界清楚，筛板明显可见，视网膜血管一般正常；继发性视神经萎缩可见视盘色灰白、秽暗，边界不清，筛板不显，视网膜动脉变细，视盘附近血管可伴有鞘膜，后极部视网膜可见残留的硬性渗出。

（3）眼科特殊检查：视觉诱发电位检查、视野检查、色觉检查。

12. 答：高风内障病以夜盲、视野逐渐缩窄，晚期呈管状视野为特点。

病因病机：①禀赋不足，命门火衰，阳虚无以抗阴，阳气陷于阴中，不能自振，目失温煦所致。②素体真阴不足，阴虚不能济阳，阳气不能为用而病。③脾胃虚弱，气血不足，养目之源匮乏，目不能视物。

13.答：青盲是以视盘色淡、视力渐降，甚至盲无所见为特征的内障眼病。其辨证分为肝郁气滞，肝肾不足、气血两虚、气血瘀滞等四型。

七、病案分析题

1.答：（1）西医诊断：视网膜中央动脉阻塞（右眼）。

（2）中医诊断：络阻暴盲（右眼）。

（3）证型：气虚血瘀证。

（4）治法：补气养血，化瘀通脉。

（5）方药：补阳还五汤加减。药物组成：党参、桃仁、红花、路路通、郁金、黄芪、川芎、赤芍、当归、三七片、丹参、石菖蒲、地龙、桂枝。

2.答：（1）西医诊断：急性视神经炎（右眼）。

（2）中医诊断：目系暴盲（右眼）。

（3）证型：肝火亢盛证。

（4）治法：清肝泻火。

（5）方药：龙胆泻肝汤加减。药物组成：龙胆草、柴胡、泽泻、车前子、木通、生地黄、当归尾、栀子、黄芩、生甘草。

3.答：（1）西医诊断：玻璃体混浊（左眼）。

（2）中医诊断：云雾移睛（左眼）。

（3）证型：气滞血瘀证。

（4）治法：行气活血。

（5）方药：血府逐瘀汤加减。药物组成：桃仁、红花、当归、川芎、郁金、生地黄、牛膝、柴胡、枳壳、泽兰、桔梗、赤芍药。

4.答：（1）西医诊断：糖尿病视网膜病变（双眼）。

（2）中医诊断：消渴内障（双眼）。

（3）证型：痰瘀互结证。

（4）治法：健脾燥湿，化痰祛瘀。

（5）方药：方用温胆汤加减。药物组成：竹茹、枳实、法半夏、陈皮、茯苓、甘草、苍术、丹参、三七、赤芍、川贝母、瓜蒌仁。

5.答：（1）西医诊断：双眼老年性白内障（右成熟期，左未成熟期）。

（2）中医诊断：双眼圆翳内障。

（3）证型：肝肾不足证。

（4）治法：补益肝肾，清热明目。

（5）方药：杞菊地黄丸加减。药物组成：枸杞子、旱莲草、菊花、熟地黄、茯苓、牡丹皮、山茱萸、泽泻、女贞子、山药。

（6）外治：①左眼白内障为未成熟期，可滴眼药水控制白内障进展，如用卡林 –U

滴眼液滴左眼，每次 1 滴，每日 6 次。②右眼白内障为成熟期，目前用药物治疗尚难奏效，宜手术治疗。可选用超声乳化白内障吸出联合人工晶体植入术。

6. 答：（1）西医诊断：急性闭角型青光眼（右眼）。

（2）中医诊断：绿风内障（右眼）。

（3）证型：气火上逆证。

（4）治法：疏肝解郁，泻火降逆。

（5）方药：丹栀逍遥散合左金丸加减。药物组成：牡丹皮、栀子、当归、赤芍、柴胡、茯苓、白术、薄荷、黄连、吴茱萸、甘草。

（6）急救治疗：

1）滴眼液：①缩瞳剂，如 1%～2% 毛果芸香碱滴眼液；② β－肾上腺素能受体阻滞剂，如 0.25%～0.5% 马来酸噻吗洛尔或盐酸倍他洛尔；③糖皮质激素类滴眼液，如 1% 地塞米松滴眼液滴眼。

2）全身用药：①高渗脱水剂，如用 20% 甘露醇溶液静脉快速滴注；②碳酸酐酶抑制剂，如乙酰唑胺（醋氮酰胺）或醋甲唑胺等口服。

3）如用药后眼压下降不明显，可行前房穿刺术以降低眼压。

4）待眼压稳定后根据房角粘连情况选择抗青光眼手术。

7. 答：（1）西医诊断：原发性开角型青光眼（双眼）。

（2）中医诊断：青风内障（双眼）。

（3）证型：肝肾亏虚证。

（4）治法：补益肝肾。

（5）方药：加减驻景丸加减。药物组成：楮实子、菟丝子、枸杞子、车前子、五味子、当归、熟地黄、花椒。

（6）眼局部及其他治疗：①滴眼液：可首选 β－肾上腺素能受体阻滞剂（如噻吗洛尔）或前列腺素衍生物（如苏为坦），一种药物不能控制眼压时则换用另一种药物，可单用或联合运用作用机制不同的药物，并定期复查。②中成药治疗：如六味地黄丸等。③针刺治疗：睛明、上睛明、风池、太阳、四白、合谷、神门、百会、肝俞、肾俞、太溪、三阴交。选用补法，每日 1 次，留针 30 分钟，10 日为 1 个疗程。④视神经保护剂治疗：如钙离子阻滞剂、谷氨酸拮抗剂、神经营养因子、抗氧化剂等。⑤全身药物降眼压治疗，如口服碳酸酐酶抑制剂。

8. 答：（1）西医诊断：视网膜色素变性（双眼）。

（2）中医诊断：高风内障（双眼）。

（3）证型：肝肾阴虚证。

（4）治法：滋补肝肾。

（5）方药：明目地黄丸加减。药物组成：熟地黄、生地黄、山药、泽泻、山茱萸、牡丹皮、柴胡、茯神、当归、五味子。

9. 答：（1）西医诊断：视神经萎缩。

（2）中医诊断：青盲。

（3）证型：肝郁化火证。

（4）治法：疏肝解郁，开窍明目。

（5）方药：丹栀逍遥散加减。药物组成：牡丹皮、栀子、当归、赤芍、柴胡、茯苓、白术、薄荷、甘草。

10.答：（1）西医诊断：前葡萄膜炎（右眼）。

（2）中医诊断：瞳神紧小（右眼）。

（3）证型：肝胆火炽证。

（4）治法：清泻肝胆实火。

（5）方药：龙胆泻肝汤加减。药物组成：龙胆草、栀子、黄芩、木通、泽泻、车前子、赤芍、生地黄、当归、柴胡、甘草。

11.答：（1）西医诊断：急性闭角型青光眼。

（2）中医诊断：绿风内障。

（3）证型：气火上逆证。

（4）治法：疏肝解郁，泻火降逆。

（5）方药：丹栀逍遥散合左金丸加减。药物组成：牡丹皮、栀子、当归、赤芍、柴胡、茯苓、白术、薄荷、黄连、吴茱萸、甘草。

12.答：（1）西医诊断：急性闭角型青光眼。

（2）中医诊断：绿风内障。

（3）证型：痰火郁结证。

（4）治法：降火逐痰。

（5）方药：将军定痛丸加减。药物组成：黄芩、僵蚕、陈皮、天麻、桔梗、青礞石、白芷、薄荷、大黄、半夏。

13.答：（1）西医诊断：中心性浆液性脉络膜视网膜病变（左眼）。

（2）中医诊断：视瞻有色（左眼）。

（3）证型：肝肾不足证。

（4）治法：滋补肝肾，活血明目。

（5）方药：四物五子丸加减。药物组成：熟地黄、当归、地肤子、白芍、菟丝子、川芎、覆盆子、枸杞子、车前子。

14.答：（1）西医诊断：视网膜静脉阻塞（右眼）。

（2）中医诊断：络瘀暴盲（右眼）。

（3）证型：气滞血瘀证。

（4）治法：理气解郁，化瘀止血。

（5）方药：血府逐瘀汤加减。药物组成：当归、生地黄、桃仁、红花、枳壳、赤芍、柴胡、川芎、桔梗、牛膝、甘草。

15.答：（1）西医诊断：急性视神经炎（右眼）。

（2）中医诊断：目系暴盲（右眼）。

（3）证型：肝经实热证。

（4）治法：清肝泻火，兼通瘀滞。

（5）方药：龙胆泻肝汤加减。药物组成：龙胆草、栀子、黄芩、木通、泽泻、车前子、赤芍、生地黄、当归、柴胡、甘草。

16.答：（1）西医诊断：年龄相关性黄斑变性（左眼）。

（2）中医诊断：视瞻昏渺（左眼）。

（3）证型：脾虚湿困证。

（4）治法：健脾利湿。

（5）方药：参苓白术散加减。药物组成：党参、茯苓、白术、白扁豆、莲子、山药、砂仁、薏苡仁、桔梗、甘草。

第十三章　目睚疾病 ▷▷▷

习　题

一、填空题

1. 中医学根据目睚疾病的特点，多以 _____ 及 _____，尤其是 _____ 的征象为眼病命名依据。

2. 眼睚解剖上与 _____、_____ 等结构紧密相邻，发病时可相互影响。

3. 眉棱骨痛类似于西医学的 _____。

4. 眉棱骨痛的发病可能与 _____、_____、_____、_____ 或经期等因素有关。

5. 突起睛高类似于西医学的 _____。

6. 突起睛高一般发病急，来势猛，如治不及时，邪毒蔓延，可致 _____、_____ 而危及生命。

7. 突起睛高常见的中医证型有 _____、_____。

8. 鹘眼凝睛类似于西医学的 _____，其常见辨证证型有 _____、_____、_____。

9. 眉棱骨痛是指眉棱骨部或 _____ 疼痛的眼病。

10. 突起睛高是指眼珠突高胀起，转动受限，白睛 _____ 为特征的眼病。

二、选择题

（一）A型题（每道考题下面有A、B、C、D、E 5个备选答案。请从中选择1个最佳答案，并将答案写在题干后方的括号内。）

1.《儒门事亲》称眉棱骨痛为（　　　）
   A. 睛明痛　　　　　　B. 丝竹空痛　　　　　　C. 阳白痛
   D. 攒竹痛　　　　　　E. 瞳子髎痛

2. 突起睛高的病名首见于（　　　）
   A.《审视瑶函》　　　　B.《世医得效方》　　　　C.《证治准绳》
   D.《儒门事亲》　　　　E.《证治要诀》

3.《证治准绳》所说"其犹鹘鸟之珠，赤而绽凝者，凝定也"之病类似于（　　　）

A. 甲状腺相关性眼病 B. 角膜血管翳 C. 炎症性突眼

D. 睑板腺囊肿 E. 圆锥角膜（眼眶假瘤）

4. 不属于突起睛高范畴的西医眼病是（ ）

A. 全眼球炎 B. 眼眶蜂窝织炎 C. 眶骨膜炎

D. 眼球筋膜炎 E. 虹膜睫状体炎

5. 治疗突起睛高之火毒壅滞证的主方是（ ）

A. 新制柴连汤 B. 龙胆泻肝汤 C. 清瘟败毒散

D. 将军定痛丸 E. 栀子胜奇散

6. 甲状腺相关性眼病的中医学名称为（ ）

A. 鹘眼凝睛 B. 突起睛高 C. 旋螺突起

D. 旋胪泛起 E. 火疳

7. 鹘眼凝睛的主要临床表现为（ ）

A. 热泪如汤，视力急降

B. 胞睑红肿，白睛赤肿

C. 双眼渐进外突，眼珠转动受限

D. 眼珠外突，焮痛难忍

E. 眼珠胀痛，时作时止

8. 治疗眉棱骨痛风痰上犯证的主方是（ ）

A. 正容汤 B. 将军定痛丸 C. 温胆汤

D. 防风羌活汤 E. 三仁汤

9. 患者眼眶微痛，不耐久视，兼体倦神衰，健忘眠差，治方宜采用（ ）

A. 右归丸 B. 八珍汤 C. 四物汤

D. 白薇丸 E. 当归补血汤

10. 患者眼珠进行性突出，不能转动，白睛赤肿；伴急躁易怒，口苦咽干，心悸多汗；舌红苔黄，脉弦数。治方宜选（ ）

A. 龙胆泻肝汤 B. 丹栀逍遥散 C. 驱风散热饮子

D. 柴胡疏肝散 E. 平肝清火汤

11. 鹘眼凝睛的主要病因有（ ）

A. 六淫 B. 情志失调 C. 饮食失常

D. 先天因素 E. 外伤

12. 鹘眼凝睛的主要证型有（ ）

A. 风热上扰证 B. 风痰上犯证 C. 阴虚阳亢证

D. 肝血不足证 E. 以上都不是

13. 突起睛高的主要治法有（ ）

A. 行气活血 B. 燥湿化痰 C. 滋阴降火

D. 平肝潜阳 E. 以上都不是

（二）B型题（以下提供若干组考题，每组考题共用在考题前列出的A、B、C、D、E 5个备选答案。请从中选择1个与问题关系最密切的答案，并将答案写在题干后方的括号内。某个备选答案可能被选择一次、多次或不被选择。）

A. 视力骤降   B. 眼珠胀痛   C. 视物变色
D. 消瘦多汗   E. 瞳神干缺

1. 眉棱骨痛可伴有（ ）
2. 突起睛高可伴有（ ）
3. 鹘眼凝睛可伴有（ ）

A. 患眼眶上切迹处有压痛
B. 眼跳痛难忍，头痛发热，身热烦躁
C. 睛明穴按之则沁沁脓出
D. 睛明穴处突发红赤肿痛
E. 眼珠渐进外突，眼外肌增厚

4. 眉棱骨痛的主要临床表现是（ ）
5. 突起睛高的主要临床表现是（ ）
6. 鹘眼凝睛的主要临床表现是（ ）

A. 突起睛高   B. 眉棱骨痛   C. 鹘眼凝睛
D. 风牵偏视   E. 通睛

7. 当归补血汤可用于治疗（ ）
8. 清瘟败毒饮可用于治疗（ ）
9. 丹栀逍遥散可用于治疗（ ）

A. 鹘眼凝睛   B. 漏睛疮   C. 突起睛高
D. 眉棱骨痛   E. 风牵偏视

10. 眼眶蜂窝织炎的中医学病名为（ ）
11. 甲状腺相关眼病的中医学病名为（ ）

A. 眶内脂肪区密度增高
B. 眶内多处低密度影
C. 眶尖部密度降低
D. 多条眼外肌增粗，呈梭形肿胀
E. 眶内有不规则软组织块影

12. 突起睛高的CT检查可见（ ）

13. 鹘眼凝睛的 CT 检查可见（　　　）

　　A. 清热解毒，消瘀散结　　　B. 清肝泻火，解郁通窍　　　C. 燥湿化痰，祛风止痛
　　D. 疏肝理气，化瘀祛痰　　　E. 祛风清热，除湿化痰

14. 眉棱骨疼痛，眼珠发胀，目不欲睁；兼头晕目眩，胸闷呕恶；舌苔白，脉弦滑。其治则为（　　　）

15. 眉棱骨痛，连及眼眶及前额部，目珠胀痛；伴口苦咽干，烦躁不宁，胁肋胀痛，小便短赤。其治则为（　　　）

16. 患者眼珠外突，转动受限，视一为二，羞明流泪；胁肋胀满，胸闷不舒；舌质暗红，苔黄，脉弦。其治则为（　　　）

　　A. 提上睑肌缩短术　　　B. 外直肌后徙　　　C. 眼眶减压术
　　D. 泪囊鼻腔吻合术　　　E. 切开排脓术

17. 鹘眼凝睛可采用的治法是（　　　）

18. 突起睛高可采用的治法是（　　　）

（三）X 型题（每一道考题下面有 A、B、C、D、E 5 个备选答案。请从中选择 1 个或多个答案，并将答案写在题干后方的括号内。）

1. 和眼眶相邻的结构有（　　　）
　　A. 前颅窝和中颅窝　　　B. 额窦　　　C. 筛窦
　　D. 上颌窦　　　E. 颞窦

2. 眉棱骨痛的诊断依据有（　　　）
　　A. 眉棱骨疼痛　　　B. 伴眼珠胀痛　　　C. 眼珠突出
　　D. 患眼眶上切迹处有压痛　　　E. 上睑活动滞缓

3. 鹘眼凝睛的实验室检查包括（　　　）
　　A. 超声波检查　　　B. CT 扫描检查　　　C. MRI 检查
　　D. 共焦激光显微镜　　　E. 甲状腺功能检查

4. 符合突起睛高的临床表现有（　　　）
　　A. 伴食欲亢进、消瘦多汗
　　B. 视力下降或骤降
　　C. 眼珠跳痛，泪热如汤
　　D. 白睛红肿外突
　　E. 常有感冒或眼珠、眼眶周围感染史

5. 鹘眼凝睛常见的证型有（　　　）
　　A. 风热客目证　　　B. 疫毒攻目证　　　C. 气郁化火证
　　D. 阴虚阳亢证　　　E. 痰瘀互结证

6. 眼眶疾病的中医治法有（　　　）
　　A. 疏风清热　　　B. 泻火解毒　　　C. 理气通络

  D. 活血祛瘀　　　　　　　E. 除痰散结

7. 眉棱骨痛的病证有（　　　）

  A. 风热上扰证　　　　B. 风痰上犯证　　　C. 肝血不足证

  D. 肝火上炎证　　　　E. 痰瘀互结证

8. 突起睛高的常用方有（　　　）

  A. 散热消毒饮子　　　B. 平肝清火汤　　　C. 清瘟败毒饮

  D. 驱风上清散　　　　E. 血府逐瘀汤

三、判断题

1. 眼眶与鼻窦、颅腔的某些病变可互为因果，而且一旦发生病灶感染，极易向颅内及附近组织扩散，甚至危及生命。（　　　）

2. 鹘眼凝睛是指眼珠逐渐突起，红赤凝定如鹘鸟之眼的眼病。常在感冒或劳累后发病。（　　　）

3. 突起睛高类似于西医学之急性炎症性突眼，如眼眶蜂窝组织炎、眶骨膜炎、眼球筋膜炎、全眼球炎等引起的突眼。（　　　）

4. 眉棱骨痛之风痰上犯证的主方是将军定痛丸。（　　　）

5. 鹘眼凝睛和突起睛高均为眼珠突出，转动受限，发病突然。（　　　）

6. 眉棱骨痛可痛连眶内，或痛连两眼，眼部检查可有明显的眶周压痛。（　　　）

7. 突起睛高可因头面疔肿、丹毒、漏睛疮等病灶的毒邪蔓延至眼珠内所致。（　　　）

四、名词解释

1. 眉棱骨痛

2. 突起睛高

3. 鹘眼凝睛

五、简答题

1. 简述目眶疾病的中医学病因及常用治疗方法。

2. 简述眉棱骨痛的病因病机。

3. 简述鹘眼凝睛与突起睛高的鉴别诊断。

4. 简述鹘眼凝睛之气郁化火证与阴虚阳亢证辨证要点的异同。

5. 突起睛高的病势是什么？类似于西医学的什么病？

六、论述题

1. 试述突起睛高的病因病机和治疗方法。

2. 试述鹘眼凝睛之气郁化火证的证候、辨证分析、治法及方药。

3. 试述眉棱骨痛兼有风邪者的病因病机，有何临床特点？其治法及代表方是什么？

4. 试述当归补血汤的功用及在眼眶疾病中的主治病证，分析其方义及临床加减应用。

七、病案分析题

1.某患者，女，58岁。主诉：右眼眶疼痛5天。患者平素左眼眶疼痛，时作时止约10年。5天前出现眼眶微痛，目珠酸胀，畏光隐涩，不愿睁眼，平素用眼过度不适加重；全身伴体倦乏力，神疲懒言，健忘少寐；舌质淡，苔白，脉细弱。

问题：根据该患者的临床表现，做出中西医诊断，判断证型，拟定治法及方药。

2.某患者，男，48岁。有20年慢性上颌窦炎病史，1周前感冒后出现头目疼痛，发热恶寒。右眼眼珠微突，白睛红肿；舌红苔黄，脉浮数。

问题：根据该患者的临床表现，做出中西医诊断，判断证型，拟定治法及方药。

参考答案

一、填空题

1.自觉症状；局部体征；眼珠外突。

2.鼻窦；颅腔。

3.眶上神经痛。

4.上呼吸道感染；鼻窦炎；神经衰弱；屈光不正。

5.急性炎症性突眼。

6.毒入营血；邪陷心包。

7.风热毒攻；火毒壅滞。

8.甲状腺相关性眼病；气郁化火；阴虚阳亢；痰瘀互结。

9.眼眶骨。

10.红赤壅肿。

二、选择题

（一）A 型题

1.D 2.B 3.A 4.E 5.C 6.A 7.C 8.D 9.E 10.B 11.B 12.C 13.E

（二）B 型题

1.B 2.A 3.D 4.A 5.B 6.E 7.B 8.A 9.C 10.C 11.A 12.A 13.D 14.C 15.B 16.D 17.C 18.E

（三）X 型题

1.ABCDE 2.ABD 3.ABCE 4.BCDE 5.CDE 6.ABCDE 7.ABCD 8.AC

三、判断题

1.√ 2.× 3.√ 4.× 5.× 6.× 7.×

四、名词解释

1. 眉棱骨痛：是指眉棱骨或眼眶骨疼痛的眼病，又称"攒竹痛"。本病类似于西医学的眶上神经痛。

2. 突起睛高：是指以眼珠突高胀起，转动受限，白睛赤肿等为临床特征的急性眼病。本病类似于西医学之急性炎症性突眼。

3. 鹘眼凝睛：是指以眼珠逐渐突出，红赤如鹘鸟之眼，呈凝视状为特征的眼病。本病类似于西医学的甲状腺相关性眼病。

五、简答题

1. 答：中医学认为，目眶疾病主要由风热邪毒、痰湿、气滞、血瘀，以及脏腑经络失调、阴阳气血亏虚等所致。治疗常用疏风清热、泻火解毒、理气通络、活血化瘀、祛痰散结、滋阴养血等方法，局部配合敷药、针灸等，同时还应结合全身情况和相关疾病进行治疗。

2. 答：眉棱骨痛的病因病机：①风热外袭，循太阳经脉上扰目窍。②风痰上犯，清阳不能升运于目。③肝郁气滞，郁久化火，肝火上炎，攻冲目窍。④肝血不足，目窍脉络空虚，头目无所滋养。

3. 答：鹘眼凝睛与突起睛高的鉴别诊断见表13-1。

表 13-1　鹘眼凝睛与突起睛高的鉴别

鉴别点	鹘眼凝睛	突起睛高
病性	发病缓慢，多双眼渐进突出甲状腺相关	急性炎症性
病势	性免疫眼眶病	发病猝然，多单眼急速外突
全身症状	常伴有心跳加快、消瘦多汗等症	常伴有发热头痛、烦躁神昏等症

4. 答：鹘眼凝睛之气郁化火证与阴虚阳亢证的辨证要点均有眼珠突出，但由于病因的差异二者又有不同之处。气郁化火证为肝火上炎目窠，火性暴烈，故眼珠呈进行性突出，白睛红赤；全身伴有肝气郁结而化火之象。阴虚阳亢证为阴损血亏不能濡养目窍，因虚致病，故眼珠微突，白睛淡红；全身伴有阴虚而肝阳上亢之象。

5. 答：突起睛高一般发病急，来势猛，如治不及时，邪毒蔓延，可致毒入营血、邪陷心包而危及生命。

本病类似于西医学的急性炎症性突眼，多为急性眶内炎症，如眼眶蜂窝组织炎、眶骨膜炎、眼球筋膜炎、全眼球炎等引发。

六、论述题

1. 答：（1）突起睛高的病因病机：①风热毒邪循经上乘，邪毒内侵，正邪相搏，上攻于目，致眶内脉络气血郁阻而为本病。②邪毒侵袭，脏腑积热，外邪内热相搏，火盛生风成毒，火热毒风攻冲于目，壅闭清窍；或头面疖肿、丹毒、鼻渊、漏睛疮等病灶邪毒蔓延至眶内，火毒腐损血肉所致。

（2）突起睛高的治疗方法：①辨证论治：风热毒攻证，宜疏风清热、解毒散邪，以散热消毒饮子加减；火毒壅滞证，宜泻火解毒、消肿止痛，以清瘟败毒饮加减。②外治：清热解毒滴眼液或抗生素滴眼液点眼。如眼睑皮肤或穹隆部结膜出现脓头者，应切开排脓。③其他治疗：选用清开灵等清热解毒注射液静脉点滴，或全身使用抗生素；高热昏迷，病情危重者，宜结合内科抢救治疗。

2. 答：（1）鹘眼凝睛之气郁化火证的证候：眼珠进行性突出，不能转动，白睛赤肿，畏光流泪；全身可伴有急躁易怒，口苦咽干，怕热多汗，心悸失眠；舌质红，苔黄，脉弦数。

（2）辨证分析：情志不舒，肝失调达，气机郁结，久而化火，肝火上炎目窍，火性暴烈，故见眼珠呈进行性外突，转动受限，白睛赤肿；全身症状及舌脉表现均为气郁化火之候。

（3）治法：清肝泻火，解郁散结。

（4）方药：丹栀逍遥散加减。肝经郁火较重者，可加决明子、夏枯草清泻郁火；若有胸闷胁痛者，加青皮、香附、郁金以疏肝解郁；眼珠突出明显或眶内可扪及肿块者，可加丹参、红花、海藻、昆布以化瘀通络散结；两手及舌伸出有震颤者，可加石决明、钩藤以平肝息风。

3. 答：（1）眉棱骨痛兼有风邪者有二：一是风热，二是风痰。其病机前者是风热循太阳经脉上扰目窍；后者是风痰阻滞目窍脉道，清阳不能升运于目。

（2）临床特点：因风热者，其眉骨疼痛多突然发生，压之痛甚，或疼痛走窜；因风痰者，眉骨疼痛多伴有眼珠发胀，目不能睁。

（3）治法与代表方：因风热者疏风清热、散邪止痛，代表方为驱风上清散；因风痰者，治法为燥湿化痰、祛风止痛，代表方为防风羌活汤。

4. 答：（1）当归补血汤的功效：滋养肝血，温通目络。

（2）主治病证：眉棱骨痛之肝血不足证。症见眼眶微痛，目珠微胀，不耐久视，目睫无力，羞明隐涩；全身可体倦神衰，健忘眠差；舌淡苔白，脉细。

（3）方义：本方以当归、生地黄、熟地黄、白芍补益肝血；天冬滋阴润燥助补血之力；白术、炙甘草健脾益气，以增生血之源；牛膝、川芎温阳通络，以收通而不痛之效；防风升发阳气，并防补之过腻。

（4）临床加减：可加黄芪、桂枝、地龙以益气温经通络；失眠多梦者，加夜交藤、酸枣仁以养心安神。

七、病例分析

1.答:（1）西医诊断：眶上神经痛（右眼）。

（2）中医诊断：眉棱骨痛（右眼）。

（3）证型：肝血不足证。

（4）治法：滋养肝血，温通目络。

（5）方药：当归补血汤加减。药物组成：当归、生地黄、熟地黄、白芍、川芎、天冬、牛膝、防风、白术、炙甘草。

2.答:（1）西医诊断：眶蜂窝织炎（右眼）。

（2）中医诊断：突起睛高（右眼）。

（3）证型：风热毒攻证。

（4）治法：疏风清热，解毒散结。

（5）方药：散热消毒饮子加减。药物组成：牛蒡子、羌活、黄连、黄芩、薄荷、防风、连翘。

第十四章 外伤疾病 ▷▷▷▷

习 题

一、填空题

1. 根据致伤物不同，外伤眼病可分为机械性眼外伤和 _____ 两大类。

2. 撞击伤目是指眼球受钝力撞击但无 _____ 的眼病。

3. 酸碱伤目是指因强酸、强碱及其他腐蚀性物质进入或 _____ 眼部并引起眼部组织损伤的眼病。

4. 电弧光引起的眼病属于 _____。

5. 酸碱伤目最迫切和有效的急救措施是立即用 _____。

6. 石灰致伤常用的中和液是 _____。

7. 热烫伤目相当于西医学的 _____，因致病物不同，分为 _____ 和 _____ 两大类。

8. 眼外伤常具有 _____、_____、_____、_____、_____ 等特点。

9. 酸碱化学伤的急救处理原则是 _____、_____、_____ 及 _____。

10. 结膜异物多隐藏在 _____。

二、选择题

（一）A 型题（每道考题下面有 A、B、C、D、E 5 个备选答案。请从中选择 1 个最佳答案，并将答案写在题干后方的括号内。）

1. 下列哪种眼病不属于外伤眼病的范围（　　　）
   A. 异物入目　　　　　B. 撞击伤目　　　　　C. 天行赤眼
   D. 真睛破损　　　　　E. 惊震内障

2. 撞击伤目的治法不包括（　　　）
   A. 祛瘀止血　　　　　B. 活血化瘀　　　　　C. 行气活血
   D. 化瘀止痛　　　　　E. 退翳明目

3. 下列哪种治法不适用于治疗酸碱伤目（　　　）

A. 清水冲洗　　　　　　B. 球后注射　　　　　　C. 中和液冲洗

D. 结膜下注射　　　　　E. 滴眼药水

4. 下列哪种治法不适用于辐射伤目（　　　）

A. 热敷　　　　　　　　B. 冷敷　　　　　　　　C. 配合针刺

D. 服祛风清热中药　　　E. 少量滴用 0.5% 地卡因眼药水

5. 下列哪项不是撞击伤目的病因（　　　）

A. 棍棒、石块撞击眼部

B. 高压液体冲击眼部

C. 金属制品划破眼球

D. 头面部撞击墙体

E. 眼部临近组织受到强烈震击

6. 下列哪项不是酸碱伤目的症状（　　　）

A. 眼部灼热刺痛　　　　B. 畏光流泪　　　　　　C. 剧烈疼痛

D. 眼压升高　　　　　　E. 热泪如泉

7. 酸碱伤目的临床表现有（　　　）

A. 胞睑青紫　　　　　　B. 白睛溢血　　　　　　C. 黑睛混浊

D. 视衣脱离　　　　　　E. 以上都不是

8. 辐射伤目的病因为（　　　）

A. 激光　　　　　　　　B. 热气　　　　　　　　C. 荧光

D. 高温液体　　　　　　E. 以上都不是

9. 异物入目的处理方法有（　　　）

A. 热敷　　　　　　　　B. 冷敷　　　　　　　　C. 剔除

D. 针刺　　　　　　　　E. 以上都不是

10. 下列哪种眼病不属于眼外伤的范畴（　　　）

A. 撞击伤目　　　　　　B. 震惊破损　　　　　　C. 异物入目

D. 漏睛　　　　　　　　E. 酸碱伤目

11. 异物入目的主要临床表现是（　　　）

A. 白睛或黑睛破裂，神水溢出

B. 白睛混赤而肿，黑睛表层微混

C. 白睛片状鲜红溢血

D. 白睛混赤壅肿，或呈灰白色坏死

E. 白睛或黑睛表层异物存留，伴白睛红赤或抱轮红赤

12. 撞击伤目常见的病因为（　　　）

A. 金属碎屑、砂石细渣、麦芒等溅入眼内

B. 细小昆虫飞扑入目

C. 钉、锥、刀等锐器刺破

D. 紫外线灭菌灯、太阳灯等灼伤

E. 棍棒、球类、石块等钝器撞击伤

13. 电光性眼炎最常见是由哪种辐射伤引起的（　　　）

    A. 红外线损伤   B. 可见光损伤   C. 紫外线损伤

    D. 离子辐射性损伤   E. 微波损伤

14. 机械性眼外伤不包括下列哪项（　　　）

    A. 角膜损伤   B. 晶状体挫伤   C. 辐射性眼外伤

    D. 玻璃体积血   E. 视网膜震荡

15. 非机械性眼外伤不包括下列哪项（　　　）

    A. 眼部热烧伤及冻伤   B. 眼电击伤   C. 酸碱化学性烧伤

    D. 紫外线损伤   E. 角膜异物

16. 下列哪种损伤最严重（　　　）

    A. 碱性烧伤   B. 红外线损伤   C. 酸性烧伤

    D. 紫外线损伤   E. 火焰性热烧伤

（二）B 型题（以下提供若干组考题，每组考题共用在考题前列出的 A、B、C、D、E 5 个备选答案。请从中选择 1 个与问题关系最密切的答案，并将答案写在题干后方的括号内。某个备选答案可能被选择一次、多次或不被选择。）

    A. 异物入目   B. 撞击伤目   C. 真睛破损

    D. 酸碱伤目   E. 辐射伤目

1. 易于引起视网膜脱离的眼外伤是（　　　）

2. 易于引起交感性眼炎的眼外伤是（　　　）

    A. 生蒲黄汤   B. 除风益损汤   C. 犀角地黄汤

    D. 血府逐瘀汤   E. 经效散

3. 适合于撞击伤目之撞击络伤证早期的主方是（　　　）

4. 适合于撞击伤目之血瘀气滞证的主方是（　　　）

    A. 黑睛表面嵌有铁屑

    B. 胞睑肿胀瘀血

    C. 白睛溢血

    D. 前房异物

    E. 黑睛后壁可见尘状附着物（KP）

5. 异物入目可见（　　　）

6. 真睛破损可见（　　　）

    A. 0.37% 依地酸二钠液   B. 0.5% 地卡因液   C. 5% 磺胺嘧啶

D. 10% 维生素 C 液　　　　E. 鱼腥草注射液

7. 适合于酸性眼损伤结膜下注射的药液是（　　　）

8. 适合于碱性眼损伤结膜下注射的药液是（　　　）

（三）X 型题（每一道考题下面有 A、B、C、D、E 5 个备选答案。请从中选择 1 个或多个答案，并将答案写在题干后方的括号内。）

1. 异物入目后的自觉症状有（　　　）

A. 胞睑红肿　　　　B. 刺痛流泪　　　　C. 羞明难睁

D. 瞳神散大　　　　E. 白睛红赤

2. 属于撞击伤目的眼部表现有（　　　）

A. 胞睑青紫　　　　B. 白睛溢血　　　　C. 瞳神变形

D. 晶珠浑浊　　　　E. 眼珠塌陷

3. 撞击伤目可伤及的部位有（　　　）

A. 眼眶　　　　B. 眼外肌　　　　C. 视神经

D. 视网膜　　　　E. 脉络膜

4. 酸碱伤目的治法有（　　　）

A. 清热解毒　　　　B. 凉血散瘀　　　　C. 疏风清热

D. 清热利湿　　　　E. 退翳明目

5. 造成辐射伤目的病因有（　　　）

A. 裸眼观看电焊　　　　B. 用紫外线灯防护不佳

C. 熔化金属产生的紫外线　　　D. 晴天雪地行走　　　　E. 激光照射

三、判断题

1. 酸碱伤目可致眼球破裂。（　　　）

2. 眼外伤属眼科急症是因为眼珠结构精细，组织脆弱。（　　　）

3. 异物入目是因为眼睑破裂。（　　　）

4. 真睛破损之热毒壅盛证的基础方是血府逐瘀汤。（　　　）

5. 撞击伤目可能引起晶珠半脱位。（　　　）

6. 撞击伤目相当于西医学的机械性非穿通性眼外伤。（　　　）

7. 异物入目是指异物黏附或嵌顿于白睛或黄仁表面的眼病。（　　　）

8. 真睛破损的预后主要与损伤的严重程度和力的大小及有无眼内异物有关。（　　　）

9. 酸碱伤目在致伤化学物质的量和浓度及作用时间相同的情况下，碱造成的伤害相对较轻。（　　　）

10. 前房积血经药物治疗 4～5 天无吸收迹象而眼压正常时，可行前房冲洗术。（　　　）

11. 紫外线造成的辐射伤目可大量滴用 0.25%～0.5% 的地卡因眼液。（　　　）

12. 异物入目后应禁忌揉擦。（　　　）

13. 撞击伤目致胞睑红肿 24 小时内需热敷。（   ）

14. 真睛破损是眼科的急症，应以手术治疗为主。（   ）

15. 酸碱伤目后应包扎，防止感染。（   ）

16. 辐射伤目发作时应止痛为要。（   ）

四、名词解释

1. 异物入目

2. 撞击伤目

3. 真睛破损

4. 酸碱伤目

5. 辐射伤目

6. 热烫伤目

五、简答题

1. 撞击伤目的临床表现和预后与哪些因素有关？黄仁受损时有何表现？

2. 真睛破损若感伤健眼时有何临床表现？其相当于西医学的什么病？

3. 简述异物入目的诊断依据。

4. 简述酸碱伤目的治则。

5. 简述热烫伤目的治则。

6. 简述真睛破损的治则。

六、论述题

1. 试述酸碱伤目的诊断依据和局部外治的方法。

2. 试述真睛破损受伤眼的表现及其证型与辨证论治。

3. 除风益损汤主治眼外伤什么病证？试分析其方义，临床如何加减应用？

4. 试述白睛异物与黑睛异物的区别。

5. 试述酸性伤目与碱性伤目的区别。

七、病案分析题

1. 某患者，男，22 岁。3 天前踢球时被球击伤右眼而视力下降，经治疗视力提高但右眼微胀痛而来诊。眼科检查：右眼视力 0.8，左眼视力 1.2；右眼上睑微肿色青，抱轮微红，瞳神散大，视衣水肿。

问题：根据该患者的临床表现，做出中西医诊断，判断证型，拟定治法及方药。

2. 某患者，女，28 岁。右眼不慎溅入石灰，现眼痛灼热、畏光流泪、视物模糊 2 天。眼科检查：胞睑肿胀，白睛混赤臃肿并见小片状坏死，黑睛片状混浊，大块石灰黏附于睛珠表面。舌红，苔薄黄，脉数。

问题：根据该患者的临床表现，做出诊断并拟定治法。

参考答案

一、填空题

1. 非机械性眼外伤。
2. 穿破伤口。
3. 接触。
4. 辐射伤目。
5. 清水彻底冲洗。
6. 0.37% 依地酸二钠液。
7. 眼热烧伤；火烧伤；接触性烧伤。
8. 易感邪毒；障碍视力；易于出血；影响健眼；易于误诊。
9. 彻底清除化学物质；减轻眼部组织损伤；预防并发症；提高视力。
10. 结膜穹隆部。

二、选择题

（一）A 型题

1.C　2.E　3.B　4.A　5.C　6.D　7.E　8.B　9.A　10.D　11.E　12.E　13.C　14.C
15.E　16.A

（二）B 型题

1.B　2.C　3.A　4.D　5.A　6.D　7.C　8.D

（三）X 型题

1.BC　2.ABCD　3.ABCDE　4.ABE　5.ABCD

三、判断题

1.×　2.√　3.×　4.×　5.√　6.√　7.×　8.×　9.×　10.×　11.×　12.√
13.×　14.√　15.×　16.√

四、名词解释

1. 异物入目：是指沙尘、金属碎屑等细小异物进入眼内，黏附或嵌顿于白睛、黑睛表层或胞睑内面的眼病。
2. 撞击伤目：是眼部受钝力撞击但无穿破伤口的眼病。
3. 真睛破损：是指眼珠为物所伤且有穿透伤口的眼病。
4. 酸碱伤目：是指因强酸、强碱及其他腐蚀性物质进入或接触眼部并引起眼部组织损伤，以眼睑或眼球蚀烂、剧痛及视力障碍为主要临床表现的眼病。

5. 辐射伤目：是指辐射损伤白睛、黑睛浅层所致，以眼珠红赤畏光、流泪或疼痛为主要临床表现的眼病。

6. 热烫伤目：是指因高温物质烧伤或烫伤外眼或眼球所致，以眼部红肿剧痛，甚至影响视力为主要临床表现的眼病。

五、简答题

1. 答：（1）与撞击伤目的临床表现和预后右关的因素是钝力的大小、受伤的部位等。

（2）黄仁受伤的表现：瞳神散大；若黄仁断裂，可见瞳神不圆；若黄仁脉络受伤，可见血灌瞳神，日久不散，可致黑睛血染，也可致眼珠胀硬、黑睛浑浊等。

2. 答：（1）真睛破损感伤健眼时的临床表现：健眼视力可急剧下降，抱轮红赤或白睛混赤，黑睛后壁附有细小沉着物，瞳神紧小，神水神膏浑浊，视盘水肿，视衣出现黄白色点状渗出等。

（2）其相当于西医学的交感性眼炎。

3. 答：异物入目的诊断依据：①有明确的异物入目史；②伤眼碜涩疼痛，羞明流泪；③在白睛、黑睛表层或胞睑内面见异物附着或嵌顿。

4. 答：酸碱伤目的治疗关键在于急救冲洗，以彻底清除化学物质、减轻眼部组织损伤、预防并发症、提高视力为原则。

5. 答：热烫伤目的治则：轻者以外治为主，滴滴眼液、涂眼膏、局部涂药、手术，根据病情可全身酌用抗生素以预防和控制感染；重者内外兼治。

6. 答：真睛破损是眼科的急症，应以手术治疗为主，术后加强中医辨证治疗；若发生交感性眼炎，可参照"瞳神紧小"进行辨证论治。

六、论述题

1. 答：（1）酸碱伤目的诊断依据：①有明确的化学物质与眼部接触史；②眼部疼痛，畏光流泪，视力下降；③白睛红赤或混赤，黑睛浑浊或坏死等。

（2）局部外治：①立即用清水彻底冲洗；②中和液冲洗；③结膜下注射；④选择有针对性的眼药水滴眼，必要时散瞳；⑤必要时做结膜切开冲洗、前房穿刺等手术治疗。

2. 答：（1）真睛破损伤眼的表现：①伤眼看见大小形状不一的伤口，伤口可在白睛、黑睛，或黑、白睛交界处；②伤口可见神水溢出，或黄仁脱出，或神膏外溢，甚至眼珠塌陷；③若致伤物秽浊，伤后1～2日可见胞睑肿胀，白睛混赤臃肿，神水浑浊，黄液上冲，瞳神难辨，眼珠突出，转动失灵等。

（2）全身治疗：①辨证论治：风邪乘袭证，治以除风益损，方用除风益损汤加减；热毒壅盛证，治以清热解毒、凉血化瘀，方用经效散合五味消毒饮加减。②中成药：以双黄连注射液、清开灵注射液静脉点滴。③西药：应用广谱抗生素和糖皮质激素，以及破伤风抗毒素。

3.答：（1）除风益损汤主治病证：真睛破损之风邪乘袭证，病见伤眼疼痛，胞睑难睁，畏光流泪，视力骤降；白睛、黑睛破损，或眼珠内容物脱出；脉弦紧或弦数。

（2）方义：目以血为本，目受损则伤血，故以熟地黄、川芎、当归、白芍养血活血；受伤之际风邪袭入，故以藁本、防风、前胡祛散风邪。

（3）临床加减：可加红花、苏木、郁金，以增强散瘀止痛之功；加金银花、黄芩，清热解毒。

4.答：白睛异物与黑睛异物的区别：

（1）白睛异物碜涩疼痛、流泪等症相对较轻；黑睛异物则碜涩疼痛、羞明流泪等症状较重。

（2）白睛异物与黑睛异物都可见白睛红赤，若异物嵌于黑睛，可见抱轮红赤或白睛混赤，时间较长则在黑睛异物周围有边缘不清的翳障。

（3）白睛异物可用氯化钠注射液冲洗，或用无菌盐水棉签或棉球粘出；嵌于黑睛表层的异物可采用角膜异物剔除术，须按无菌操作施行。

4.答：酸性伤目与碱性伤目的区别：

（1）碱性物质与眼组织接触后，除与组织蛋白结合外，还可与组织中的类脂质发生皂化反应而向深部组织渗透，故伤势常较严重；酸与眼组织接触后与眼组织蛋白发生凝固反应，可以阻挡酸继续向深部组织渗透、扩散，因此造成的损害相对较轻。

（2）酸性损伤的创面边界清楚且浅，可不扩大加深，坏死组织容易分离脱落，眼内组织反应较小而轻；碱性损伤的创面边界不清且较深，易扩大加深，坏死组织不易分离，眼内组织反应重，易引起瞳神紧小、晶珠混浊、绿风内障等。

（3）在急救处理后可进行中和冲洗。若为酸性伤，可用2%～3%碳酸氢钠液冲洗；碱性伤用3%硼酸液冲洗；石灰致伤用0.37%依地酸二钠液冲洗。

七、病案分析题

1.答：（1）西医诊断：机械性非穿通性眼外伤。

（2）中医诊断：撞击伤目。

（3）证型：血瘀气滞证。

（4）治法：行气活血，化瘀止痛。

（5）方药：血府逐瘀汤加减。药物组成：桃仁、红花、生地黄、当归、芍药、牛膝、桔梗、枳壳、五味子、茺蔚子、薏苡仁、甘草。

1.答：（1）化学性眼损伤（碱性化学伤）。

（2）治法：①大量生理盐水反复冲洗结膜囊，彻底清除石灰异物；②先予0.37%的依地酸二钠溶液冲洗，继以2%依地酸二钠及抗生素眼液滴眼；③适当的创面清创处理，清除颗粒样物质和失活的眼表组织；④酌情给予糖皮质激素类滴眼液；⑤每日用玻璃棒分离结膜囊2～3次，并涂抗生素眼膏。

第十五章 其他眼病 ▷▷▷▷

习 题

一、填空题

1. 近视在古代医籍中早有认识，称为 _____，又名 _____，至《目经大成》始称 _____。

2. 近视是眼在 _____ 状态下，_____ 经眼的屈光系统后 _____ 之前。

3. 远视在古代医籍中称为 _____，至《目经大成》始称 _____。

4. 远视是 _____ 时，_____ 经过眼的屈光系统后 _____，其远点在眼后，_____。

5. 老视是一种 _____ 现象，是随着年龄增长而导致 _____ 调节减退而发生的近视力减退。在 40 ～ 45 岁以后发生，与 _____、_____、_____ 及屈光状态有关。

6. 弱视是在 _____ 期，由异常视觉经验的物理光学性状况使视觉图像质量下降至引起 _____，最佳矫正视力 _____ 及注视中的微小视、形觉异常的视觉发育异常性疾病。

7. 弱视分为 _____、屈光参差性弱视、斜视联合屈光参差性弱视、高度屈光不正性弱视和单眼注视综合征性弱视、形觉剥夺性弱视。并有单、_____ 弱视。弱视从眼位正到微小斜视、_____，存在三种不同视觉功能性质的区分。

8. 弱视诊断时宜 _____ 正常视力的下限，使用 _____ 检测视力表，除 _____，临床检查无可见的器质性病变。

9. 弱视的 _____ 为 3%，其中至少有约 40% 的患者可导致终身的视力缺陷。弱视在视觉发育的 _____ 能得到视觉治疗上更多的康复机会。

10. 目倦西医学称之为 _____，引起的病因包括 _____、_____、_____、_____，并非独立的眼病，属于 _____ 范畴。

11. 目倦常伴有 _____ 或 _____ 等眼病。

12.《医学入门·杂病分类·眼》之"读书针刺过度而（目）痛者"名曰 _____。

13. 目倦的调护方法为久视近物后，可 _____ 以缓解调节。

14. 目倦的中医证治分为 _____ 证、_____ 证、_____ 证。

15. 通睛类似于西医学的 _____，其特点是眼球 _____ 或 _____，两眼的偏斜程度 _____。

16. 共同性斜视分为 _____ 与 _____ 两类。

17. 调节性斜视分为 _____ 和 _____ 两种。

18. 通睛中医证治分为 _____ 证和 _____ 证两种。

19. 风牵偏视似于西医学的 _____，分为 _____ 和 _____ 两类。

20. 后天性风牵偏视常因 _____、_____、_____、____ 和 _____ 等引起。

21. 后天性风牵偏视的特点是 _____ 大于 _____。

22. 风牵偏视采用同视机检查可确定 _____。

23. 外展肌群麻痹时，眼位向 _____，产生 _____ 复视；内转肌群麻痹时，眼位向 _____，产生 _____ 复视。

24. 麻痹性斜视患者一般头向 _____ 方向偏斜，部分可伴有 _____ 和 _____。

25. 角膜屈光系统的屈光力为 _____，晶状体屈光系统屈光度为 _____，眼球总屈光力非调节状态为 _____，最大调节时 _____。

26. 眼在 _____ 调节状态下所能看清最远的一点称为 _____，眼在最大调节时所能看清的最近的一点称为 _____，以上两者之间的距离为 _____。

27. 调节、_____、_____ 为眼的三联动现象。

28. 通睛是 _____ 的眼病，《目经大成》谓之 _____。

29. 弱视辨证论治分为 _____ 证及 _____ 证。

30. 《目经大成》中指出的"此症通睛偏戾，白眼斜觑，盖乾廓下倾，幼时所患者也，故曰 _____"，类似于西医学的 _____，中医学的 _____。

31. 后天性内斜视根据斜视的眼位，可行 _____ 或 _____ 手术。

32. 风牵偏视的风痰阻络证中，可选用 _____ 敷贴患侧 _____、_____、_____ 穴。

二、选择题

（一）A 型题（每道考题下面有 A、B、C、D、E 5 个备选答案。请从中选择 1 个最佳答案，并将答案写在题干后方的括号内。）

1. 近视的辨证论治证型共有三型，以下哪一项是正确的（　　）

A. 肝阳上亢证、气血不足证、心阳不足证

B. 气血不足证、肝阳上亢证、脾气虚弱证

C. 心阳不足证、气血不足证、肝肾两虚证

D. 脾气虚弱证、气血不足证、肝肾两虚证

E. 以上全对

2. 远视的辨证论治证型共有一型, 以下哪一项是正确的 (　　　)

    A. 心阳不足证　　　　　　　　B. 脾气虚弱证　　　　　　　C. 肝热上扰证

    D. 肝肾不足证　　　　　　　　E. 以上均不对

3. 屈光参差性弱视的对比敏感度视力通常为 (　　　)

    A. 对比敏感度视力的低、中频率下降

    B. 对比敏感度视力的高频率下降

    C. 对比敏感度视力的低、中、高频率均下降

    D. 基本不受影响

    E. 以上均不对

4. 下列哪项不是弱视的治疗方法 (　　　)

    A. 针刺疗法　　　　　　　　　B. 验光配镜　　　　　　　　C. 压抑疗法

    D. 集合训练　　　　　　　　　E. 遮盖健眼

5. 在下列几种弱视中, 哪种疗效较差 (　　　)

    A. 斜视性弱视　　　　　　　　B. 屈光参差性弱光　　　　　C. 屈光不正性弱视

    D. 形觉剥夺性弱视　　　　　　E. 以上全对

6. 用红色滤光片治疗弱视的原理是 (　　　)

    A. 刺激视杆细胞

    B. 同时刺激视杆细胞和视锥细胞

    C. 刺激视锥细胞

    D. 暂时抑制健眼的视功能

    E. 促进黄斑区的血液循环

7. 低视力是指双眼最佳矫正视力 (　　　)

    A. 低于 0.2　　　　　　　　　B. 低于 0.5　　　　　　　　C. 低于 0.3

    D. 低于 0.4　　　　　　　　　E. 低于 0.1

8. 病例一的散瞳结果为: 右: +5.00DS ⌒ +1.00DC×90°→0.9, 左: +8.00DS ⌒ +2.00DC×85°→0.3。应诊断为 (　　　)

    A. 屈光不正　　　　　　　　　B. 斜视性弱视　　　　　　　C. 形觉剥夺性弱视

    D. 屈光不正性弱视　　　　　　E. 屈光参差性弱视

9. 以下哪种不属于合目倦的症状特点 (　　　)

    A. 复视　　　　　　　　　　　B. 重影　　　　　　　　　　C. 视物模糊

    D. 干涩　　　　　　　　　　　E. 视物变形

10. 目倦的主症是 (　　　)

    A. 视物不能持久　　　　　　　B. 白睛红赤　　　　　　　　C. 视物变形

    D. 流泪　　　　　　　　　　　E. 目痒

11. 目倦常伴有的眼病是 (　　　)

    A. 睑缘炎　　　　　　　　　　B. 屈光不正　　　　　　　　C. 弱视

    D. 风牵偏视　　　　　　　　　E. 上胞下垂

12. 治疗目倦之肝肾不足证的主方是（　　　）

    A. 生脉散　　　　　　　　　B. 知柏地黄丸　　　　　　C. 天麻钩藤饮

    D. 八珍汤　　　　　　　　　E. 杞菊地黄丸

13. 治疗目倦之气血亏虚证的主方是（　　　）

    A. 四物五子汤　　　　　　　B. 知柏地黄丸　　　　　　C. 八珍汤

    D. 杞菊地黄丸　　　　　　　E. 四物汤

14. 治疗目倦之阴虚火旺证的主方是（　　　）

    A. 杞菊地黄丸　　　　　　　B. 生脉散　　　　　　　　C. 八珍汤

    D. 知柏地黄丸　　　　　　　E. 当归四逆汤

15. 目倦的主要病机是（　　　）

    A. 气滞血瘀　　　　　　　　B. 肝阳上亢　　　　　　　C. 肝肾阴虚

    D. 肺热津伤　　　　　　　　E. 脾肾阳虚

16. 治疗目倦常用的滴眼液是（　　　）

    A. 阿托品　　　　　　　　　B. 毛果芸香碱　　　　　　C. 地塞米松

    D. 0.5% 托吡卡胺滴眼液　　E. 氧氟沙星

17. 患者久视后常出现视物模糊，复视，字行重叠，干涩酸胀，异物感，休息后好转，应诊断为（　　　）

    A. 风牵偏视　　　　　　　　B. 青风内障　　　　　　　C. 绿风内障

    D. 通睛　　　　　　　　　　E. 目倦

18. 通睛常见的病因是（　　　）

    A. 先天禀赋不足　　　　　　B. 外伤　　　　　　　　　C. 病毒感染

    D. 免疫亢进　　　　　　　　E. 用眼过度

19. 通睛的主症为双眼同时注视时（　　　）

    A. 目珠偏向内侧　　　　　　B. 目珠偏向外侧　　　　　C. 目珠固定不动

    D. 目珠震颤　　　　　　　　E. 目珠突出

20. 通睛眼珠运动的特点是（　　　）

    A. 一眼内转受限　　　　　　B. 一眼外传受限　　　　　C. 双眼运动不受限

    D. 双眼上转受限　　　　　　E. 双眼运动受限

21. 通睛常用的检查方法是（　　　）

    A. 三棱镜遮盖法　　　　　　B. 视野检查　　　　　　　C. 光学断层扫描

    D. 牵拉试验　　　　　　　　E. 眼压测量

22. 治疗通睛之肝肾亏虚证的主方是（　　　）

    A. 杞菊地黄丸　　　　　　　B. 正容汤　　　　　　　　C. 八珍汤

    D. 血府逐瘀汤　　　　　　　E. 滋阴降火汤

23. 治疗通睛之筋络挛滞证的主方是（　　　）

    A. 杞菊地黄丸　　　　　　　B. 正容汤　　　　　　　　C. 血府逐瘀汤

    D. 八珍汤　　　　　　　　　E. 镇肝息风汤

24. 患儿双眼同时注视时，目珠偏向内眦，但眼球运动不受限，第一斜视角等于第二斜视角，应诊断为（　　　）

    A. 风牵偏视   B. 突起睛高   C. 目倦

    D. 目倦   E. 通睛

25. 治疗风牵偏视之风邪中络证的主方是（　　　）

    A. 血府逐瘀汤   B. 桃红四物汤   C. 正容汤

    D. 小续命汤   E. 天麻钩藤饮

26. 治疗风牵偏视之风痰阻络证的主方是（　　　）

    A. 半夏白术天麻饮   B. 小续命汤   C. 当归四逆汤

    D. 桃红四物汤   E. 正容汤

27. 治疗风牵偏视之脉络瘀阻证的主方是（　　　）

    A. 桃红四物汤   B. 正容汤   C. 小续命汤

    D. 牵正散   E. 以上均不是

28. 患者头部外伤后出现视一为二，眼位偏斜，眼珠运动受限，应诊断为（　　　）

    A. 弱视   B. 风牵偏视   C. 撞击伤目

    D. 通睛   E. 目倦

29. 正视眼是指外界光线经过眼屈光系统折射后聚焦于视网膜（　　　）

    A. 前   B. 后   C. 上

    D. 左   E. 右

30. 老视在 40～45 岁以后发生，以后（　　　）

    A. 每 2 年增加 +0.5D   B. 每 3 年增加 +0.5D   C. 每 4 年增加 +0.5D

    D. 每 1 年增加 +0.5D   E. 每 5 年增加 +0.5D

31. 调节、集合保持密切的关系，调节趣大，集合（　　　）

    A. 越小   B. 不变   C. 越大

    D. 最小   E. 以上都不是

32. 近视的症状为（　　　）

    A. 近视力正常，远视力正常 B. 近视力正常，远视力减退   C. 近视力减退，远视力正常

    D. 近视力减退，远视力减退 E. 以上都不是

33. 近视配镜的原则是（　　　）

    A. 选用使患者获得正常视力的最高度数镜片

    B. 选用使患者获得正常视力的最低度数镜片

    C. 选用使患者获得最佳视力的最高度数镜片

    D. 选用使患者获得最佳视力的最低度数镜片

    E. 以上都不是

34. 远视程度大的儿童易诱发（　　　）

    A. 外斜视   B. 内斜视   C. 上斜视

D. 下斜视　　　　　　　　　E. 以上都不是

35. 下列哪项不是通睛的体征（　　　）

    A. 斜眼偏向鼻侧

    B. 伴有视力下降

    C. 眼球运动不受限

    D. 第一斜视角等于第二斜视角

    E. 斜眼偏向颞侧

36. 下列哪项不是风牵偏视的体征（　　　）

    A. 第一斜视角等于第二斜视角

    B. 瞳神散大

    C. 头位偏斜

    D. 眼球运动受限

    E. 眼球斜向麻痹肌作用方向的对侧

37. 治疗中心注视弱视应选择（　　　）

    A. 红色滤光片疗法　　　　B. 光栅治疗　　　　C. 三棱镜矫治

    D. 遮盖优势眼　　　　　　E. 后像疗法

38. 属于风牵偏视证型的是（　　　）

    A. 风痰阻络证　　　　　　B. 风热攻目证　　　　C. 经络挛滞证

    D. 肝肾不足证　　　　　　E. 气血亏损证

39. 下列不属于风牵偏视范畴的是（　　　）

    A. 目偏视　　　　　　　　B. 坠睛　　　　　　　C. 坠睛眼

    D. 通睛　　　　　　　　　E. 以上都不是

40. 目倦西医学称之为（　　　）

    A. 近视　　　　　　　　　B. 视疲劳　　　　　　C. 弱视

    D. 麻痹性斜视　　　　　　E. 以上都不是

41. 目倦之气血亏虚证的治法是（　　　）

    A. 补养气血，养心安神　　B. 滋养肝肾，益精明目　C. 滋阴降火，益精明目

    D. 清肝明目，重镇安神　　E. 以上都不是

42. 通睛之肝肾亏虚证的治法是（　　　）

    A. 补养气血　　　　　　　B. 补益肝肾　　　　　C. 舒筋通络

    D. 益精明目　　　　　　　E. 化痰利湿

43. 通睛之筋络挛滞证治疗方药宜选（　　　）

    A. 杞菊地黄丸　　　　　　B. 柴葛解肌汤　　　　C. 八珍汤

    D. 正容汤　　　　　　　　E. 小续命汤

44. 坠睛之记载首见于（　　　）

    A.《太平圣惠方》　　　　B.《诸病源候论》　　C.《银海精微》

    D.《目经大成》　　　　　E.《审视瑶函》

45. 风牵偏视之风邪中络证的治法是（　　　）

　　A. 祛风通络，扶正祛邪　　　B. 祛风除湿，化痰通络　　　C. 活血行气，化瘀通络

　　D. 滋养肝肾，搜风通络　　　E. 活血化瘀，祛痰明目

46. 风牵偏视之风痰阻络证治疗方药宜选（　　　）

　　A. 小续命汤　　　　　　　　B. 正容汤　　　　　　　　　C. 桃红四物汤

　　D. 牵正散　　　　　　　　　E. 血府逐瘀汤

47. 下列哪项属于弱视（　　　）

　　A. 视力下降且无器质性病变

　　B. 视力下降且矫正无助，无器质性病变

　　C. 视力下降且矫正无助，伴视神经萎缩

　　D. 视力下降且眼底检查正常

　　E. 视力下降且矫正无助

（二）B 型题（以下提供若干组考题，每组考题共用在考题前列出的 A、B、C、D、E 5 个备选答案。请从中选择 1 个与问题关系最密切的答案，并将答案写在题干后方的括号内。某个备选答案可能被选择一次、多次或不被选择。）

　　A. 正视　　　　　　　　　　B. 近视　　　　　　　　　　C. 远视

　　D. 散光　　　　　　　　　　E. 屈光参差

1. 不用调节即能看清 5 米之外物象为（　　　）

2. 两眼屈光状态有明显差别为（　　　）

3. 角膜各径线曲率不同为（　　　）

4. 调节静止物象结焦于视网膜后为（　　　）

5. 调节静止物象结焦于视网膜前为（　　　）

　　A. 成像落在视网膜前

　　B. 成像落在视网膜后

　　C. 成像落在视网膜上

　　D. 经负的圆柱镜纠正后成像落在视网膜上

　　E. 经正的圆柱镜纠正后成像落在视网膜上

6. 近视是（　　　）

7. 远视是（　　　）

8. 正视是（　　　）

9. 单纯性远视散光是（　　　）

10. 单纯性近视散光是（　　　）

　　A. 共同性斜视　　　　　　　B. 老视　　　　　　　　　　C. 麻痹性斜视

D. 不同斜弱视　　　　　　E. 弱视

11. 眼球没有器质性病变，当矫正视力不能达正常者为（　　　）

12. 眼位偏斜眼运动障碍，复视者为（　　　）

13. 第一斜视角等于第二斜视角属于（　　　）

14. 晶状体硬化失去弹性为（　　　）

　　A. 一主经线为远视，另一主经线为正视
　　B. 一主经线为近视，另一主经线为正视
　　C. 两主经线均为远视，但屈光度不相同
　　D. 两主经线均为近视，但屈光度不相同
　　E. 一主经线为远视，另一主经线为近视

15. 单纯近视散光是指（　　　）

16. 复性远视散光是指（　　　）

17. 混合性散光是指（　　　）

　　A. 复视　　　　　　　　B. 夜盲　　　　　　　　C. 视物变形
　　D. 视物不能持久　　　　E. 眼前黑影飘动

18. 目倦的症状有（　　　）

19. 风牵偏视的症状有（　　　）

　　A. 眼球转动受限　　　　B. 眼球转动不受限　　　C. 眼红
　　D. 眼球震颤　　　　　　E. 眼球突出

20. 风牵偏视的特点是（　　　）

21. 通睛的特点是（　　　）

　　A. 眼外伤　　　　　　　B. 先天禀赋不足　　　　C. 暴怒
　　D. 用眼过度　　　　　　E. 感冒发热

22. 目倦常见的病因是（　　　）

23. 通睛常见的病因是（　　　）

24. 风牵偏视常见的病因是（　　　）

　　A. 补益肝肾　　　　　　B. 滋阴降火　　　　　　C. 补益气血
　　D. 舒经通络　　　　　　E. 化瘀通络

25. 风牵偏视之脉络瘀阻证的治疗方法是（　　　）

26. 目倦之气血亏虚证的治疗方法是（　　　）

27. 通睛之筋络挛急证的治疗方法是（　　　）

A. 尽快手术   B. 病情稳定 6 个月后手术   C. 闭目休息

D. 散大瞳孔   E. 缩小瞳孔

28. 风牵偏视的治疗原则是（　　　）

29. 能缓解目倦常用的方法是（　　　）

30. 治疗先天禀赋不足之通睛的原则是（　　　　）

A. 视疲劳   B. 共同性内斜视   C. 近视

D. 麻痹性斜视   E. 弱视

31. 通睛类似于西医学的（　　　）

32. 目倦类似于西医学的（　　　）

33. 风牵偏视类似于西医学的（　　　）

A. 当归补血汤

B. 地芝丸或杞菊地黄丸

C. 天王补心丹

D. 杞菊地黄丸合柴葛解肌汤

E. 驻景丸加减方

34. 远视之肝肾不足证的主方是（　　　）

35. 近视之肝肾两亏证的主方是（　　　）

36. 目倦之肝肾不足证的主方是（　　　）

A. 睫状肌收缩，晶状体变凸

B. 睫状肌松弛，晶状体变凸

C. 睫状肌收缩，晶状体扁平

D. 睫状肌松弛，晶状体扁平

E. 以上都不是

37. 看远处目标时（　　　）

38. 看近处目标时（　　　）

A. 视疲劳   B. 散光   C. 远视

D. 近视   E. 以上都不是

39. 能远怯近症相当于西医学的（　　　）

40. 能近怯远症相当于西医学的（　　　）

41. 目倦相当于西医学的（　　　）

A. 近视力正常，远视力正常

B. 近视力正常，远视力不正常

C. 近视力不正常，远视力正常

D. 近视力不正常，远视力不正常

E. 以上都不是

42. 高度远视眼是（   ）

43. 轻度远视眼可以表现为（   ）

A. 四物五子丸　　　　B. 参苓白术散　　　　C. 八珍汤

D. 杞菊地黄丸　　　　E. 补阳还五汤

44. 治疗弱视之肝肾不足证的主方是（   ）

45. 治疗通睛之肝肾亏虚证的主方是（   ）

A. 复视　　　　　　　B. 眼红赤　　　　　　C. 眼珠运动良好

D. 黑睛生翳　　　　　E. 云雾移睛

46. 通睛可见目珠偏斜，并伴有（   ）

47. 风牵偏视可见目珠偏斜，并伴有（   ）

A. 禀赋不足　　　　　B. 风痰阻络　　　　　C. 湿热蕴蒸

D. 肝经风热　　　　　E. 肝经湿热

48. 弱视常见的病因病机是（   ）

49. 风牵偏视常见的病因病机是（   ）

A. 风邪中络证　　　　B. 风痰阻络证　　　　C. 脉络瘀阻证

D. 脾胃虚弱证　　　　E. 以上都不是

50. 弱视的病证有（   ）

51. 通睛的病证有（   ）

A. 风邪中络证　　　　B. 脾胃虚弱证　　　　C. 肝肾不足证

D. 气血亏损证　　　　E. 以上都不是

52. 风牵偏视的病证有（   ）

53. 通睛的病证有（   ）

A. 禀赋不足证　　　　B. 风热攻目证　　　　C. 风痰阻络证

D. 经络拘滞证　　　　E. 以上都不是

54. 弱视的病证有（   ）

55. 风牵偏视的病证有（   ）

A. 复视　　　　　　　B. 目偏视　　　　　　C. 眩晕
D. 恶心　　　　　　　E. 以上都不是

56. 通睛伴有的症状是（　　　）
57. 弱视伴有的症状是（　　　）

A. 目倦　　　　　　　B. 风牵偏视　　　　　C. 远视
D. 弱视　　　　　　　E. 通睛

58. 某远视患者，久视后视物模糊、眼胀、头痛、眼眶胀痛、目珠干涩，休息后诸症可缓解，其诊断为（　　　）

59. 患者右眼内斜，无复视，眼珠运动不受限，第一斜视角等于第二斜视角，其诊断为（　　　）

60. 患者复视，右眼内斜，右眼外转受限，第二斜视角大于第一斜视角，其诊断为（　　　）

（三）X 型题（每一道考题下面有 A、B、C、D、E 5 个备选答案。请从中选择 1 个或多个答案，并将答案写在题干后方的括号内。）

1. 矫正老视者比较成熟的临床方法有（　　　）
   A. 双光框架眼镜　　　B. 渐变多焦点框架眼镜　　C. 角膜接触镜
   D. 巩膜扩张术　　　　E. 飞秒激光
2. 渐变多焦点框架眼镜的验配程序包括（　　　）
   A. 验光和阅读附加验光
   B. 阅读和行动头位 / 眼位训练
   C. 检查被测者的习惯性阅读距离
   D. 测量身高
   E. 测量体重
3. 影响弱视疗效的因素有（　　　）
   A. 弱视程度　　　　　B. 弱视性质　　　　　C. 合作程度
   D. 注视性质　　　　　E. 生长发育
4. 弱视的治疗方法有（　　　）
   A. 佩戴屈光矫正眼镜　B. 遮盖疗法　　　　　C. 针刺疗法
   D. 压抑疗法　　　　　E. 西医药物
5. 目倦的主症有（　　　）
   A. 久视后视物模糊　　B. 复视　　　　　　　C. 眼珠酸痛
   D. 异物感　　　　　　E. 干涩
6. 目倦常见的证型为（　　　）
   A. 肝阳上亢证　　　　B. 肝经风热证　　　　C. 气血亏虚证
   D. 肝肾不足证　　　　E. 阴虚火旺证

7. 通睛的主要特征有（   ）

    A. 眼内斜

    B. 眼珠运动正常

    C. 眼外斜

    D. 第一斜视角等于第二斜视角

    E. 视一为二

8. 风牵偏视的主要特征有（   ）

    A. 视一为二   B. 眼位偏斜   C. 抱轮红赤

    D. 眼珠运动受限   E. 代偿头位

9. 风牵偏视常用的检查方法有（   ）

    A. 视野计   B. 同视机   C.OCT

    D. 颅脑 MRI   E. 眼底荧光造影

10. 风牵偏视常用的治疗方法有（   ）

    A. 中药   B. 推拿   C. 针刺

    D. 穴位贴敷   E. 支持疗法

11. 风牵偏视常见的证型有（   ）

    A. 风寒外袭证   B. 风邪中络证   C. 风痰阻络证

    D. 肝阳上亢证   E. 脉络瘀阻证

12. 风牵偏视常见的病机有（   ）

    A. 气血不足，风中经络   B. 脾虚复感风邪，风痰阻络   C. 头面部外伤

    D. 先天禀赋不足   E. 肿瘤压迫

13. 同视机检查的意义有（   ）

    A. 确定斜视度数   B. 排除颅内占位   C. 区分斜视性质

    D. 确定视功能级别   E. 检查融合力

14. 近视的病证有（   ）

    A. 风热上乘证   B. 气血不足证   C. 肝肾两虚证

    D. 阴虚阳亢证   E. 风痰上逆证

15. 近视眼的治疗除了辨证论治外，还可采用（   ）

    A. 验光配镜

    B. 针灸治疗

    C. 屈光手术

    D. 滴眼药水

    E. 加强体育锻炼，注意营养，增强体质

16. 正确的近视预防与调护措施是（   ）

    A. 养成良好的用眼习惯，眼与书本保持 20cm 左右的距离

    B. 加强体育锻炼，注意营养，增强体质

    C. 不在走路、乘车或卧床情况下看书

D. 不在暗光下阅读或写字

E. 定期检查视力，视力下降应查明原因，积极治疗

17. 视疲劳的诊断依据有（　　　）

A. 有屈光不正或老视

B. 久视后虹视现象

C. 久视后视物模糊

D. 久视后眼胀、头痛、眼眶胀痛

E. 久视后眼压增高

18. 有关老视的表述，正确的是（　　　）

A. 病理性衰退现象　　　　B. 生理性衰老现象　　　C. 远视眼的人才会发生

D. 戴用凸透镜以视近　　　E. 以上都不是

19. 主觉验光法有（　　　）

A. 睫状肌麻痹验光　　　　B. 插片验光法　　　　　C. 检影法

D. 综合验光仪　　　　　　E. 自动验光仪

20. 屈光客观检查法有（　　　）

A. 检影法　　　　　　　　B. 插片验光法　　　　　C. 自动验光仪法

D. 综合验光仪法　　　　　E. 睫状肌麻痹验光法

21. 需要进行睫状肌麻痹验光的有（　　　）

A. 内斜视　　　　　　　　B. 老花眼　　　　　　　C. 散光

D. 视疲劳症状的远视成人　E. 儿童

22. 现代视光学屈光不正的矫正方法有（　　　）

A. 气功　　　　　　　　　B. 角膜接触镜　　　　　C. 屈光手术

D. 穴位注射　　　　　　　E. 框架眼镜

23. 通睛常见的病证有（　　　）

A. 风邪中络证　　　　　　B. 禀赋不足证　　　　　C. 经络挛滞证

D. 脾胃虚弱证　　　　　　E. 气血亏损证

24. 弱视常见的病证有（　　　）

A. 禀赋不足证　　　　　　B. 脾胃虚弱证　　　　　C. 气血亏损证

D. 风痰阻络证　　　　　　E. 脉络瘀阻证

25. 弱视的预防与调护主要有（　　　）

A. 儿童弱视的早期发现、及时治疗十分重要，年龄越小治疗效果越好

B. 普及弱视知识的宣传教育工作，使家长和托幼工作者了解和掌握有关弱视防治的基本知识

C. 3 岁前为儿童视觉发育的关键期，此年龄前检查视力最为重要

D. 3 岁以上儿童视力检查发现双眼视力差异 ≥ 2 行，双眼视力 ≤ 0.8 者应及时到眼科就医

E. 弱视治疗需要较长时间，医务人员应将弱视的危害性、可逆性、治疗方法、

注意事项告知家长，以取得合作

26.引起视疲劳的原因包括（　　　）

A.环境因素　　　　　　　B.眼部因素　　　　　　　C.体质因素

D.精神因素　　　　　　　E.遗传因素

27.目倦常见的证型有（　　　）

A.气血亏虚证　　　　　　B.阴虚火旺证　　　　　　C.肝胆火炽证

D.痰湿内蕴证　　　　　　E.肝肾不足证

28.目倦推拿按摩治疗时，常选用的眼周穴位有（　　　）

A.攒竹　　　　　　　　　B.承泣　　　　　　　　　C.睛明

D.丝竹空　　　　　　　　E.球后

29.通睛又名（　　　）

A.坠睛　　　　　　　　　B.睊目　　　　　　　　　C.天旋

D.风牵偏视　　　　　　　E.肝劳

30.非调节性共同性内斜视的原因复杂，主要与以下哪些因素有关（　　　）

A.眼外肌发育异常　　　　B.集合力过强　　　　　　C.分散力过弱

D.融合功能不良　　　　　E.分散力过强

31.后天性麻痹性斜视可由以下哪些因素引起（　　　）

A.外伤　　　　　　　　　B.炎症　　　　　　　　　C.血管性疾病

D.肿瘤　　　　　　　　　E.代谢性疾病

32.风牵偏视可选用以下哪些外治法（　　　）

A.针刺治疗　　　　　　　B.超声雾化　　　　　　　C.穴位敷贴

D.推拿治疗　　　　　　　E.局部点眼

三、判断题

1.近视验光配镜的原则是选用使患者获得最佳视力的度数镜片。（　　　）

2.中度远视或中年以上远视者应戴镜矫正视力，以消除视疲劳及防止内斜视的发生。（　　　）

3.老视的症状一般有视近困难，阅读需要更强的照明度，看报易于窜行，以至于无法阅读。（　　　）

4.弱视定义的内涵是：弱视是在视觉发育的关键期，由异常视觉经验的物理光学性状况使视觉图像质量下降至引起视觉中枢缺陷，最佳矫正视力低于正常及注视中的微小视、形觉异常的视觉发育异常性疾病。（　　　）

5.目倦是指因外伤所致视物昏花、头痛、眼胀为主要表现的眼病。（　　　）

6.目倦可采用中药超声雾化治疗。（　　　）

7.外伤引起的气滞血瘀、眼络不通是目倦的主要病机。（　　　）

8.心理因素影响目倦的发病和治疗。（　　　）

9.抗生素滴眼液是治疗目倦的常用药物。（　　　）

10. 矫正屈光不正是防治目倦的方法之一。（　　　）

11. 长时间近距离用眼后，可出现视物模糊、复视、干涩、异物感等症，休息后可缓解。（　　　）

12. 通睛的特点是眼珠向各个方向运动不受限，且两眼偏斜的程度相等。（　　　）

13. 调节性内斜视多为屈光不正和过度调节而引起的过度集合所致。（　　　）

14. 非调节性斜视多与眼肌发育异常等因素有关。（　　　）

15. 通睛多因婴幼儿长期注视远处物品引起的筋脉挛滞所致。（　　　）

16. 通睛患儿不宜过早验光配镜。（　　　）

17. 风牵偏视保守治疗 1 个月无效，可采用手术治疗。（　　　）

18. 风牵偏视遮盖麻痹眼是为了防止病情恶化。（　　　）

19. 风牵偏视第一斜视角与第二斜视角大小不同。（　　　）

20. 风牵偏视都是由于外伤、肿瘤等后天因素引起的。（　　　）

21. 外界物体发出或反射出来的光线，经过眼的屈光系统折射后在视网膜上形成放大正立的虚像。（　　　）

22. 通睛的斜视角检查中，第一斜视角大于第二斜视角。（　　　）

23. 弱视分为斜视性、屈光参差性、屈光不正性、形觉剥夺性、先天性五大类。（　　　）

24. 弱视 P-VEP 检测的 P_{100} 波潜时和振幅正常。（　　　）

25. 近视眼的发病原因除少数高度近视眼与遗传有关外，多数与后天的生活条件、读书环境和用眼不良习惯有关。（　　　）

26. 目倦常在久视后出现眼胀、头痛、头晕、眼眶胀痛等症状，是一种眼或全身器质性因素与情志精神因素相互交织的综合征。（　　　）

27. 共同性内斜视分为调节性与非调节性两类。（　　　）

28. 先天性内斜视原则上应尽早手术，有利于视功能的恢复。（　　　）

29. 某老视患者久视后视物模糊、眼胀，兼头晕、心悸、健忘、神疲、便干，舌淡苔白、脉沉细，治疗方药宜选知柏地黄丸。（　　　）

30. 风牵偏视保守治疗 3 个月无效，可采用手术治疗。（　　　）

四、名词解释

1. 近视

2. 远视

3. 老视

4. 弱视

5. 目倦

6. 风牵偏视

7. 通睛

五、简答题

1. 简述近视的诊断依据。
2. 简述远视的诊断要点。
3. 简述老视的预防与调护。
4. 简述小儿弱视视力与其正常视力的鉴别要点。
5. 简述通睛与风牵偏视的鉴别诊断。
6. 试述小儿通睛的手术治疗时机、方法及临床意义。
7. 简述通睛的眼部检查要点。
8. 简述目倦的临床表现。

六、论述题

1. 试述远视、老视的鉴别。
2. 试述弱视的临床特点及转归与预后。
3. 试述风牵偏视的检查方法及临床意义。
4. 试述眼的调节作用。
5. 试述风牵偏视的病因病机、临床表现及诊断依据。
6. 试述近视的治疗。

七、病案分析题

1. 患儿王某，男，4 岁。幼儿园体检时发现小儿视力不良，遂来眼科就诊。使用 LogMAR 矫正视力，配镜处方：OD：+3.00DS → 0.08；OS：+0.75DS ⊃ +0.50DC×75°→ 0.6。双眼无斜视；其他检查无异常。兼见小儿偏食，面色萎黄无华，神疲乏力，食欲不振，食后脘腹胀满；舌淡嫩，苔薄白，脉缓弱。

问题：根据该患者的临床表现，做出西医诊断，判断中医证型，拟定治法及方药和调护。

2. 李某，女，25 岁，学生。突然发生视一为二，伴头晕眼花，站立不稳。眼科检查：左眼外斜约 30°，内转受限。弧形视野计检查第二斜视角为 45°，第一斜视角为 30°。舌淡，脉浮。

问题：根据该患者的临床表现，做出中西医诊断，判断证型，拟定治法及方药和调护。

3. 某患者，女，60 岁。在外行走时，右眼突然向外偏斜，内转受限，视一为二；伴头晕目眩，胸闷呕恶，泛吐痰涎；舌苔白腻，脉弦滑。

问题：根据该患者的临床表现，做出中西医诊断，判断证型，拟定治法及方药和调护。

4. 王某，男，68 岁。久视后出现眼胀痛、干涩、视物模糊。眼部检查：视力右眼 0.4，左眼 0.5；矫正视力右眼 +3.0D = 0.8，左眼 +2.5D = 1.0；屈光间质清，眼底正常，眼球运动不受限。兼见头晕目眩，耳鸣，腰膝酸软；舌质淡，苔少，脉细。

　　问题：根据该患者的临床表现，给出诊断、辨证分型及依据，拟定治法及方药。

　　5. 张某，男，48 岁。突发右眼偏斜，转动失灵，倾头瞻视，视物昏花，视一为二。眼部检查：视力右眼 0.6，左眼 0.8；矫正视力右眼 +1.0D = 1.0，左眼 +0.5D = 1.0；角膜映光检查示右眼内斜约 20°、左眼位正，右眼外转受限，第二斜视角大于第一斜视角，有代偿头位；屈光间质清，眼底正常。兼见头晕目眩，步态不稳；舌淡，脉浮数。

　　问题：根据该患者的临床表现，给出诊断、辨证分型及依据，拟定治法及方药。

　　6. 赵某，女，59 岁。突发左眼偏斜，转动失灵，倾头瞻视，视物昏花，视一为二。眼部检查：视力右眼 0.6，左眼 0.4；矫正视力右眼 +1.0D = 1.0，左眼 +2.0D = 1.0；角膜映光检查示左眼外斜约 15°、右眼位正，左眼内转受限，第二斜视角大于第一斜视角，有代偿头位。屈光间质清，眼底正常。兼见胸闷呕恶，食欲不振，泛吐痰涎；舌苔白腻，脉弦滑。

　　问题：根据该患者的临床表现，做出诊断、辨证分型及依据，拟定治法及方药。

参考答案

一、填空题

1. 目不能远视；能近怯远症；近视。
2. 调节放松；平行光线；聚焦在视网膜。
3. 能远怯近症；远视。
4. 当调节放松；平行光线；聚焦在视网膜之后；为虚焦点。
5. 自然老化；晶状体生理性；年龄；体质；性别；工作性质。
6. 视觉发育的关键期；视觉中枢缺陷；低于正常。
7. 斜视性弱视；双眼；再到斜视。
8. 不同年龄儿童；LogMAR；与弱视相关因素之外。
9. 发病率；可塑期中。
10. 视疲劳；环境因素；眼部因素；体质因素；精神因素；心身医学。
11. 屈光不正；老视。
12. 目倦。
13. 眺望远目标。
14. 气血亏虚；肝肾不足；阴虚火旺。
15. 共同性内斜视；向各方向转动；用任何眼注视时；相等。
16. 调节性；非调节性。
17. 完全调节性；部分调节性。
18. 肝肾亏虚；筋络挛滞。
19. 麻痹性斜视；先天性；后天性。

20. 外伤；炎症；血管性疾病；肿瘤；代谢性疾病。

21. 第二斜视角；第一斜视角。

22. 斜视度数。

23. 鼻侧偏斜；同侧性；颞侧偏斜；交叉性。

24. 麻痹肌作用；瞳孔散大；视力下降。

25. 43.05D；19.11D；58.64D；70.57D。

26. 放松；远点；近点；调节范围。

27. 集合；瞳孔缩小。

28. 双眼同时注视时目珠偏于内眦；天旋。

29. 肝肾不足；脾胃虚弱。

30. 天旋；共同性内斜视；中医通睛。

31. 内直肌后退；外直肌缩短。

32. 复方牵正膏；太阳；下关；颊车。

二、选择题

(一) A 型题

1.C　2.D　3.C　4.D　5.D　6.C　7.C　8.E　9.E　10.A　11.B　12.E　13.C　14.D
15.C　16.D　17.E　18.A　19.A　20.C　21.A　22.A　23.B　24.E　25.D　26.E
27.E　28.B　29.C　30.E　31.C　32.B　33.B　34.B　35.E　36.A　37.D　38.A
39.D　40.B　41.A　42.B　43.D　44.A　45.A　46.B　47.B

(二) B 型题

1.A　2.E　3.D　4.C　5.B　6.A　7.B　8.C　9.E　10.D　11.E　12.C　13.A　14.B
15.B　16.C　17.E　18.D　19.A　20.A　21.B　22.D　23.B　24.A　25.E　26.C
27.D　28.B　29.C　30.A　31.B　32.A　33.D　34.B　35.E　36.D　37.D　38.A
39.C　40.D　41.A　42.D　43.A　44.A　45.D　46.C　47.A　48.A　49.B　50.D
51.E　52.A　53.E　54.A　55.C　56.B　57.E　58.A　59.E　60.B

(三) X 型题

1.AB　2.ABC　3.ABCD　4.ABCD5.ABCDE　6.CDE　7.ABD　8.ABDE
9.ABD　10.ABCDE　11.BCE　12.ABCE　13.ACDE　14.BC　15.ABCD
16.BCDE　17.ACD　18.BD　19.BD　20.ACE　21.ABCDE　22.BCE　23.BC
24.AB　25.ABCDE　26.ABCD　27.ABE　28.ABCD　29.BC　30.ABCD
31.ABCDE　32.ACD

三、判断题

1.×　2.√　3.×　4.√　5.×　6.√　7.×　8.√　9.×　10.√　11.√　12.√
13.√　14.√　15.√　16.×　17.√　18.×　19.√　20.×　21.×　22.×　23.×
24.×　25.√　26.√　27.√　28.√　29.×　30.×

四、名词解释

1.近视：是在调节放松状态下，平行光线经眼的屈光系统后聚焦在视网膜之前。

2.远视：是当调节放松时，平行光线经眼的屈光系统后聚焦在视网膜之后，为虚焦点。

3.老视：是一种自然性老化现象，是随着年龄增长而导致晶状体生理性调节力减退而发生的近视力减退。

4.弱视：是指视觉发育期内由于单眼斜视、屈光参差、高度屈光不正及形觉剥夺等异常视觉经验引起的单眼或双眼最佳矫正视力低于相应年龄正常儿童，且眼部检查无器质性病变，称为弱视。

5.目倦：是指过用目力而出现视物不能持久，久则视物昏花、头痛、眼胀为主要表现的眼病。

6.风牵偏视：是以眼珠突然偏斜，转动受限，视一为二为临床特征的眼病。

7.通睛：是指双眼同时注视时目珠向内眦偏斜的眼病。

五、简答题

1.答：近视的诊断依据：①远视力减退，近视力正常。②验光检查为近视，需用凹透镜矫正视力。

2.答：远视的诊断要点：①近视力减退，远视力正常；或远、近视力均异常。②验光检查为远视，需用凸透镜矫正视力。

3.答：老视的预防与调护：①久视近物后可眺望远目标以缓解视疲劳。②若老视度数提高较快而频换眼镜也难得到满意视力者，应及时排除其他眼疾。

4.答：目前，对于小儿弱视视力与其正常视力的鉴别，国内与国际上分别都有解读：

（1）我国中华眼科小儿斜弱视学术专科组近些年达成共识为：弱视诊断宜参考不同年龄儿童正常视力的下限，3岁儿童正常视力参考值下限为0.5，4～5岁为0.6，6～7岁为0.7，7岁以上为0.8。单眼弱视的两眼最佳矫正视力相差两行或更多，差的一眼为弱视；双眼弱视的双眼最佳矫正视力相等或相近。如果幼儿视力不低于同龄儿童正常视力下限，双眼视力相差不足两行，又未发现引起弱视的危险因素，不宜诊断为弱视，可列为观察对象。

（2）国际眼科文献近十多年以来，强调在使用LogMAR检测视力表的情形下，对于3～7岁的初诊及未曾治疗过的单眼弱视，优势眼视力≥20/40（0.5），当双眼视力差距≤1行时，弱视视为痊愈。而2013中文版弱视临床指南（Preferred Practice Pattern PPP）对于双眼弱视，不同年龄段的最佳矫正视力标准为：3岁及以下儿童双眼视力＜20/50（0.4），4岁及以上儿童双眼视力＜20/40为弱视（0.5）。

5. 答：通睛与风牵偏视的鉴别诊断：两者均有目偏斜。但通睛无复视及眼球运动障碍，第一斜视角等于第二斜视角；风牵偏视有复视及不同程度的眼球运动障碍，第二斜视角大于第一斜视角。

6. 答：小儿通睛有屈光不正者应及时佩戴适度眼镜，保守治疗无效者，可考虑手术矫正眼位。先天性内斜视原则上应尽早手术，有利于视功能恢复；后天性内斜视根据斜视眼位，可行内直肌后退或外直肌缩短术，以矫正眼位。

7. 答：通睛的眼部检查要点：角膜映光法检查，斜视眼偏向鼻侧，可伴有视力下降。眼球各方向运动均不受限，用任何一眼注视时其偏斜程度基本相等。

8. 答：目倦的临床表现：①自觉症状：长时间近距离用眼后视物模糊、复视、字行重叠，看远后看近或看近后看远，须注视片刻后才逐渐看清；甚者眼睑困倦沉重难睁，眼球或眶酸胀、疼痛、干涩、流泪、异物感等；严重者伴有头痛、眩晕、肩颈酸痛、嗜睡、乏力、注意力难以集中、多汗、易怒、食欲不佳等。②眼部检查：有屈光不正，或无明显异常。

六、论述题

1. 答：由于老视配镜为正镜片，人们常常把老视在矫正方面与远视等同情况而相提并论，然而它们的机制是完全不同的，二者的区别见表15-1。

表15-1　老视和远视的区别

老视	远视
和年龄相关的生理调节下降，导致近距离工作困难，一般都在40岁左右出现	是一种屈光不正，由于眼球的屈光力过小，或眼轴过短所致，出生后往往就存在视远不清
远视力如常，近视力明显降低	视近处更不清楚，部分症状可被调节所代偿
需要视近矫正	需要远、近屈光矫正

2. 答：弱视的主要临床表现是最佳矫正视力低于正常及微小视、形觉的异常。除与弱视相关因素外，临床检查无可见的器质性病变。弱视诊断时要参考不同年龄儿童正常视力的下限，使用LogMAR检测视力表，弱视分为斜视性弱视、屈光参差性弱视、斜视联合屈光参差性弱视、高度屈光不正性弱视和单眼注视综合征性弱视、形觉剥夺性弱视，并有单、双眼弱视。弱视从眼位正到微小斜视、再到斜视，存在三种不同视觉功能性质的区分。

治疗弱视年龄越小，疗效越高；且与弱视程度有关，轻度弱视疗效高，中度次之，重度最差；与注视性质也有关，单眼注视综合征性弱视比中心注视-屈光参差性弱视等的疗效差。不同类型的疗效比较：斜视性弱视比屈光性弱视较难治；遮蔽性弱视比斜视性弱视较难治。斜视和屈光参差性弱视早治疗治愈率可达75%，有效率达90％以上。形觉剥夺者，疗效较差，预后不够理想。弱视治疗的目的之一是提高视力，对于斜视性弱视的治疗，也须建立双眼立体视觉。因此，对于双眼单视巩固性治疗是必不可少的。弱视治疗也不必拘泥于12岁年龄的限制。西医药物治疗尚在探讨中。总之，目前国际上发表的针刺治疗弱视的临床研究证实，针刺能够显著提升弱视的视力，针刺治疗儿童弱视会有更佳的疗效。关于弱视治疗屈光参差性弱视的预期时间，对于较重的弱视，对从没有治疗过或初诊者，建议应考虑经过一年半到两年的治疗观察期之后，再做治疗的评估结果。因为，这一过程可能常会表现出治疗进展中较少变化的平台期。弱视的发病率约3%，其中有约40%的患者可导致终身的视力缺陷。

　　关于弱视的并发症情况，主要考虑为屈光参差性弱视患儿若没有能够治愈，有些或可能会引起斜视的情况出现；斜视性弱视的并发症，则是考虑没有建立起立体视觉的问题。

　　3.答：风牵偏视的检查方法及临床意义：

　　（1）角膜映光法：可根据反光点投影在角膜的位置，判断眼球偏斜的度数。

　　（2）同视机检查：第二斜视角大于第一斜视角，即麻痹眼注视时，健眼的偏斜度大。

　　（3）影像学检查：进行眼眶X光片、颅脑CT或MRI检查，以排除眼眶骨折、颅脑出血及占位性病变。

　　4.答：为了看清近距离的目标，眼球具有自动改变屈光力的能力，使来自近处的散开光线在视网膜上形成焦点。眼球的这种调节焦点距离的能力称为眼的调节作用。

　　5.答：（1）风牵偏视的病因病机：①气血不足，腠理不固，风邪乘虚侵入经络，目中筋脉弛缓而发病。②脾胃失调，津液不布，聚湿生痰，复感风邪，风痰阻络，致眼带转动不灵。③因头面部外伤或肿瘤压迫，致使脉络受损瘀阻所致。

　　（2）临床表现：①自觉症状：猝然发病，视一为二，常伴有视物模糊、眩晕、恶心、步态不稳等。②眼部检查：眼珠斜向麻痹肌作用方向的对侧，运动受限。外展肌群麻痹时眼位向鼻侧偏斜，产生同侧性复视；内转肌群麻痹时眼位向颞侧偏斜，产生交叉性复视。一般头向麻痹肌作用方向偏斜，部分可伴有上睑下垂、瞳孔散大、视力下降。③实验室及特殊检查：角膜映光法检查可根据反光点投影在角膜的位置，判断眼球偏斜的度数；同视机检查第二斜视角大于第一斜视角，即麻痹眼注视时，健眼的偏斜度大；亦可进行影像学检查，如眼眶X光片、颅脑CT或MRI检查，以排除眼眶骨折、颅脑出血及占位性病变。

　　（3）诊断依据：①复视；②眼球斜向麻痹肌作用方向的对侧，出现不同程度的转动受限；③第二斜视角大于第一斜视角。

　　6.答：（1）近视的中医治疗：①辨证论治：心阳不足证治宜补益心气、安神定志，方用定志丸加减；气血不足证治宜补血益气，方用当归补血汤加减；肝肾两虚证治宜滋补肝肾，方用驻景丸加减方加减。②针灸：常选用睛明、承泣、风池、翳明、合谷、足三里等穴。每次取头部2～3穴，远端1～2穴，每日1次，10次为1个疗程。③耳穴埋豆法：常用神门、肾、脾、肝、目1、目2、眼等穴。④梅花针：取太阳或华佗夹脊穴（背部脊椎两侧）打刺，每日1次，10次为1个疗程。⑤还可自我推拿或相互推拿治疗。

（2）西药治疗：对进展性近视可选用0.25%托吡卡胺滴眼液点眼，每晚临睡前滴眼1次。

（3）屈光矫正治疗：①配戴凹透镜矫正；②屈光手术矫正：角膜屈光手术、晶状体屈光手术。

七、病案分析题

1.答：（1）西医诊断：右眼屈光参差性弱视。

（2）证型：脾胃虚弱证。

（3）治法：健脾益气，渗湿和胃。

（4）方药：参苓白术散加减。药物组成：人参、白术、茯苓、炒甘草、山药、桔梗、白扁豆、莲子肉、薏苡仁、山楂。

（5）调护：矫正屈光不正，坚持戴镜。可每1～3个月复查。

2.答：（1）西医诊断：麻痹性斜视（左眼）。

（2）中医诊断：风牵偏视（左眼）。

（3）证型：风中经络证。

（4）治则：祛风通络，扶正祛邪。

（5）方药：小续命汤加减。药物组成：麻黄、防己、人参、黄芩、肉桂、白芍、川芎、杏仁、附子、防风、生姜。

（6）调护：遮盖左眼，以消除复视。

3.答：（1）西医诊断：麻痹性斜视（右眼）。

（2）中医诊断：风牵偏视（右眼）。

（3）证型：风痰阻络证。

（4）治法：祛风除湿，化痰通络。

（5）方药：正容汤加减。药物组成：羌活、白附子、防风、秦艽、胆南星、姜半夏、僵蚕、木瓜、茯苓、生姜、甘草。

（6）调护：遮盖右眼，以消除复视。

4.答：本例诊断为目倦（视疲劳）。本病以久视后出现视物模糊、眼胀痛、干涩为主症，伴远视，符合目倦的诊断。从头晕目眩、耳鸣、腰膝酸软、舌质淡、苔少、脉细来看，符合肝肾不足证。肝肾精血亏损，筋失所养，调节失司，故不能近距离久视。治法为滋养肝肾，益精明目。方用杞菊地黄丸合柴葛解肌汤加减。局部滴用七叶洋地黄双苷滴眼液。

5.答：本病以突发右眼偏斜，转动失灵，倾头瞻视，视物昏花，视一为二为主证，查见右眼内斜、外转受限，第二斜视角大于第一斜视角，符合风牵偏视的诊断。从头晕目眩、步态不稳、舌淡、脉浮数来看，符合风邪中络证。气血不足，腠理不固，风邪乘虚侵入，阻滞经络，则气血运行不畅，致筋脉失于濡养而弛缓不用，故猝发眼珠偏斜、视一为二及头晕目眩。故诊断为风牵偏视（麻痹性斜视）。辨证分型为风邪中络证。治法为祛风通络，扶正祛邪。方用小续命汤加减。其他疗法包括针刺治疗、复方牵正膏敷贴治疗、推拿治疗、病因治疗及支持疗法。

6. 答：本病以突发左眼偏斜，转动失灵，倾头瞻视，视物昏花，视一为二主证，查见左眼外斜、内转受限，第二斜视角大于第一斜视角，符合风牵偏视的诊断。从胸闷呕恶、食欲不振、泛吐痰涎、舌苔白腻、脉弦滑来看，符合风痰阻络证。脾虚痰聚，复感风邪，风痰结聚，阻滞脉络，气血不行，致筋肉失养而迟缓不用，故出现目珠偏斜，转动失灵。故诊断为风牵偏视（麻痹性斜视）。辨证分型为风痰阻络证。治法为祛风除湿、化痰通络，方用正容汤加减。其他疗法有针刺治疗、推拿治疗、病因治疗及支持疗法。

附录一　常见全身疾病的眼部表现 ▷▷▷▷

习　题

一、填空题

1. 动脉硬化分为 _____、_____、_____。

2. 急性肾小球肾炎除表现为眼睑水肿外，常伴有高血压引起的眼底改变，主要表现为 _____、_____和 _____。

3. 颅内肿瘤的眼部表现分两大类：一是因颅内压增高引起的 _____；二是 _____。

4. 额叶肿瘤视野改变表现为 _____视野缩小。

5. 颞叶肿瘤视野改变表现为 _____偏盲或 _____盲。

6. 蝶鞍部肿瘤视野改变表现为 _____偏盲。

7. 贫血患者可出现 _____、_____或 _____等症状。

8. 贫血患者眼部表现有 _____、_____。

9. 白血病患者可出现 _____，或 _____，偶见 _____、_____和 _____等症状。

10. 糖尿病的眼部表现有 _____、_____、_____、_____。

11. 单纯性糖尿病性视网膜病变的主要表现有 _____、_____、_____、_____、_____。

12. 增殖性糖尿病性视网膜病变最主要的标志是 _____。

二、选择题

（一）A 型题（每道考题下面有 A、B、C、D、E 5 个备选答案。请从中选择 1 个最佳答案，并将答案写在题干后方的括号内。）

1. 高血压对视网膜的影响主要是（　　　）
   A. 视网膜小动脉 　　　　B. 视网膜大动脉 　　　　C. 视网膜静脉脉
   D. 视神经 　　　　　　　E. 黄斑区

2. 颅内压增高的眼部重要体征是（　　　）

A. 视盘水肿   B. 视盘充血   C. 视盘出血
D. 黄斑水肿   E. 黄斑出血

3. 额叶肿瘤的视野改变是（　　　）

  A. 对侧同向偏盲   B. 向心性视野缩小   C. 同侧偏盲
  D. 双颞侧偏盲   E. 象限盲

4. 枕叶肿瘤的视野改变是（　　　）

  A. 对侧同向偏盲   B. 向心性视野缩小   C. 同侧偏盲
  D. 双颞侧偏盲   E. 象限盲

5. 颞叶肿瘤的视野改变是（　　　）

  A. 对侧同向偏盲   B. 向心性视野缩小   C. 同侧偏盲
  D. 双颞侧偏盲   E. 象限盲

6. 蝶鞍部肿瘤的视野改变是（　　　）

  A. 对侧同向偏盲   B. 向心性视野缩小   C. 同侧偏盲
  D. 双颞侧偏盲   E. 象限盲

7. 乙胺丁醇药物引起的眼部表现是（　　　）

  A. 有色泪液   B. 渗出性结膜炎   C. 视神经炎
  D. 睑缘炎   E. 结膜炎

8. 甲醇中毒引起的眼部表现是（　　　）

  A. 结膜出血   B. 渗出性结膜炎   C. 视神经炎
  D. 双眼视力障碍   E. 结膜炎

9. 奎宁中毒引起的眼部表现是（　　　）

  A. 结膜出血   B. 渗出性结膜炎   C. 视神经炎
  D. 双眼视力障碍   E. 结膜炎

10. 氯喹中毒引起的眼部表现是（　　　）

  A. 角膜上皮呈环状沉着   B. 渗出性结膜炎   C. 视神经炎
  D. 结膜下出血   E. 结膜炎

11. 利福平药物引起的眼部表现是（　　　）

  A. 有色泪液   B. 角膜上皮呈环状沉着   C. 视神经炎
  D. 角膜炎   E. 双眼视力障碍

12. 下列哪项是妊娠高血压综合征的眼部表现（　　　）

  A. 夜盲   B. 瞳孔缩小   C. 眼胀痛
  D. 视野向心性缩小   E. 以上都不是

13. 下列哪项是白血病的眼部表现（　　　）

  A. 胞睑水肿   B. 晶状体混浊   C. 泪道阻塞
  D. 虹膜浸润   E. 以上都不是

14. 下列哪项是贫血的眼部表现（　　　）

  A. 结膜苍白

  B. 视网膜裂孔

  C. 视网膜见骨细胞样色素沉着

  D. 黄液上冲

  E. 以上都不是

15. 下列哪项是颅内肿瘤的眼部表现（ ）

  A. 视盘水肿   B. 视力骤降   C. 角膜溃疡

  D. 眼外肌麻痹   E. 以上都不是

（二）B 型题（以下提供若干组考题，每组考题共用在考题前列出的 A、B、C、D、E 5 个备选答案。请从中选择 1 个与问题关系最密切的答案，并将答案写在题干后方的括号内。某个备选答案可能被选择一次、多次或不被选择。）

  A. 向心性视野缩小   B. 对侧同向偏盲   C. 同侧偏盲

  D. 双颞侧偏盲   E. 象限盲

1. 额叶肿瘤的视野表现为（ ）

2. 枕叶肿瘤的视野表现为（ ）

3. 颞叶肿瘤的视野表现为（ ）

4. 蝶鞍部肿瘤的视野表现为（ ）

  A. 有色泪液   B. 视神经炎   C. 角膜炎

  D. 视力障碍   E. 结膜苍白

5. 乙胺丁醇引起的眼部表现是（ ）

6. 利福平引起的眼部表现是（ ）

7. 贫血引起的眼部表现是（ ）

8. 奎宁中毒引起的眼部表现是（ ）

9. 氯喹中毒引起的眼部表现是（ ）

  A. 星芒状黄斑病变   B. 视盘充血、水肿   C. 眼睑水肿

  D. 眼睑皮肤和结膜水肿   E. 结膜苍白

10. 高血压性视网膜病变的眼部表现是（ ）

11. 急性肾小球肾炎的眼部表现是（ ）

12. 妊娠高血压综合征的眼部表现是（ ）

13. 慢性肾炎的眼部表现是（ ）

（三）X 型题（每一道考题下面有 A、B、C、D、E 5 个备选答案。请从中选择 1 个或多个答案，并将答案写在题干后方的括号内。）

1. 贫血患者可出现（ ）

  A. 视力下降　　　　　　B. 视力疲劳　　　　　C. 视野缺损

  D. 结膜苍白　　　　　　E. 视网膜水肿

2. 梅毒的眼部表现为（　　　）

  A. 基质性角膜炎　　　　B. 葡萄膜炎　　　　　C. 脉络膜视网膜炎

  D. 视神经炎　　　　　　E. 睑腺炎

3. 白血病的眼部表现为（　　　）

  A. 视力下降或失明

  B. 视网膜有深层点状出血

  C. 结膜炎

  D. 黄斑部有硬性星芒状渗出

  E. 上睑下垂

4. 糖尿病的眼部表现有（　　　）

  A. 糖尿病视神经病变

  B. 糖尿病视网膜病变

  C. 糖尿病性眼肌麻痹

  D. 黄斑部有硬性星芒状渗出

  E. 糖尿病性白内障

5. 动脉硬化性视网膜病变的眼部表现有（　　　）

  A. 视网膜动脉变细、弯曲，颜色变淡

  B. 动脉光反射增宽，血管走行平直

  C. 视网膜动脉阻塞

  D. 动静脉交叉处可见静脉隐蔽和静脉斜坡现象

  E. 视网膜尤其是后极部可见渗出和出血

6. 高血压性视网膜病变的眼部表现有（　　　）

  A. 视网膜动脉变细、弯曲，颜色变淡

  B. 动脉光反射增宽，血管走行平直

  C. 小动脉表现为管壁变厚，管壁反光增宽，呈铜丝状

  D. 视网膜出现微小梗塞，引起火焰状出血和软性渗出

  E. 黄斑为中心的放射状硬性渗出（星芒状黄斑病变）

7. 急性肾小球肾炎的眼部表现有（　　　）

  A. 眼睑水肿

  B. 视网膜血管痉挛

  C. 视网膜出血和渗出

  D. 视网膜出现微小梗塞，引起火焰状出血和软性渗出

  E. 黄斑为中心的放射状硬性渗出（星芒状黄斑病变）

8. 肾功能不全者的眼底表现有（　　　）

  A. 眼睑水肿

B. 视网膜动脉细，呈铜丝状或银丝状

C. 视网膜可见动静脉交叉征

D. 视网膜弥漫性灰白色水肿、硬性渗出

E. 黄斑为中心的放射状硬性渗出（星芒状黄斑病变）

9. 妊娠高血压综合征的眼部表现有（　　）

A. 眼睑水肿

B. 视网膜动脉细，呈铜丝状或银丝状

C. 视网膜可见动静脉交叉征

D. 视网膜水肿、硬性渗出

E. 黄斑为中心的放射状硬性渗出（星芒状黄斑病变）

10. 视神经脊髓炎的眼部表现有（　　）

A. 视力急剧下降或失明　　B. 视野见中心暗点　　C. 眼外肌麻痹

D. 视网膜水肿、硬性渗出　　E. 星芒状黄斑病变

三、判断题

1. 高血压主要影响视网膜静脉。（　　）

2. 急性肾小球肾炎除表现为眼睑水肿外，常伴有高血压引起的眼底改变，主要表现为视网膜血管痉挛、视网膜出血和渗出等。（　　）

3. 妊娠高血压综合征是孕妇在妊娠期间常见的并发症，眼部表现是本病的重要症状之一。（　　）

4. 颅内肿瘤的眼部表现分为两大类：①因颅内压增高引起的原发性视盘水肿，晚期出现视神经萎缩；②视野改变。（　　）

5. 视神经脊髓炎是一种原因不明的亚急性视神经和脊髓的脱髓鞘病变，主要为白质的髓鞘破坏消失，血管因细胞浸润而出现少量胶质细胞增生。其眼部表现为急性视神经炎或球后视神经炎。（　　）

6. 视神经脊髓炎可以引起眼外肌麻痹，一般为双侧，视力急剧下降或失明。（　　）

7. 长期应用乙胺丁醇的患者可出现视神经炎（每日用量超过 25mg/kg）和角膜炎。（　　）

8. 长期应用利福平滴眼液的患者眼部表现为有色泪液，即橘红色或粉红色泪液，以及角膜炎、虹膜睫状体炎等。（　　）

9. 贫血患者可出现视力下降、视力疲劳或复视等症状。（　　）

10. 白血病可引起视力下降或失明，偶见视野缺损、夜盲和眼球突出。（　　）

11. 急性粒细胞性白血病患者的眶内组织受白血病细胞浸润，引起眼球突出、眼球运动障碍、上睑下垂、结膜充血水肿等，在眶缘可触及坚硬的肿物，称为"绿色瘤"，多发生于幼儿。（　　）

12. 急性甲醇中毒常发生于摄入甲醇 8～96 小时。眼部表现为双眼视力障碍，通常患者急性中毒全身情况恢复后即视力丧失。（　　）

13. 糖尿病性白内障多发生于老年患者，其症状、体征与老年性白内障相似，发展的快慢与其患糖尿病时间长短有一定的关系。（　　　）

14. 糖尿病性视乳头病变主要发生在青年起病的 1 型糖尿病患者。（　　　）

15. 糖尿病性眼肌麻痹常发生在 40 岁以上患者，与糖尿病的病程、轻重有关，主要累及动眼神经和外展神经。（　　　）

16. 视网膜动脉硬化的程度反映了脑血管和心脏血管系统的情况。（　　　）

17. 视网膜动脉阻塞是恶性高血压的先兆体征。（　　　）

18. 蝶鞍部肿瘤表现为向心性视野缩小。（　　　）

19. 奎宁中毒眼底表现为视盘苍白，视网膜血管变细，视网膜出血，黄斑部水肿。（　　　）

20. 增殖性糖尿病性视网膜病变最主要的标志是视网膜脱离。（　　　）

21. 糖尿病性白内障的特点是晶状体混浊多在瞳孔区前后囊膜下皮质，呈点状或楔状混浊。（　　　）

22. 奎宁中毒导致视力障碍，严重者产生黑矇，最后发生永久性全盲。（　　　）

四、简答题

1. 简述甲醇中毒的眼部表现。
2. 简述奎宁中毒的眼部表现。
3. 简述氯喹中毒的眼部表现。
4. 简述乙胺丁醇引起的眼部表现。
5. 简述利福平引起的眼部表现。
6. 简述糖尿病性视网膜病变的眼底表现。
7. 简述高血压性视网膜病变的主要表现。

五、论述题

1. 试述高血压性视网膜病变的分级。
2. 试述肾脏疾病的眼部表现。
3. 试述妊娠高血压综合征的眼部表现。
4. 试述颅内肿瘤的眼部表现。
5. 试述视神经脊髓炎的眼部表现。
6. 试述梅毒的眼部表现。
8. 试述白血病的眼部表现。

参考答案

一、填空题

1. 老年性动脉硬化；动脉粥样硬化；小动脉硬化。
2. 视网膜血管痉挛；视网膜出血；渗出。
3. 原发性视盘水肿；视野改变。
4. 向心性视野缩小。
5. 同侧。上象限。
6. 双颞侧。
7. 视力下降；视力疲劳；视野缺损。
8. 结膜苍白；眼底改变。
9. 视力下降；失明；视野缺损；夜盲；眼球突出。
10. 糖尿病视网膜病变（DR）；糖尿病性白内障；糖尿病视神经病变；糖尿病性眼肌麻痹。
11. 微动脉瘤；视网膜内出血；硬性渗出；视网膜水肿；棉绒斑。
12. 新生血管形成。

二、选择题

（一）A 型题

1.A　2.A　3.B　4.A　5.C　6.D　7.C　8.D　9.D　10.A　11.A　12.E　13.E　14.A　15.A

（二）B 型题

1.A　2.B　3.C　4.D　5.B　6.A　7.E　8.D　9.D　10.A　11.C　12.D　13.B

（三）X 型题

1.ABCDE　2.ABCD　3.ABDE　4.ABCE　5.ABDE　6.CDE　7.ABC　8.BCDE　9.ACDE　10.ABC

三、判断题

1.×　2.√　3.√　4.√　5.√　6.√　7.×　8.×　9.×　10.√　11.√　12.√
13.×　14.√　15.×　16.×　17.×　18.×　19.×　20.×　21.×　22.×

四、简答题

1. 答：急性甲醇中毒常发生于摄入甲醇 8 ～ 96 小时。眼部表现：双眼视力障碍，通常患者急性中毒全身情况恢复后即视力丧失；多数患者在出现初期症状后有暂时的视力好转，随后为持久性的视力极度减退或失明。视野出现中心或旁中心暗点与周边视野缩窄。偶有眼外肌麻痹。初期眼底常无变化，偶见视盘边界模糊，血管弯曲；6～12周后视盘变为苍白色，视网膜血管变细。

2. 答：奎宁中毒的眼部表现：主要表现为视力障碍，有时有色觉障碍，也可有夜盲症状，最后发生视神经萎缩。视力障碍严重者产生黑矇，虽不至于发生永久性全盲，但视野为永久性缩窄。眼底表现可见视盘苍白，视网膜血管变细，视网膜有渗出物，黄斑部呈樱桃红。

3. 答：氯喹中毒的眼部表现：长期或大剂量应用氯喹，总剂量超过100g或长期服用超过1年，可引起眼部损害。大多数患者角膜上皮或上皮下有细小的灰白色小点，呈环状沉着，可引起视物模糊，停药后即可逆转。也可引起严重的视网膜病变，导致视力下降，周边视野向心性缩小。眼底表现可见黄斑色素沉着，外围以环形脱色素区，再外围以色素沉着，呈"靶心"状，晚期血管变细。

4. 答：少数长期应用乙胺丁醇的患者可出现视神经炎（每日用量超过25mg/kg）、视交叉受损，前者视力下降，后者引起双颞侧偏盲。

5. 答：长期应用利福平的患者眼部表现为有色泪液，即橘红色或粉红色泪液，以及渗出性结膜炎、睑缘结膜炎等。

6. 答：糖尿病性视网膜病变的眼底表现：①单纯性DRP（糖尿病性视网膜病变）主要表现有微动脉瘤、视网膜内出血、硬性渗出、视网膜水肿、棉绒斑。

②增殖性视网膜病变除有单纯性DRP的主要表现外，最主要的标志是有新生血管形成，可发生在视盘上或其附近，也可在视网膜，主要沿血管弓生长。

7. 答：高血压性视网膜病变的主要表现：高血压主要影响视网膜小动脉。①年轻人小动脉对中度血压升高的反应是收缩，视网膜为弥漫性或局部小动脉收缩。②中年患者小动脉表现为管壁变厚管壁反光增宽，呈铜丝状，随后呈银丝状在动、静脉交叉处，增厚的动脉壁移位，压迫静脉（动静脉压迹）。并可导致视网膜静脉阻塞。③严重的高血压患者，小动脉可受到坏死性损害，视网膜出现小梗塞，引起火焰状出血和软性渗出，有时发生视网膜水肿，最后引起视盘水肿，此时表明患者有恶性高血压。黄斑部的慢性视网膜水肿可造成以黄斑为中心的放射状硬性渗出（星芒状黄斑病变），黄斑受损时视力下降。

五、论述题

1. 答：对于高血压性视网膜病变的分级，目前采用国际上普遍应用的Keith-Wagener分级方法。其分级方法如下：

Ⅰ级见于轻度高血压患者，视网膜小动脉不规则和极轻微收缩。年龄较大者通常没有小动脉收缩，但由于硬化的小动脉壁增厚，所以小动脉反光增宽。

Ⅱ级小动脉与Ⅰ级相似，但动静脉交叉处的视网膜静脉变细，检查可见动静脉压迹。

Ⅲ级视盘附近有表浅的火焰状出血和软性渗出，视网膜水肿。偶见硬性渗出。

Ⅳ级视盘水肿是恶性高血压先兆体征。如视网膜水肿时间持久，小的硬性渗出以黄斑为中心呈放射状分布，构成特征性星状图。

2. 答：肾脏疾病主要指肾小球肾炎。肾小球肾炎分为急性和慢性，两者均可引起眼部变化。

急性肾小球肾炎除表现为眼睑水肿外，常伴有高血压引起的眼底改变，主要表现为视网膜血管痉挛、视网膜出血和渗出等。

50％以上的慢性肾炎患者眼底有改变，伴肾功能不全者约75％有眼底改变，尿毒症者几乎全部有眼底改变。眼底表现为视网膜动脉细，呈铜丝状或银丝状；视网膜可见动静脉交叉征，静脉迂曲扩张；视网膜弥漫性灰白色水肿、硬性渗出，黄斑星芒状渗出；视盘充血、水肿，视网膜有出血和棉绒斑。

慢性肾功能不全者还可出现角膜带状变性和白内障；肾透析者视网膜水肿明显；肾脏移植患者因糖皮质激素和其他免疫抑制剂的使用，常发生白内障和巨细胞病毒感染综合征等。

3. 答：妊娠高血压综合征是孕妇在妊娠期间常见的并发症，眼部表现是本病重要症状之一。

妊娠高血压综合征的眼部表现：眼睑皮肤和结膜水肿，球结膜小动脉痉挛，小静脉呈颗粒状，毛细血管弯曲。重症患者球结膜血管多呈蛇行状弯曲，此现象一般在产后6周才逐渐恢复正常。并可有瞳孔震颤、瞳孔散大、上睑下垂等。眼底视网膜小动脉出现痉挛性收缩，继之动脉反光增强，可见动静脉交叉征，黄斑部星芒状渗出，视网膜水肿、出血和渗出，严重者产生浆液性视网膜脱离或视盘水肿。由妊娠高血压综合征引起的眼底变化称为妊娠高血压综合征性视网膜病变。

视网膜出血、水肿、渗出或小动脉硬化者说明心、脑、肾等全身血管系统均受损害，浆液性视网膜脱离在分娩后数周内可自行复位。

4. 答：颅内肿瘤可起源于外胚叶或中胚叶的各种颅内组织，包括脑膜、脑血管和脑神经等。颅内肿瘤种类繁多，患病年龄范围颇广，成人多见大脑半球肿瘤，儿童多见颅后窝肿瘤。视盘水肿是颅内压增高的重要体征之一，约80％的颅内肿瘤患者出现视盘水肿，故对肿瘤诊断有重要价值。

颅内肿瘤的眼部表现分两大类：①因颅内压增高引起的原发性视盘水肿，晚期出现视神经萎缩。②视野改变：根据肿瘤所在的位置而出现不同的视野改变。额叶肿瘤表现为向心性视野缩小，伴患侧视神经萎缩、对侧视盘水肿，称 Foster Kennedy 综合征；枕叶肿瘤表现为对侧同向偏盲，常有黄斑回避；颞叶肿瘤表现为同侧偏盲或上象限盲；蝶鞍部肿瘤表现为双颞侧偏盲。

5. 答：视神经脊髓炎又名 Devic 病，是一种原因不明的亚急性视神经和脊髓的脱髓鞘病变，主要为白质的髓鞘破坏消失，血管因细胞浸润而出现少量胶质细胞增生。其眼部表现为急性视神经炎或球后视神经炎。同时或先后发生由脊髓炎引起的截瘫。偶见眼外肌麻痹，一般为双侧，视力急剧下降或失明。因脱髓鞘病灶不规则，视野改变有多种类型，中心暗点为常见，也有向心性视野缩小，同侧偏盲或象限盲。

6. 答：梅毒为慢性全身性传染病，可侵犯人体多个器官，危害极大，眼部亦常累及。梅毒分获得性梅毒和先天性梅毒两类，均可累及眼部，表现为基质性角膜炎、葡萄膜炎；亦可为脉络膜视网膜炎，多见于先天性梅毒患儿，患儿出生后不久双眼发病，眼底表现为弥漫性散在蓝黑色斑点及同样大小的脱色素斑点，呈椒盐状。视网膜散在片状脉络膜萎缩区，黑色素斑外围有黄白色陈旧病变，以及片状脉络膜萎缩灶与骨细胞样色素沉着。脉络膜视网膜炎有时伴视盘色苍白。可有视神经炎、视神经视网膜炎、视神经萎缩。脑血管梅毒侵犯脑神经可出现斜视、上睑下垂、神经麻痹性角膜炎等。二期梅毒偶见单纯性结膜炎、巩膜炎和眶骨骨膜炎。

7. 答：贫血患者可出现视力下降、视力疲劳或视野缺损等症状。

眼部表现有：①结膜苍白。②眼底改变：轻度贫血者眼底可无异常，血红蛋白浓度或红细胞计数低于正常的30%～50%时则可出现眼底变化，常见视网膜出血，呈火焰状和圆点状，也可为线状或不规则形，多位于后极部；视网膜血管颜色较淡，动脉管径正常或稍细，静脉扩张迂曲、色淡；视网膜有棉绒斑，偶可见硬性点状渗出；视网膜水肿或视网膜呈雾状混浊；视盘水肿、色淡。严重者可出现缺血性视神经病变或视神经炎外观；或表现为视神经萎缩，可致失明。

8. 答：白血病可引起视力下降或失明，偶见视野缺损、夜盲和眼球突出。

眼部表现有：①眼底改变：视网膜有深层点状出血或浅层火焰状出血，出血的中心常伴有中心白点，微微隆起，大小不一致。这种现象已被认为是白血病视网膜病变的特征，可以发生于各型白血病患者，然而以慢性粒细胞性白血病患者较多见。黄斑部有硬性星芒状渗出或棉绒斑。视网膜静脉迂曲、扩张、有白鞘。慢性白血病患者周边视网膜可见微动脉瘤、血管闭塞和新生血管，视盘水肿及出血。②眼眶改变：急性粒细胞性白血病患者的眶内组织受白血病细胞浸润，引起眼球突出、眼球运动障碍、上睑下垂、结膜充血水肿等，在眶缘可触及坚硬的肿物，称为"绿色瘤"。多发生于幼儿。③虹膜改变：临床表现类似急性虹膜睫状体炎。多见于急性淋巴细胞性白血病，也可见于粒细胞型或单核型白血病。④角膜溃疡、玻璃体混浊、继发性青光眼及眼前端缺血等，较少见。

附录二 防盲治盲 ▷▷▷▷

习 题

一、填空题

1.眼科所谓的盲，是指视力 _____。不能承担某些工作，不能胜任某些职业的称为 _____；生活不能自理者称为 _____。

2.全国爱眼日是每年 _____ 月 _____ 日。

二、选择题

（一）A型题（每道考题下面有A、B、C、D、E 5个备选答案。请从中选择1个最佳答案，并将答案写在题干后方的括号内。）

1.以中央注视点为中心，视野半径≤10°但>5°为（　　　）

　　A. 1级盲　　　　　　　　B. 5级盲　　　　　　　　C. 3级盲

　　D. 4级盲　　　　　　　　E. 2级盲

2.以中央注视点为中心，视野半径≤5°时为（　　　）

　　A. 1级盲　　　　　　　　B. 5级盲　　　　　　　　C. 3级盲

　　D. 4级盲　　　　　　　　E. 2级盲

3.我国每年新增加的白内障盲人数约为（　　　）

　　A. 300万　　　　　　　　B. 570万　　　　　　　　C. 670万

　　D. 40万　　　　　　　　E. 50万

4.据近年我国眼病流行病学调查估计，我国盲人数约为（　　　）

　　A. 1200万　　　　　　　B. 570万　　　　　　　　C. 670万

　　D. 400万　　　　　　　E. 500万

5.根据近年来我国眼病流行病学调查，致盲的主要原因依次为（　　　）

　　A. 角膜病、白内障、沙眼、青光眼

　　B. 白内障、沙眼、角膜病、青光眼

　　C. 沙眼、白内障、角膜病、青光眼

　　D. 青光眼、角膜病、白内障、沙眼

　　E. 白内障、角膜病、沙眼、青光眼

（二）B 型题（以下提供若干组考题，每组考题共用在考题前列出的 A、B、C、D、E 5 个备选答案。请从中选择 1 个与问题关系最密切的答案，并将答案写在题干后方的括号内。某个备选答案可能被选择一次、多次或不被选择。）

　　A. 较好眼小于 0.5，较差眼等于或大于 0.3
　　B. 较好眼小于 0.5，较差眼等于或大于 0.1
　　C. 较好眼小于 0.3，较差眼等于或大于 0.1
　　D. 较好眼小于 0.3，较差眼等于或大于 0.05
　　E. 较好眼小于 0.1，较差眼等于或大于 0.05
 1. WHO 制定的低视力 1 级的标准为（　　　）
 2. WHO 制定的低视力 2 级的标准为（　　　）

　　A. 较好眼小于 0.1，较差眼等于或大于 0.05
　　B. 较好眼小于 0.05，较差眼等于或大于 0.02
　　C. 较好眼小于 0.03，较差眼等于或大于 0.01
　　D. 较好眼小于 0.02，较差眼等于或大于光感
　　E. 以上都不是
 3. WHO 制定的 3 级盲的标准为（　　　）
 4. WHO 制定的 4 级盲的标准为（　　　）
 5. WHO 制定的 5 级盲的标准为（　　　）

　　A. 双眼盲　　　　　　　　B. 双眼低视力　　　　　　C. 单眼盲
　　D. 单眼低视力　　　　　　E. 以上都不是
 6. 双眼视力均小于 0.05 为（　　　）
 7. 一只眼视力小于 0.05，另一只眼视力大于或等于 0.05 时为（　　　）
 8. 双眼视力均小于 0.3 但又大于或等于 0.05 为（　　　）
 9. 只有一只眼视力小于 0.3 但大于或等于 0.05 时为（　　　）

（三）X 型题（每一道考题下面有 A、B、C、D、E 5 个备选答案。请从中选择 1 个或多个答案，并将答案写在题干后方的括号内。）

 1 关于白内障的发病率，以下正确者为（　　　）
　　A. 北方高于南方　　　　　B. 南方高于北方　　　　　C. 北方高于西藏
　　D. 西藏高于北方　　　　　E. 以上都不是
 2. 属于 4 级盲者为（　　　）
　　A. 视野半径 ≤ 10°但 > 5°　　B. 视野半径 ≤ 5°　　　　C. 视力小于 0.02
　　D. 视力小于 0.05　　　　　E. 视力小于 0.01

三、判断题

全国爱眼日是每年 6 月 8 日。（　　　）

四、名词解释

1. 职业盲
2. 生活盲

五、简答题

简述防盲治盲的"三 A"原则。

六、论述题

试述中医学对防盲治盲的预防观点。

七、病案分析题

1. 某患者，男，56 岁。青光眼病史。检查：右眼 –3.0DS ＝ 0.1，左眼 –2.5DS ＝ 0.05。本患者是否可确认为盲？还需做何补充检查？

2. 某患者，女，61 岁。视野检查结果：双眼管状视野，右眼视野半径 9°，左眼视野半径 5°。根据盲和视力损伤标准，该患者属于哪一类别？

参考答案

一、填空题

1. ＜ 0.05；职业盲；生活盲。
2. 6；6。

二、选择题

（一）A 型题

1.C　2.D　3.D　4.C　5.E

（二）B 型题

1.D　2.C　3.B　4.D　5.E　6.A　7.C　8.B　9.D

（三）X 型题

1.BD　2.BC

三、判断题

×

四、名词解释

1.职业盲：是指视力＜0.05，不能承担某些工作，不能胜任某些职业者。

2.生活盲：是指视力＜0.05，生活不能自理者。

五、简答题

答：防盲治盲的"三 A"原则是：①适当的（appropriate）原则，是指防盲治盲应当因地制宜，采取各种符合当地情况的切实有力的方法和措施，其核心是因地制宜；②能负担的（affordable）原则，是指防盲治盲应和各地社会经济发展水平相适应，能被国家、社会和个人所负担；③可接近的（accessible）原则，是指使盲和视力损伤者能有途径充分使用防盲治盲的服务设施。

六、论述题

答：中医学对防盲治盲的预防观点是"未病先防、已病防变、病愈防复"。①未病先防，强调顺应四时，防止外邪侵袭；调和情志，避免脏腑内损；讲究用眼卫生，爱惜目力；饮食有节，起居有常；劳逸适度；避戒烟酒等不良嗜好；加强锻炼，增强体质；注意安全，防止眼部外伤；注重优生，防止遗传性、先天性眼疾。②已病防变，强调不仅要早期诊断，及时治疗，而且应根据眼病传变规律，用药物先安未受邪之地。③病愈防复发，应适当服药调理以善后；定期复查，以防患于未然；减少使用目力，进一步巩固疗效。加强锻炼，调和情志，起居有节，避感外邪；注意饮食的合理搭配，既要增加营养，也应适当忌口。

七、病案分析题

1.本患者不可确认为盲，还需做视野检查。

2.本患者属于 3 级盲。

《中医眼科学》模拟试卷 A ▷▷▷▷

一、填空题（每空 0.5 分，共 10 分）

1. 中心视力通常分为 _____ 与 _____ 两种。

2. 肉轮指 _____，在脏属 ____；血轮指 _____，在脏属 ____。

3. 中医目系是指解剖部位的 _____，黑睛是指 _____，而神膏是指 _____。

4. 凝脂翳相当于西医学的 _____，主要指 _____ 和 _____。

5. 睫状突上皮细胞产生 _____。

6. 退翳明目法是用具有消障退翳的方药治疗黑睛生翳，以促进 _____ 的消散，减少 _____ 形成的治疗方法。

7. 眼的屈光系统（屈光间质）从前向后依次由 _____、_____、_____、_____ 组成。

8. 眼球壁的外层由纤维组织构成，前 1/6 为透明的角膜，后 5/6 为瓷白色的 _____。

二、选择题（每题 1 分，共 50 分）

（一）A 型题（每道考题下面有 A、B、C、D、E 5 个备选答案。请从中选择 1 个最佳答案，并将答案写在题干后方的括号内。每题 1 分，共 25 分。）

1. 《中医眼科六经法要》的编著者是（　　　）
   A. 路际平　　　　　　B. 陆南山　　　　　　C. 姚和清
   D. 陈达夫　　　　　　E. 庞赞襄

2. 中医眼科独立成科于（　　　）
   A. 宋代　　　　　　　B. 唐代　　　　　　　C. 元代
   D. 汉代　　　　　　　E. 清代

3. 不属于外障眼病的是（　　　）
   A. 胞睑疾病　　　　　B. 两眦疾病　　　　　C. 白睛疾病
   D. 瞳神疾病　　　　　E. 黑睛疾病

4. 生理盲点为视盘的投影，是因为视盘处（　　　）
   A. 无视锥细胞　　　　B. 无视杆细胞　　　　C. 无视细胞

D. 有生理凹陷   E. 有色素细胞

5. 调节晶状体曲度的主要组织是（　　　）

  A. 晶状体纤维   B. 瞳孔括约肌   C. 瞳孔开大肌

  D. 睫状肌   E. 晶状体悬韧带

6. 不具有退翳明目作用的中药是（　　　）

  A. 谷精草   B. 白蒺藜   C. 密蒙花

  D. 石菖蒲   E. 乌贼骨

7. 视网膜感受强光和色觉的细胞是（　　　）

  A. 视杆细胞   B. 内皮细胞   C. 上皮细胞

  D. 视锥细胞   E. 水平细胞

8. 根据《黄帝内经》理论，骨之精形成（　　　）

  A. 络   B. 约束   C. 白睛

  D. 黑睛   E. 瞳子

9. 下列哪项不是眼球壁的结构（　　　）

  A. 巩膜   B. 结膜   C. 虹膜

  D. 睫状体   E. 视网膜

10. 视网膜的血液供应特点是（　　　）

  A. 由视网膜中央动脉供应

  B. 由脉络膜血管供应

  C. 视网膜外层由视网膜中央动脉供应，视网膜内层由脉络膜血管供应

  D. 视网膜内层由视网膜中央动脉供应，视网膜外层由脉络膜血管供应

  E. 由睫状后短动脉供应

11. 十二经脉中唯一以本经上连目系的是（　　　）

  A. 足厥阴肝经   B. 足阳明胃经   C. 足少阴肾经

  D. 手阳明胃经   E. 手少阴心经

12. 以下哪项不属于眼外肌（　　　）

  A. 外直肌   B. 上斜肌   C. 上直肌

  D. 下斜肌   E. 提上睑肌

13. 不具有传染性的眼病是（　　　）

  A. 胬肉攀睛   B. 脓漏眼   C. 风热赤眼

  D. 天行赤眼   E. 天行赤眼暴翳

14. 治疗天行赤眼之热毒炽盛证的主方是（　　　）

  A. 银翘散   B. 泻肺饮   C. 驱风散热饮子

  D. 菊花决明散   E. 防风通圣散

15. 风热赤眼一般在发病后几天达到高潮（　　　）

  A. 1～2天   B. 3～4天   C. 5～6天

  D. 7～8天   E. 9～14天

16. 风热赤眼的临床表现为（　　　）

    A. 患眼涩痛，眵多黏稠，白睛红赤

    B. 白睛表层生玉粒样小泡，周围绕以赤脉

    C. 白睛深层紫红色结节，明显压痛

    D. 白睛上颗粒状小泡，小泡赤脉追随缠布

    E. 白睛深层灰白色小泡，其周围绕以赤脉

17. 金疳的临床表现为（　　　）

    A. 患眼涩痛，眵多黏稠，白睛红赤

    B. 白睛表层生玉粒样小泡，周围绕以赤脉

    C. 白睛深层紫红色结节，明显压痛

    D. 白睛上颗粒状小泡，小泡赤脉追随缠布

    E. 白睛表层灰白色小泡，其周围绕以赤脉

18. 望黑睛后壁有无沉着物，及其大小、颜色、数目及分布情况如何，最适宜使用的检查仪器是（　　　）

    A. 检眼镜　　　　　　　B. 视觉电生理仪　　　　　　C. 裂隙灯显微镜

    D. 角膜内皮镜　　　　　E. 眼底照相机

19. 眼科视功能检查主要包括（　　　）

    A. 视力及眼压检查

    B. 视力、视野、B超检查

    C. B超、OCT、ERG检查

    D. 视力、视野、色觉检查

    E. VEP、ERG检查

20. 正常眼压值为（　　　）

    A. 21mmHg 以下　　　　B. 10～21mmHg　　　　　C. 10～18mmHg

    D. 1～21mmHg　　　　　E. 5～15mmHg

21. 在荧光素眼底血管造影时表现为低荧光的是（　　　）

    A. 微动脉瘤　　　　　　B. 色素上皮色素减少　　　　C. 侧支循环

    D. 无灌注区　　　　　　E. 新生血管

22. 凝脂翳的病因与以下哪项无关（　　　）

    A. 角膜异物伤后　　　　B. 年老体弱　　　　　　　　C. 糖尿病

    D. 高血压　　　　　　　E. 长期用免疫抑制剂

23. 治疗凝脂翳之里热炽盛证的主方是（　　　）

    A. 新制柴连汤　　　　　B. 龙胆泻肝汤　　　　　　　C. 四顺清凉饮子

    D. 驱风散热饮子　　　　E. 羌活胜风汤

24. 治疗疳积上目之肝脾亏虚证的主方是（　　　）

    A. 参苓白术散　　　　　B. 肥儿丸　　　　　　　　　C. 附子理中汤

    D. 补中益气汤　　　　　E. 泻肝散

25.黑睛疾病出现瞳神紧小者，须滴用（　　　）

    A.抗生素药物　　　　　B.抗病毒药物　　　　　C.扩瞳药物

    D.抗真菌药物　　　　　E.清热解毒药物

（二）B型题（以下提供若干组考题，每组考题共用在考题前列出的A、B、C、D、E 5个备选答案。请从中选择1个与问题关系最密切的答案，并将答案写在题干后方的括号内。某个备选答案可能被选择一次、多次或不被选择。每题1分，共9分。）

    A.植物性角膜外伤　　　B.戴角膜接触镜　　　　C.一般性角膜外伤

    D.戴框架眼镜　　　　　E.感冒或劳累后

1.聚星障常见的诱因是（　　　）

2.凝脂翳常见的诱因是（　　　）

3.湿翳常见的诱因是（　　　）

    A.0.37% 依地酸二钠液　B.3% 硼酸液　　　　　C.5% 磺胺嘧啶钠液

    D.生理盐水　　　　　　E.2% 碳酸氢钠液

4.适合于酸致眼损伤冲洗的药液是（　　　）

5.适合于碱致眼损伤冲洗的药液是（　　　）

6.适合于石灰致眼损伤冲洗的药液是（　　　）

    A.玻璃体内　　　　　　B.角膜上　　　　　　　C.晶状体上

    D.视网膜上　　　　　　E.房水内

7.彻照法见瞳孔区黑影，其移动方向与眼珠移动方向一致，表示混浊在（　　　）

8.彻照法见黑影移动的方向与眼球转动方向相反，且在眼球停止转动后，黑影仍有飘动，则混浊位于（　　　）

9.彻照法见瞳孔区黑影，在眼球转动时黑影的位置不变，则混浊位于（　　　）

（三）X型题（每一道考题下面有A、B、C、D、E 5个备选答案。请从中选择1个或多个答案，并将答案写在题干后方的括号内。每题1分，共16分。）

1.B型超声临床可应用于（　　　）

    A.屈光间质混浊时，用于显示眼球内病变的首选检查方法

    B.探察眼内肿物及异物

    C.玻璃体切割术前例行检查

    D.眼球突出的病因诊断

    E.视网膜脱离的诊断

2.新翳的特点有（　　　）

A. 表面粗糙　　　　　　B. 边界清晰　　　　　　C. 有发展趋势

D. 畏光流泪　　　　　　E. 边界不清

3. 睑弦赤烂临床上可见（　　　）

A. 胞睑赤肿高起，疼痛难睁，质硬拒按

B. 睑弦睫毛根部有鳞屑，无溃疡，无脓点

C. 睑弦红赤肿胀，睫毛根部有脓疱，结痂皮，清除后可见溃疡

D. 睫毛乱生，秃睫，睑弦肥厚、变形

E. 红赤糜烂仅限于两眦，灼热痒涩

4. 在荧光素眼底血管造影时表现为低荧光的病变是（　　　）

A. 色素堆积　　　　　　B. 视网膜前出血　　　　C. 无灌注区

D. 视网膜新生血管　　　E. 视网膜下出血

5. 天行赤眼的预防方法有（　　　）

A. 急性期患者的个人用品消毒

B. 防止患眼分泌物及滴眼液流入健眼

C. 禁止包扎患眼

D. 全身应用抗生素

E. 注意个人卫生，不用脏手、脏毛巾揉擦眼部

6. 火疳的治疗应包括（　　　）

A. 选用清热解毒滴眼液或抗生素滴眼液

B. 辨证论治，内服中药

C. 局部热敷

D. 并发瞳神紧小者，须及时滴 1% 匹罗卡品眼药水

E. 选用 0.5% 醋酸可的松滴眼液或 0.075% 地塞米松滴眼液

7. 凝脂翳的并发症和后遗症有（　　　）

A. 前房积脓　　　　　　B. 角膜白斑　　　　　　C. 眼球萎缩

D. 角膜葡萄肿　　　　　E. 眼内炎

8. 聚星障的并发症和后遗症有（　　　）

A. 虹膜睫状体炎　　　　B. 前房积脓　　　　　　C. 继发白内障

D. 继发青光眼　　　　　E. 角膜基质炎

9. 湿翳的临床表现有（　　　）

A. 发病急

B. 畏光、流泪、视力障碍

C. 角膜表面灰白色浸润，牙膏状

D. 角膜上皮树枝状缺损

E. 前房积脓黏稠

10. 花翳白陷的诊断依据有（　　　）

A. 慢性、进行性病史

  B. 难于控制的剧烈眼痛

  C. 荧光素染色阳性

  D. 角膜缘向中央扩展，具穿凿性的溃疡

  E. 植物性眼外伤病史

11. 异物入目是指细小异物进入眼内，黏附或嵌顿于（ ）

  A. 胞睑内面   B. 白睛内面   C. 白睛表层

  D. 黑睛表层   E. 晶珠表层

12. 抱轮红赤的临床表现为（ ）

  A. 赤脉围绕黑睛   B. 颜色鲜红   C. 赤脉呈放射状

  D. 赤脉位于白睛深层 E. 赤脉推之移动

13. 光学相干断层扫描仪（OCT）在临床中主要应用于（ ）

  A. 黄斑水肿的测量

  B. 黄斑裂孔的测量

  C. 眼内肿物及异物大小的测量

  D. 青光眼视网膜神经纤维层厚度的测量

  E. 玻璃体切割术前例行检查

14. 眼与肾的密切关系体现在（ ）

  A. 肾主藏精，精充目明 B. 肾主津液，润养目珠 C. 肾主骨，睑能开合

  D. 肾寓阴阳，涵养瞳神 E. 肾生脑髓，目系属脑

15. 风牵偏视的临床表现有（ ）

  A. 目珠转动受限   B. 目珠逐渐偏斜   C. 视一为二（复视）

  D. 头晕、恶心   E. 步态不稳

16. 瞳神紧小的临床表现有（ ）

  A. 视力下降   B. 白睛红赤   C. 黑睛后沉着物

  D. 神水混浊   E. 黄仁纹理不清

三、判断题（每题1分，共4分。请判断正确与否，正确打√，不正确打×）

  1. 时复目痒临床常见双眼奇痒难忍，周期性反复发作，一般春夏季发病，秋冬缓解。（ ）

  2. 混睛障临床常见目珠疼痛，羞明流泪，视物模糊，黑睛混浊，2% 荧光素染色阳性。（ ）

  3. 视网膜的外屏障受损时，荧光素渗入到组织间隙，表现为毛细血管或 / 和静脉的渗漏。（ ）

  4. 视野是指眼向前方固视时所见的空间范围，反映了黄斑区视网膜的功能（ ）

四、名词解释（每题 2 分，共 8 分）

1. 五轮辨证
2. 胞生痰核
3. 高风内障
4. 近视

五、简答题（每题 4 分，共 20 分）

1. 简述外障与内障的鉴别要点。
2. 简述聚星障的诊断依据。
3. 简述消渴内障的眼底改变。
4. 简述瞳神紧小、绿风内障的鉴别要点。
5. 简述络瘀暴盲的眼底改变。

六、病例分析题（每题 8 分，共 8 分）

某患者，男，56 岁。自诉 1 天前因情绪激动后出现右眼视力突然下降，不伴有眼痛、眼红等症状。眼科检查：视力右眼 0.01，左眼 1.2；右外眼正常，眼前节正常，晶状体和玻璃体无混浊，眼底可见视网膜动脉明显变细，视网膜呈灰白色混浊水肿，黄斑区呈圆形或椭圆形红色（即称樱桃红），视盘色偏淡；左眼未见异常。全身症见胸胁胀痛，心烦失眠；舌红有瘀斑，苔薄白，脉弦。

问题：根据该患者的临床表现，做出中西医诊断，判断证型，拟定治法及方药。

参考答案

一、填空题（每空 0.5 分，共 10 分）

1. 远视力；近视力。
2. 胞睑；脾；两眦；心。
3. 视神经；角膜；玻璃体。
4. 细菌性角膜炎；匍行性角膜溃疡；绿脓杆菌性角膜溃疡。
5. 房水。
6. 翳障；瘢痕。
7. 角膜；房水；晶状体；玻璃体。
8. 巩膜。

二.选择题（每题1分,共50分）

（一）A型题（每题1分,共25分）

1.D 2.A 3.D 4.C 5.D 6.D 7.D 8.E 9.B 10.D 11.A 12.E 13.A 14.B 15.B 16.A 17.B 18.C 19.D 20.B 21.D 22.D 23.C 24.A 25.C

（二）B型题（每题1分,共9分）

1.E 2.C 3.A 4.E 5.B 6.A 7.B 8.A 9.C

（三）X型题（每题1分,共16分）

1.ABCDE 2.ACDE 3.BCDE 4.ABCE 5.ABDE 6.ABCE 7.ABCDE 8.ACDE 9.BCE 10.ABCD 11.ACD 12.ACD 13.ABD 14.ABDE 15.ACDE 16.ACDE

三、判断题（每题1分,共4分）

1.√   2.×   3.×   4.×

四、名词解释（每题2分,共8分）

1. 五轮辨证：即运用五轮理论，通过观察各轮所显现的症状，去推断相应脏腑内病变的方法，是眼科独特的辨证方法。

2. 胞生痰核：是指胞睑内生硬核，触之不痛，皮色如常的眼病。

3. 高风内障：是指以夜盲和视野逐渐缩窄为特征的内障眼病。

4. 近视：是指眼在调节松弛的状态下，平行光线经眼的屈光系统折射后焦点落在视网膜之后，不能在视网膜上形成一个清晰的物像。

五、简答题（每题4分,共20分）

1. 答：外障与内障的鉴别要点：

（1）病位：外障发生在胞睑、两眦、白睛、黑睛；内障发生在瞳神、晶珠、神膏、视衣、目系等眼内组织。

（2）病因：外障多因六淫之邪外袭或外伤所致，亦可由痰湿内蕴、肺火炽盛、肝火上炎、脾虚气弱、阴虚火炎等引起；内障多因内伤七情、脏腑内损、气血两亏、阴虚火炎、气滞血瘀，以及外邪入里、眼外伤等因素引起。

（3）特点：外障一般外显证候较为明显，如红赤、肿胀、湿烂、生眵、流泪、痂皮、结节、上胞下垂、翳膜等。多有眼痛、痒涩、羞明、眼睑难睁等自觉症状。内障一般眼外观端好，多有视觉变化，如视力下降、视物变形、视物易色、视灯光有如彩虹、眼前黑花飞舞、萤星满目及夜盲等症；也可见抱轮红赤或白睛混赤，瞳神散大或缩小、变形或变色，以及眼底出血、渗出、水肿等改变。

2. 答：聚星障的诊断依据：

（1）常有感冒史，或在劳累后发病。常有反复发作史。

（2）不同程度的视力下降，眼部沙涩疼痛，畏光流泪，胞睑难睁。

（3）抱轮红赤，黑睛可见星点状或树枝状或地图状混浊，2%荧光素钠溶液染色阳性；或黑睛深层混浊状如圆盘。病变区知觉减退。

3. 答：消渴内障的眼底改变：①单纯期：可见微血管瘤，视网膜毛细血管闭塞，斑点状出血，硬性渗出、棉绒斑；视网膜、黄斑水肿。②增殖期：可见视网膜新生血管及视网膜大片状出血、纤维增殖膜等，可引起玻璃体积血，可出现视网膜脱离。

4. 答：瞳神紧小与绿风内障的鉴别要点见表模1-1。

表模1-1　瞳神紧小、绿风内障的鉴别

鉴别点	瞳神紧小	绿风内障
疼痛	眼及眉骨疼痛或胀痛	头眼剧烈胀痛
视觉	视力下降	视力锐降、虹视
胞睑	重者胞睑红肿	胞睑肿胀
白睛	抱轮红赤或白睛混赤	抱轮红赤或白睛混赤
黑睛	黑睛后壁有灰白色沉着物	黑睛雾状水肿
前房	深浅正常	浅或极浅
神水	混浊或黄液上冲	混浊
黄仁	纹理不清	晦暗、纹理不清
瞳神	缩小或干缺	散大
晶珠	透明或黄仁色素附着	灰白色混浊斑或黄仁色素附着
眼压	正常或偏低	增高
全身症状	或有头痛	患眼同侧头痛，多伴恶心、呕吐

5 答：络瘀暴盲的眼底改变：视网膜静脉粗大迂曲，隐没于出血及水肿中；视网膜上见火焰状出血及水肿；重者可见视盘充血、水肿；稍久则有黄白色硬性渗出或棉絮状白斑，或黄斑囊样水肿；视网膜动脉可有反光增强等硬化征象。

六、病例分析题（每题8分，共8分）

答：（1）中医诊断：络阻暴盲（右眼）。

（2）西医诊断：视网膜中央动脉阻塞（右眼）。

（3）证型：气血瘀阻证。

（4）治法：行气活血，通窍明目。

（5）方药：通窍活血汤加减。药物组成：桃仁、红花、赤芍、川芎、老葱、麝香、郁金、枳壳、柴胡、路路通。

《中医眼科学》模拟试卷 B ▷▷▷▷
....

一、填空题（每空1分，共30分）

1. 结膜按部位不同分为 _____、_____、_____。

2. 眼压的正常值是 _____，眼压的病理值是 _____。

3. 除湿汤常用于胞睑疾病中湿热偏重的 _____ 和 _____。

4. 急性睑腺炎切开排脓时，其切口的方向，外睑腺炎应与睑缘 _____，内睑腺炎应与睑缘 _____。

5. 酸性化学伤的中和洗液是 _____，碱性化学性的中和冲洗液是 _____，石灰伤应用 _____。

6. 角膜异物的处理原则是 _____ 和 _____。

7. 眼球壁的中层称为 _____，由前到后分别称为 _____、_____ 和 _____。

8. 中医眼科学的五轮学说中五轮是指 _____、_____、_____、_____ 和 _____。

9. 电光性眼炎的治疗原则包括 _____ 和 _____。

10. "障"是遮蔽之意，中医眼科常将"障"按其病变部位分为 _____ 和 _____ 两大类。

11. 胬肉攀睛类似西医眼科的 _____。

12. 青盲病名首见于《_____》。

13. 中医学的神膏与 _____ 关系密切。

二、单项选择题（每题1分，共25分）

1. 正常人眼球前后径的平均值是（   ）
   A. 20mm   B. 23mm   C. 23.5mm
   D. 24mm   E. 24.5mm

2. 正常人眼球的突出度是（   ）
   A. 11mm ～ 13mm   B. 12 mm ～ 15mm   C. 12mm ～ 14mm
   D. 16mm ～ 13mm   E. 12.5 mm ～ 15mm

3. 眼的附属器官包括（   ）

    A. 角膜、巩膜、玻璃体、晶状体、眼眶

    B. 角膜、结膜、脉络膜、葡萄膜、巩膜

    C. 眼外肌、泪器、视神经、视路、眼眶

    D. 眼睑、泪器、眼眶、结膜、眼外肌

    E. 眼睑、结膜、眼眶、视神经、眼外肌

4. 近视眼是指在调节静止状态下，5 米以外的平行光线经屈光系统屈折后（　　）

    A. 焦点落在视网膜之上

    B. 焦点落在视网膜之后

    C. 焦点落在视网膜之前

    D. 在视网膜上形成的焦点不止一个

    E. 在视网膜不能形成焦点

5. 沙眼 II 期的特点是（　　）

    A. 上睑结膜有活动性病变，同时出现疤痕

    B. 病变部位疤痕化，结膜表面光滑

    C. 睑结膜充血、浸润，乳头滤泡同时存在

    D. 沙眼病变占上睑结膜面积的 2/3

    E. 出现睑球粘连等严重并发症

6. 以下哪个疾病属于外障眼病（　　）

    A. 撞击伤目   B. 暴盲   C. 圆翳内障

    D. 瞳神紧小   E. 胞生痰核

7. 血液之所以运行于眼络之中不致外溢，是有赖于（　　）

    A. 肾精的濡养   B. 肝气的疏泄   C. 心气的推动

    D. 脾气的统摄   E. 肺气的宣降

8. 支配瞳孔括约肌的神经是（　　）

    A. 动眼神经   B. 滑车神经   C. 副交感神经

    D. 交感神经   E. 视神经

9. 血灌瞳神的病变部位在（　　）

    A. 结膜、巩膜   B. 巩膜、角膜   C. 前房、脉络膜

    D. 前房、玻璃体   E. 玻璃体、视网膜

10. 结膜充血的特点是（　　）

    A. 充血颜色暗红   B. 越靠近角膜缘越明显   C. 血管行径模糊

    D. 血管不随球结膜移动   E. 以上都不是

11. 针眼应注意与下述哪个疾病鉴别（　　）

    A. 风赤疮痍   B. 绿风内障   C. 漏睛

    D. 胞生痰核   E. 天行赤眼

12. 风赤疮痍的致病因素主要是（　　）

    A. 风热湿邪   B. 痰湿内蕴   C. 肝经风热

D. 外感疫疬之邪　　　　　E. 脾胃热盛

13. 可以导致失明的眼病是（　　　）
   A. 绿风内障　　　　　B. 瞳神紧小　　　　　C. 椒疮
   D. 暴盲　　　　　E. 以上都是

14. 对针眼未成脓者，局部治疗应（　　　）
   A. 施以挤压，令其消退
   B. 及早切开，促其早愈
   C. 针挑患部，挤出黏液或血水
   D. 局部湿热敷以助消散
   E. 切开患部皮肤，用紫金锭磨汁频涂

15. 必须用阿托品滴眼液治疗的眼病是（　　　）
   A. 绿风内障　　　　　B. 风热赤眼　　　　　C. 瞳神紧小
   D. 圆翳内障　　　　　E. 天行赤眼

16. 右眼在距离视力表3米处能看清楚0.1行视标，右眼的视力应记录为（　　　）
   A. 0.1　　　　　B. 0.02　　　　　C. 0.04
   D. 1.0　　　　　E. 0.06

17. 眼与脏腑和全身其他组织器官保持密切联系依靠的是（　　　）
   A. 先天之精　　　　　B. 后天之精　　　　　C. 经络
   D. 气血　　　　　E. 五脏六腑精气的滋养

18. 近视眼的主要特征是（　　　）
   A. 远近视力均正常
   B. 远近视力均不正常
   C. 视近清楚，视远模糊
   D. 视远清楚，视近模糊
   E. 近看不清，目标移远即看清楚

19. 常用于治疗肝经风热型眼病的方剂是（　　　）
   A. 龙胆泻肝汤　　　　　B. 除湿汤　　　　　C. 除风益损汤
   D. 四顺清凉饮子　　　　　E. 新制柴连汤

20. 眼化学伤的抢救措施，最关键的是（　　　）
   A. 包扎受伤眼　　　　　B. 就地冲洗　　　　　C. 送患者到医院
   D. 中和冲洗　　　　　E. 滴抗生素眼药水

21. 天行赤眼的预防和治疗不包括（　　　）
   A. 保持眼部卫生　　　　　B. 注意消毒隔离　　　　　C. 内服清热解毒药
   D. 局部滴抗生素眼药水　　　　　E. 包盖患眼

22. 黑睛外伤后容易引起的眼病是（　　　）
   A. 混睛障　　　　　B. 赤膜下垂　　　　　C. 凝脂翳
   D. 黄液上冲　　　　　E. 天行赤眼

23. 黄液上冲常并发于（　　　）
   A. 凝脂翳　　　　　　　B. 针眼　　　　　　　　C. 胞生痰核
   D. 圆翳内障　　　　　　E. 风热赤眼
24. 治疗绿脓杆菌性角膜溃疡的首选药物是（　　　）
   A. 青霉素　　　　　　　B. 先锋霉素　　　　　　C. 庆大霉素
   D. 多黏菌素　　　　　　E. 金霉素
25. 可导致白睛混赤的疾病有（　　　）
   A. 椒疮　　　　　　　　B. 瞳神紧小　　　　　　C. 胞生痰核
   D. 暴盲　　　　　　　　E. 圆翳内障

三、判断题（每小题1分，共5分）

1. 中医学的白睛相当于西医学所指的球结膜。（　　　）
2. 沙眼是沙眼病菌引起的一种慢性传染性眼病。（　　　）
3. 血灌瞳神的早期治疗应热敷，包双眼，半坐卧位休息。（　　　）
4. 白睛红赤较抱轮红赤颜色鲜红，因此病情比抱轮红赤严重。（　　　）
5. 气轮疾病属于外障眼病，若迁延失治，每可侵及风轮，使眼病加重。（　　　）

四、简答题（每小题4分，共20分）

1. 何谓风赤疮痍？
2. 简述脾输精气上贯于目对眼的作用机制。
3. 局部治疗绿风内障的原则和首选药物是什么？
4. 简述暴盲的定义。
5. 简述抱轮红赤与白睛红赤的鉴别要点。

五、论述题（10分）

试述绿风内障急性发作期的临床表现，诊断上须与哪些疾病鉴别？

六、病案分析题（10分）

范某，男，24岁，汽车修理工。初诊日期：2013年12月18日。主诉：3天前在工作时不慎被铁片弹伤左眼。自觉左眼疼痛，羞明流泪，多眵，视物模糊不清；伴头痛，发热口渴，小便黄，大便秘结。检查左眼：远视力指数/30cm；眼睑轻度肿胀，结膜水肿，混合充血，角膜中央见1mm×1mm铁锈环，其周围组织呈灰白色浸润，边界模糊，凹陷，范围约4mm×3mm，荧光素染色阳性，角膜内皮水肿，房水混浊，下方见3mm液平之积脓。虹膜纹理不清；瞳孔缩小，约2mm×2mm，对光反射迟缓；眼后部未能看见。舌质红，舌苔黄腻，脉濡数。

问题：（1）病历需要补充哪些内容，才能对本病例进行更全面的分析？
（2）中医辨证要点是什么？

（3）中医诊断与证型是什么？

（4）西医诊断与鉴别诊断是什么？

（5）列出西医治疗原则与具体措施。

（6）列出中医治法，具体方剂、药物与用量用法。

参考答案

一、填空题（每空1分，共30分）

1. 球结膜；睑结膜；穹隆部结膜。

2. 10～21mmHg；≥24mmHg。

3. 风赤疮痍；睑弦赤烂。

4. 平衡；垂直。

5. 3%碳酸氢钠溶液；3%硼酸溶液；0.37%依地酸二纳溶液。

6. 清除异物；预防感染。

7. 葡萄膜；虹膜；睫状体；脉络膜。

8. 肉轮；血轮；气轮；风轮；水轮。

9. 止痛，消炎。

10. 外障；内障。

11. 翼状胬肉。

12. 神农本草经。

13. 胆。

二、单项选择题（每小题1分，共25分）

1.D 2.C 3.D 4.C 5.A 6.E 7.D 8.C 9.D 10.E 11.D 12.A 13.E 14.D 15.C 16.E 17.C 18.C 19.E 20.B 21.E 22.C 23.A 24.D 25.B

三 判断题（每小题1分，共5分）

1.× 2.× 3.× 4.× 5.√

四、简答题（每小题4分，共20分）

1. 答：风赤疮痍是指胞睑皮肤红赤如朱，灼热疼痛，起水疱或脓疱，甚至溃烂的眼病。

2. 答：脾输精气上贯于目对眼的作用机制：①脾运化水谷精微，目得精气营血之养而目光敏锐。②脾运化水谷之精，有滋养肌肉的作用，眼睑肌肉及眼带得脾之精气充养则眼睑开合自如，眼珠转动灵活。

3. 答：局部治疗绿风内障的原则是缩小瞳孔，首选药物是毛果云香碱滴眼液。

4. 答：暴盲是指眼外观正常，一眼或双眼视力骤然急剧下降，甚至盲而不见的内障眼病。其属眼科的急危重症之一，若不及时治疗常可导致视力永久损害。本病类似于西医学突然发生视力急剧下降，甚至视力丧失的一类疾病。

5. 答：①抱轮红赤指黑睛周围发红，颜色紫暗，其血络位于深层，呈放射状，推之不移动，即西医学的睫状充血。②白睛红赤指血络起自白睛周边，颜色鲜红，其血络位于浅层，呈树枝状，推之可以移动，即西医学的结膜充血。

五、论述题（10分）

答：（1）绿风内障急性发作期的临床表现：①自觉症状：头眼剧烈胀痛，畏光流泪，虹视，视力急剧下降至光感；恶心呕吐，恶寒发热，便秘。②眼部体征：眼压升高，瞳孔散大，混合充血，角膜水肿，前房变浅及房角关闭，虹膜节段性萎缩，晶状体前囊下青光眼斑。

（2）诊断上须与虹膜睫状体炎、急性结膜炎、颅脑疾病、胃肠道疾病、急腹症等疾病鉴别。

六、病案分析题（10分）

答：（1）实验室检查：角膜组织刮片、涂片检查，查找病原菌，做细菌培养及药敏试验。

（2）脏腑热盛，热毒内结，上攻黑睛，热盛肉腐为脓，辨证则以结膜水肿，混合充血，角膜溃疡严重，前房积脓，以及全身症状为要点。

（3）中医诊断：凝脂翳（左眼）；中医证型：热盛腑实证。

（4）西医诊断：左眼化脓性角膜溃疡。

鉴别诊断：主要与真菌性角膜溃疡、病毒性角膜溃疡鉴别。

（5）西医的治疗原则：查找致病菌，尽早抗菌治疗，预防虹膜后粘连和角膜穿孔。必要时行角膜移植术。

具体措施：剔除角膜铁锈环；0.3% 妥布霉素滴眼液，滴眼，1 次 /60 分钟；1% 阿托品滴眼液，滴眼，4 次 / 日；1% 妥布霉素眼药膏，涂结膜囊，1 次 / 日，晚上睡前用；1% 阿托品眼药膏，涂结膜囊，1 次 / 日，晚上睡前用；庆大霉素注射液 2 万 U，结膜下注射；必要时全身用抗生素药物。

（6）中医治法：泻火解毒。

方药：四顺清凉饮子（《审视瑶函》）加减。药物组成：当归 30g，龙胆草 15g，黄芩 10g，柴胡 10g，黄连 12g，羌活 10g，木贼 10g，桑白皮 10g，车前子 10g，生地黄 15g，赤芍 10g，枳壳 10g，炙甘草 6g，大黄 10g（后下），防风 10g，川芎 6g，野菊花 15g。

用法：上述药物用清水 1000mL，煎至 250mL，去渣，温凉服。

《中医眼科学》模拟试卷 C ▷▷▷▷

一、填空题（每空1分，共10分）

1. 王焘编撰的《_____》提出，晶珠变混的内障眼病治疗"宜用_____"。

2.《素问玄机原病式》在论述眼病病因时说："_____，目赤肿痛，_____皆为热。"

3. 黑睛病初起，星翳点点，红赤流泪，风热正盛，当以_____为主，配伍少量_____。

4. 眉棱骨痛一病在《儒门事亲》"_____"中已有"_____俗呼眉棱骨痛者"的记述。

5. 视衣脱离相当于西医学的视网膜脱离，是视网膜内九层与_____之间的分离而引起_____的眼病。

二、选择题（每题1分，共30分）

（一）A 型题（每道考题下面有 A、B、C、D、E 5 个备选答案。请从中选择 1 个最佳答案，并将答案写在题干后方的括号内。每题 1 分，共 10 分。）

1. 强调"五轮应于五脏"的医学著作是（　　　）
   A.《千金要方》　　　　　　B.《肘后备急方》　　　　　C.《世医得效方》
   D.《太平圣惠方》　　　　　E.《宣明论方》

2.《外台秘要》提出"金篦决"治疗的眼病是（　　　）
   A. 睑腺炎　　　　　　　　B. 泪囊炎　　　　　　　　C. 巩膜炎
   D. 青光眼　　　　　　　　E. 白内障

3. 中医学的"黄仁"相当于西医学的（　　　）
   A. 结膜　　　　　　　　　B. 角膜　　　　　　　　　C. 巩膜
   D. 虹膜　　　　　　　　　E. 视网膜

4. 根据《景岳全书》的观点，产生"眼眵"的主要病因为（　　　）
   A. 风　　　　　　　　　　B. 寒　　　　　　　　　　C. 火
   D. 湿　　　　　　　　　　E. 燥

5. 两眼颞侧偏盲可见于（　　　　）

    A. 视神经病变　　　　　　B. 视交叉病变　　　　　　C. 视束病变

    D. 视放射病变　　　　　　E. 视中枢病变

6. 其直行者与目系相连的经脉是（　　　　）

    A. 足厥阴肝经　　　　　　B. 足阳明胃经　　　　　　C. 足太阳膀胱经

    D. 手少阴心经　　　　　　E. 足少阳胆经

7. 栀子胜奇散主治病证在脏责之（　　　　）

    A. 心、肺　　　　　　　　B. 心、脾　　　　　　　　C. 肺、脾

    D. 肝、脾　　　　　　　　E. 肺、肾

8. 辐射伤目发作时治疗的首要措施是（　　　　）

    A. 止痛　　　　　　　　　B. 冲洗　　　　　　　　　C. 热敷

    D. 冷敷　　　　　　　　　E. 针刺

9. 四顺清凉饮子临床主要用于治疗（　　　　）

    A. 漏睛疮　　　　　　　　B. 脓漏眼　　　　　　　　C. 白涩症

    D. 凝脂翳　　　　　　　　E. 混睛障

10. 用于治疗眼病的经外奇穴为（　　　　）

    A. 阳白　　　　　　　　　B. 目窗　　　　　　　　　C. 翳明

    D. 眉冲　　　　　　　　　E. 承泣

（二）B 型题（以下提供若干组考题，每组考题共用在考题前列出的 A、B、C、D、E 5 个备选答案。请从中选择 1 个与问题关系最密切的答案，并将答案写在题干后方的括号内。某个备选答案可能被选择一次、多次或不被选择。每题 1 分，共 10 分。）

    A. 肺经燥热证　　　　　　B. 心肺风热证　　　　　　C. 肺胃火炽证

    D. 肺肾阴虚证　　　　　　E. 火毒蕴结证

1. 火疳的病证有（　　　　）

2. 金疳的病证有（　　　　）

    A. 泄脾除热　　　　　　　B. 疏肝解郁　　　　　　　C. 清热平肝

    D. 温补肾阳　　　　　　　E. 补肾填精

3. 圆翳内障的主要治法有（　　　　）

4. 青风内障的主要治法有（　　　　）

    A. 防风通圣散　　　　　　B. 防风羌活汤　　　　　　C. 将军定痛汤

    D. 驱风上清散　　　　　　E. 驱风散热饮子

5. 风热赤眼的主方为（　　　　）

6. 天行赤眼的主方为（　　　　）

A. 突起睛高   B. 风牵偏视   C. 风赤疮痍

D. 疳积上目   E. 胬肉攀睛

7. 属于白睛病变的是（   ）

8. 属于黑睛病变的是（   ）

A. 晶状体   B. 玻璃体   C. 睫状体

D. 脉络膜   E. 视网膜

9. 云雾移睛的病变部位在（   ）

10. 高风内障的病变部位在（   ）

（三）X 型题（每一道考题下面有 A、B、C、D、E 5 个备选答案。请从中选择 1 个或多个答案，并将答案写在题干后方的括号内。每题 1 分，共 10 分。）

1. 屈光不正包括（   ）

A. 近视   B. 远视   C. 弱视

D. 斜视   E. 散光

2. 《仁斋直指方·眼目》认为，与眼关系最密切的脏有（   ）

A. 心   B. 肝   C. 脾

D. 肺   E. 肾

3. 起止与交接目内眦睛明穴的经脉有（   ）

A. 足太阳膀胱经   B. 手太阳小肠经   C. 足阳明胃经

D. 足少阳胆经   E. 手少阳三焦经

4. 根据《古今统计·眼科》"血病则目病"的理论，血病可引起的眼症有（   ）

A. 痛   B. 胀   C. 肿

D. 赤   E. 涩

5. 现代治疗蚕蚀性角膜溃疡联合应用的传统外治法是（   ）

A. 针   B. 割   C. 熨

D. 烙   E. 劀

6. 胞睑疾病的主要治法有（   ）

A. 祛风清热   B. 泻火解毒   C. 清热利湿

D. 滋阴降火   E. 补中益气

7. 椒疮的并发症及后遗症有（   ）

A. 倒睫拳毛   B. 脾肉粘轮   C. 赤膜下垂

D. 黑睛星翳   E. 瞳神干缺

8. 绿风内障急性发作时眼部表现有（   ）

A. 胞睑肿胀   B. 抱轮红赤   C. 前房极浅

D. 黄仁晦暗   E. 瞳神缩小

9. 消渴内障眼底检查视网膜可见（　　　）

   A. 水肿 　　　　　　　B. 棉绒斑 　　　　　　　C. 微动脉瘤

   D. 硬性渗出 　　　　　E. 斑点状出血

10. 撞击伤目因撞伤的部位不同，其病名有（　　）

   A. 眯目飞扬 　　　　　B. 振胞瘀痛 　　　　　　C. 惊震外障

   D. 触伤其气 　　　　　D. 物损真睛

三、判断题（每题 1 分，共 5 分）

1. 针眼脓头在睑内面者，切口应与睑缘垂直。（　　　）

2. 圆翳内障手术治疗的最佳时期为初发期。（　　　）

3. 撞击伤目致血灌瞳神应包扎伤眼并取半卧位。（　　　）

4. 脓漏眼最敏感的药物是青霉素。（　　　）

5. 石灰伤眼可用依地酸二钠液中和冲洗。（　　　）

四、名词解释（每题 3 分，共 15 分）

1. 漏睛

2. 金疳

3. 湿翳

4. 青盲

5. 目倦

五、简答题（每题 5 分，共 10 分）

1. 黑睛疾病的治疗原则有哪些？

2. 绿风内障急性发作期眼部有何表现？

六、论述题（每题 10 分，共 20 分）

1. 聚星障眼部有何表现？怎样施行辨证论治？

2. 瞳神紧小的病因病机是什么？外治的方法有哪些？

七、病案分析题（共 10 分）

某患者，男，51 岁。今晨起左眼视力急剧下降而就诊。来诊时自述头昏而重，胸闷烦躁，恶心欲吐。患者素喜饮酒，形体较胖，双眼常有一过性视物模糊及头昏不适。眼部检查：左眼视力 0.02，眼前节正常，眼底可见视网膜动脉显著变细呈线状，静脉呈节段状，视网膜后极部灰白色混浊水肿，黄斑呈现樱桃红。舌红苔黄腻，脉弦滑。

问题：根据该患者的临床表现，做出中西医诊断，判断证型，拟定中医治法及方药、西医急救措施。

参考答案

一、填空题（每空1分，共10分）

1. 外台秘要；金篦决。
2. 目昧不明；翳膜眦疡。
3. 疏风清热；退翳药。
4. 头痛不止；攒竹痛。
5. 色素上皮层；视功能障碍。

二．选择题（每题1分，共30分）

（一）A型题（每题1分，共10分）

1.D 2.E 3.D 4.C 5.B 6.A 7.A 8.A 9.D 10.C

（二）B型题（每题1分，共10分）

1.E 2.A 3.C 4.B 5.A 6.E 7.E 8.D 9.B 10.E

（三）X型题（每题1分，共10分）

1.ABE 2.ABE 3.ABC 4.BCE 5.BD 6.ABCE 7.ABCD 8.ABCD
9.ABCDE 10.BCD

三、判断题（每题1分，共5分）

1.√ 2.× 3.× 4.√ 5.√

四、名词解释（每题3分，共15分）

1. 漏睛：是以内眦部常有黏液或脓液自泪窍沁出为临床特征的眼病。本病相当于西医学的慢性泪囊炎。

2. 金疳：是指白睛表层生玉粒样小泡，周围绕以赤脉的眼病。本病类似于西医学之泡性结膜炎。

3. 湿翳：是指黑睛生翳，翳形微隆，外观似豆腐渣样，干而粗糙的眼病。本病类似于西医学的真菌性角膜炎。

4. 青盲：是以视盘色淡，视力渐降，甚至盲无所见为特征的内障眼病。本病相当于西医学之视神经萎缩。

5. 目倦：是指过用目力而出现视物不能持久，久则视物昏花、头痛、眼胀为主要表现的眼病。西医学称之为视疲劳。

五、简答题（每题 5 分，共 10 分）

1. 答：黑睛疾病的治疗原则是祛邪退翳，控制发展，防止传变，促进早愈。病变内治，早期多以祛风清热为主；中期常用清肝泻火、通腑泄热、清热利湿等法；后期常用退翳明目法以缩小或减薄瘢痕翳障。同时，应配合滴眼药水、涂眼药膏、眼部熏洗及手术等外治法以提高疗效。累及黄仁者，还须重视散瞳治疗。

2. 答：绿风内障急性发作期眼部的表现：胞睑肿胀，抱轮红赤或白睛混赤，黑睛雾状水肿，黑睛后壁可有黄仁色素附着；前房极浅，黄仁晦暗，纹理模糊，展缩失灵，瞳神中等度散大，瞳色淡绿；视力急降，常为数指或手动，严重时仅存光感；房角关闭甚或粘连；目珠胀硬，眼压升高，多在 50mmHg 以上，甚者可达 80mmHg 左右。

六、论述题（每题 10 分，共 20 分）

1. 答：（1）聚星障眼部的表现：胞睑难睁，抱轮红赤或白睛混赤，黑睛知觉减退。初期黑睛生翳，状如针尖或秤星大小，色灰白，少则数颗，多则数十颗，或同时而起，或先后逐渐而生；继则相互融合成树枝状；若病情继续发展，病灶扩大加深，则呈现边缘不齐且表面凸凹的地图状；荧光素染色检查阳性。也有病变位于黑睛深层，肿胀混浊，其形如圆盘状，黑睛后壁可有皱褶，但其表面光滑，荧光素染色检查阴性。本病严重者多波及黄仁，引起黄仁肿胀，瞳神紧小，神水混浊，甚则黄仁与晶珠粘连，还可发生绿风内障。

（2）辨证论治：可分为四个证型施治：①风热客目证，治以疏风清热，方选银翘散加减；②肝胆火炽证，治以清肝泻火，方选龙胆泻胆汤加减；③湿热犯目证，治以清热除湿，方选三仁汤加减；④阴虚夹风证，治以滋阴祛风，方选加减地黄丸。

2. 答：（1）瞳神紧小的病因病机：①外感风热，内侵于肝，或肝郁化火致肝胆火旺，循经上犯黄仁，黄仁受灼，展而不缩发为本病。②外感风湿，内蕴热邪，或风湿郁而化热，熏蒸黄仁所致。③肝肾阴亏或久病伤阴，虚火上炎，黄仁失养，更因虚火煎灼黄仁，或展而不缩为瞳神紧小，或展缩失灵，与晶珠粘着而成瞳神干缺。此外，某些眼病邪毒内侵波及黄仁或外伤损及黄仁亦可引起本病。

（2）外治法：

1）点眼：①扩瞳，是治疗本病重要而必不可少的措施。重症者可滴用阿托品眼药水（或膏），每日 2～3 次，以防止和拉开瞳孔与晶状体粘连。若不能拉开粘连，即采用散瞳合剂做结膜下注射。症轻或阿托品过敏者可用后马托品眼液（或膏）。恢复期一般用托品酰胺眼药水散瞳，每日 1～2 次。②糖皮质激素眼药水滴眼，每日 4～6 次。③抗生素眼药水滴眼，如妥布霉素滴眼液等。

2）涂眼药膏：睡前涂四环素可的松眼膏。

3）药物熨敷：将内服方之药渣布包，温度适宜时即可进行眼部药物熨敷，以利退赤止痛。

4）结膜下注射：地塞米松注射液做结膜下注射，每日 1 次或视病情而定。

七、病案分析题（共10分）

答：（1）中医诊断：络阻暴盲。

（2）西医诊断：视网膜中央动脉阻塞。

（3）辨证分析：本病病机为过嗜酒浆，聚湿生痰，郁而化热，痰热互结，上壅目中脉络，故骤然盲目。全身症状及舌脉为痰热上壅之候。

（4）证候：痰热上壅证。

（5）治法：涤痰通络，活血开窍。

（6）方药：涤痰汤加减。方中酌加当归、地龙、川芎、郁金、牛膝、泽兰、麝香以助活血通络开窍之力。

（7）急救措施：①亚硝酸异戊酯0.2mL吸入，每隔1～2小时再吸1次，连用2～3次。舌下含化三硝基甘油酯片，每次0.3～0.6mg，每日2～3次。②球后注射妥拉苏林12.5m或阿托品1mg。③间歇性按摩眼球，以降低眼压。④吸氧治疗：吸入95%氧及5%二氧化碳混合气体，每小时吸10分钟。